U0038096

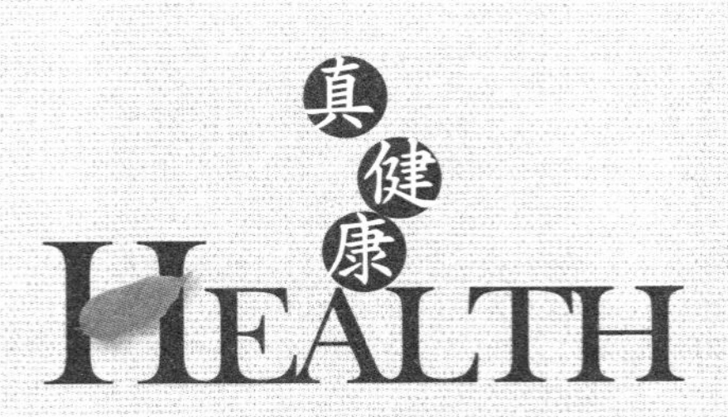
真
健
康
HEALTH

不罹癌的生活

抗癌權威教你無癌過一生

ANTICANCER LIVING

Transform Your Life and Health with the Mix of Six

Lorenzo Cohen, PhD & Alison Jefferies, MEd

羅倫佐・科恩 博士 & 艾莉森・潔弗利絲——著　林靜華——譯

獻給所有癌症患者與存活者，以及所有照護他們的人，
你們激勵我們活在當下，過有目的的生活。

以愛與感恩獻給我們的父母——寶拉、喬恩、蘇珊，及羅伯特，他們培養我們；
以及我們的子女——亞歷山卓、路卡、齊亞拉，他們使我們專注於生命中的優先事項。

來自各界的好評！

《不罹癌的生活》提出科學證據，顯示改變我們的生活方式可以降低癌症與其他重大疾病造成的死亡。它向我們展示，為了達成此一目標，讓我們一天比一天更好，我們應如何改變我們的生活型態。我們迫切需要這本書，它提供一帖由熱切想幫助你改善生活的經驗豐富的專業人士所開的改善健康處方箋。

——前MD安德森癌症中心院長、醫學博士／約翰．門德爾頌

《不罹癌的生活》為數百萬人提供資訊，使他們能用來降低罹患癌症的風險，增進他們在癌症診斷後存活的機會，我強力推薦！

——醫學博士／狄恩．歐尼斯

每個人都應該讀這本書……不光是一般人，醫生也應該讀！

——醫學博士／尼爾．柏納德

《不罹癌的生活》……結合專家的見解、實際經驗、深刻的同情心及清晰的文筆，形成一個能改變生命及挽救生命的公式。這是一本舉足輕重的書！

——醫學博士／大衛．L．卡茨

《不羅癌的生活》概述可降低癌症風險並改善癌症患者生活品質的健康行為類型，是極好的抗癌資源。

——**前美國癌症協會會長、醫學博士／大衛．羅森泰**

最便宜、最有效的醫療保健形式是一開始就不要生病。對於癌症患者及任何尋求避免未來被診斷出癌症的人而言，本書是一本實用的、可達成抗癌生活型態的聖經！

——**「石原農場」創辦人兼董事長／蓋瑞．賀什柏格**

（科恩與潔弗利絲）提供一些新的觀點與證據……這些都是基本的、可持久的、能產生協同作用的生活型態調整。它們可以重新建構我們在任何階段處理癌症的方式，包括預防……它可能救你一命！

——**加爾維斯敦郡日報**

照顧癌症患者的人及患者本人必讀的一本書，他們將會發現，它不但提供許多資訊，並且鼓舞人心。

——**休士頓醫學期刊**

說我們迫切需要這本書一點也不誇張。絕大多數美國人在他們一生中都有可能被診斷出癌症，癌症研究經費主要用在治療與痊癒——或者援用本書的意象，一旦確診癌症就對它進行

「掃蕩」。但《不罹癌的生活》提供具體的、以證據為基礎的指導來「關閉水龍頭」——降低發炎，一開始就要預防癌症。

——「抗癌生活型態基金會」創辦人梅格／赫什柏格

兩位作者以無可挑剔的科學憑據撰寫的《不罹癌的生活》，是保健專業人士與一般大眾的珍貴指南。

——醫學博士／狄帕克．喬布拉

我完全相信科恩與潔弗利絲的預防與康復方法，我認為這是一本所有人都應該閱讀的重要書籍。

——瑜伽士／拉姆德夫大大師

我哥哥的著作《自然就會抗癌》已幫助全球數百萬患者，《不罹癌的生活》討論最新的研究，分享鼓舞人心的故事，並為我們提供實用的建議，這對我們所有人都是不可或缺的一本書。

——富蘭克林．賽文—薛瑞柏

《不罹癌的生活》根據最新的科學發現與臨床實驗，提供一個易於理解的規範性健康指導原則，並且讓我們看到這個由醫生、研究人員、照護者及病人組成的社群，因為受到激勵而創新變革。

——《邊緣》雜誌

健康照護革命持續進行中……這是一個容易理解、有科學根據的促進健康的方法。

——**醫學博士／安德魯．威爾**

成人與兒童、男性與女性，都可以透過實際應用科恩與潔弗利絲提出的合理建議，以及易於遵循的指導原則而受益。

——**醫學博士／瑪格麗特．I．庫默**

羅倫佐．科恩與艾莉森．潔弗利絲接下已故的大衛．賽文—薛瑞柏醫生的棒子，而且一點也不嫌早！本書可望成為降低癌症復發風險與罹癌風險的重要指南。

——**醫學博士、企管碩士／蘇珊．樂芙**

〔推薦序〕

不僅抗癌，更要活得精采！

臨床心理師／李介文

我曾在林口長庚醫院的放射腫瘤科進行過多年的研究，深度傾聽過數百個癌症患者家庭的故事，深知罹癌這件事，不只是對於一個人的生命造成巨大威脅，也會讓一個家庭陷入危機之中。然而，太多研究顯示我們的生活周遭到處充滿了致癌物，國人罹患癌症的比例也逐漸上升，我們該如何生活？

此外，若真的罹患了癌症，癌症的治療技術蓬勃發展，患者的五年存活率也逐漸提高，癌症已經像是個慢性病，只要定期回診檢查即可。但對大部分的患者仍然存在著癌症隨時可能復發的恐懼。

與其他的抗癌書不同，我喜歡本書的地方在於，作者提供了一個「與癌症共處」的觀念，與我在腫瘤科所得到的研究結果不謀而合。換言之，無論目前的你是否罹癌，現代人可能一輩子擺脫不了癌症這件事了，不如與它和平共處，接受它是生活的一部分，習慣並且調整癌症所帶來的一切生活改變。

與其說作者是在介紹抗癌的方法，倒不如說是在介紹一個健康的生活方式，從身體、心理、靈性、社會四大層面著手，這也符合目前的醫學對於健康的定義。更令我驚喜的是，作者亦將壓力對於健康的影響納入書中，並將心理治療的觀念、放鬆的技巧、價值觀的澄清與追尋等內容納入，更是我們想傳達給社會大眾的觀念。

在我的研究成果中，癌症雖然讓患者的生活一度面目全非，但在重整腳步之後，他們告訴我，似乎從與癌症對抗的過程中，得到正向的力量，包括：感覺自己更堅強、感覺與家人的關係更緊密、感受到他人的幫助、有更好的人際關係、對於未來有新的方向或想法，以及對於生命意義靈性有更多的體悟。

危機會讓一個人開始思考，但諷刺的是，往往是危機才能讓人願意做出改變。我們何其不幸，癌症的威脅充斥在我們的生活中，但這樣的危機，也時刻在督促我們省思自己的生活方式，並鞭策著我們改變。

防癌、抗癌已經變成了一個公共議題，所有的商品只要跟抗癌扯上關係，我們似乎都覺得自己需要，但卻忽略了，健康的定義，是我們要做一個完整的人，不只在於我們怎麼吃，也在於我們怎麼生活、怎麼思考、怎麼與他人互動。

建議大家，可以暫時將癌症放在一邊，如果你願意，參考本書的內容，開始你的健康生活，你所得到的，將會是一個更豐富、更有意義的人生。

〔推薦序〕

過更健康的生活！

專業譯者／**林靜華**

人類文明已邁入二十一世紀，科學、文化、藝術各方面都有長足的進步，唯獨健康似乎每況愈下。我們看到百病叢生，癌症更是名列人類死因的第一位，幾乎到了人人談癌色變的地步，朋友圈中能有幾人沒有得過癌症的已是少之又少。

我自己也曾經是個癌症患者，幸好在北榮血液腫瘤科陳主任領導的醫療團隊悉心照護下才恢復健康。癌症治療過程當然苦不堪言，但病中也只能忍耐再忍耐地度過這段非常時期。病癒後深感健康得來不易，除了感恩之外，對人事物的感受與看法也有了極大的轉變，對其他同樣遭受病魔摧殘的人更是多了幾分同理心。因此，當我接下這本《不罹癌的生活》的翻譯任務時，我的內心是喜悅的，它直擊我最脆弱的一環，在經歷過病苦之後，我多麼想知道人應該如何預防癌症；萬一不幸被診斷出癌症，除了迅速就醫之外，自己應如何自救；療程結束後，又該如何過更健康的生活，防止癌症復發。甚至，我們應該如何關懷生病的親朋好友，提供他們淺顯易懂、人人都能做到的建議。

本書作者羅倫佐．科恩與艾莉森．潔弗利絲伉儷為我們提出最好的答案。他們根據他們的整合醫療專業知識與豐富的經驗，告訴我們癌症預防的關鍵是採行健康的生活型態，並彙整出生活中六個彼此息息相關、能相互產生協同作用的關鍵領域——社會支持、壓力、睡眠、飲食、運動與環境——逐一闡釋，並提出有力的科學證據。從本書的字裡行間，我們可以體會到作者的苦口婆心與殷殷期盼。我們都知道預防勝於治療，或許有人會說這是老生常談，但「知道」不等於「實踐」，在健康方面，只有「知」與「行」合一才能提供自己最好的保障。

作者也在書中舉出許多親身實踐者的成功案例，他們有的甚至與癌症共處多年，仍然和一般人一樣過正常的生活。因此，我們需要的不僅是對生存的期盼，我們還必須有徹底擊退癌症的決心與毅力。這些成功的案例帶給我們希望，至少讓我們知道，健康的自主權由我們自己掌握。

衷心期盼這本書出版後能有更多人從中受益，除了改善自己的健康，也能影響身邊的人，幫助他們過更健康的生活。

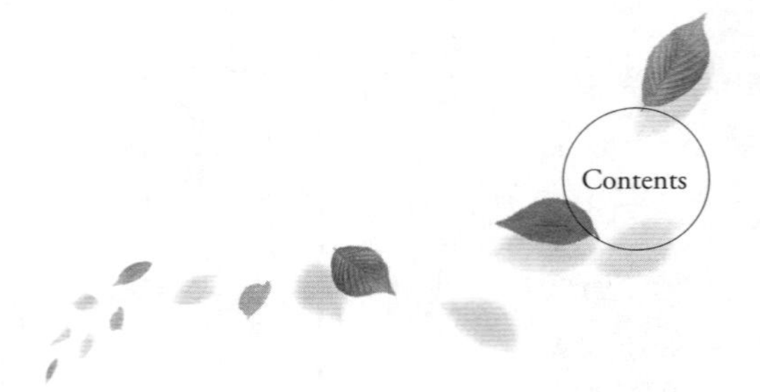

PART ONE

抗癌時代

PART TWO

「六合一」生活型態

自序

如果我們可以改變基本生活型態並長久維持，是否可以使我們延遲罹患癌症，甚至沒有癌症？如果患有癌症的人可以改變生活方式，從而降低癌症復發的風險，是否能延長壽命，使生活再度充滿活力？如果癌症的預防與治療缺失的一環，不是另一種新藥或最新的科學突破，而是我們每天所做的選擇，正在影響我們的身體維持與恢復平衡和健康的自然力呢？如果我們可以改變現在的生活方式，協助我們擊敗死神，從癌症中生存，或者終生都沒有癌症呢？我此生所做的事，都在致力於嘗試回答以上這些問題。

在癌症的研究、治療及預防方面，我們已來到一個重要的時刻！科學研究明白顯示，我們如何在我們的身體、我們的社區，以及更廣大的世界生活——我們如何吃、睡、工作、娛樂、管理壓力、面對生活的挑戰、建立我們的支持網絡，以及對我們的環境做什麼樣的選擇，在在都嚴重影響著我們的健康與幸福，尤其是在癌症方面。[1-9]

我撰寫本書的靈感，部分來自大衛．賽文—薛瑞柏（David Servan-Schreiber）——《自然就會抗癌》（Anticancer: A New Way of Life）這本書的作者，他是探索癌症與生活型態關係的真正先驅[10]。大衛和我在德州休士頓的「MD安德森癌症中心」（MD Anderson Cancer Center）共同規

※本書文中的註碼，皆為標示來源出處，詳細參考書目請掃描 QR Code。

劃與推展一項開創性的研究，以期深入了解癌症與生活型態之間的密切關係，最重要的是，為患者和越來越多關心癌症預防的民眾提出以研究結果為基礎的建議[1]。

我的工作和大衛的工作數十年來始終平行進行，但我們之間有一個顯著的差異：大衛和三十一歲那年確診的腦瘤共存。大衛的原發性癌症經過手術治療成功，但五年後復發，且預後不佳。這種復發的平均存活期通常是十二至十八個月，最多五年。大衛沒有選擇餘地，只好再接受一次高風險手術，展開為期一年的化學治療和放射線治療。

這個因緣使他展開抗癌探索之旅，並將研究心得發表在《自然就會抗癌：罹癌醫師的科學觀點》一書中。如同書名所示，對大衛而言，這是他與癌症共處的全新生活方式。大衛深有所感，決定要聆聽自己的身體，學習用一種不同於以往的關注力去接收身體的信號，並相信指引。他大量蒐集當時可以取得的科學證據，利用它來協助引導生活型態的選擇。他對於日常行動與選擇如何影響他所謂的癌症「地形」——我們的遺傳基因、細胞，及調節系統，好奇到幾近沉迷的地步。他開始對如何增強免疫力、減少炎症、抑制癌細胞增生機會，以及改善生活品質的方式來影響生理，產生了濃厚的興趣。他很快發現，隨著每一次改善生活型態，他的感覺就更好、更健康，也更專注，不只是身體，心靈與精神亦同。

大衛開始著手回答自己提出的問題：「我們的生活方式、我們的人際關係品質、我們吃什麼、我們如何關懷自己，會決定癌症的進展嗎？」他用剩餘的生命致力於了解即使在有癌症的情況下，我們精密設計的身體如何維持健康。他想知道我們是否可以藉著改變日常生活的行為來預防癌症、延長緩解期，甚至改善跟延長癌症患者的生命。事實上，他在做了一些調整後，又多過了十九年豐碩的生活，比統計上的五年預後多更多。

二〇〇九年，《自然就會抗癌》出版後，大衛和我共同研擬一項計畫，為臨床試驗籌募資金，研究全面改變生活型態對癌症患者的生存與生活品質的影響。大衛協助規劃我們早期階段的〈綜合生活型態研究〉（Comprehensive Lifestyle Study），功不可沒。這是一項針對乳癌第二期與第三期婦女所做的研究，目前正在休士頓全力推動，一旦完成研究，正式資料就會出爐，但我們已經看到參與研究的受試者在生活上有顯著的轉變。她們實際上是本書的靈感來源，我也從廣大的患者、醫生、照護者、研究人員及科學家們身上得到靈感，他們都對生活型態如何治癒疾病的文獻做出極大的貢獻。

《不罹癌的生活》這本書問世正值《自然就會抗癌》發行十週年紀念，一部分也是為了慶祝大衛的成就和我們一路走來的明確見證。經過十年的努力，生活型態應該和傳統的一線醫療，例如手術、化學治療、放射治療、免疫療法，以及新的標靶治療一樣，成為癌症綜合醫療重要的一部分。事實上，新的科學證據正快速將生活型態因素與癌症的進展及恢復間的關係連結起來。我們發現，專業醫療和改變生活型態的協同作用，對癌症患者提供最好的療效，但抗癌大眾要的是完整而簡單的「抗癌生活」計畫。本書旨在成為未來抗癌之旅的路線圖，即便新的發現仍在持續進行中，但我們個人可以和科學界及醫生們合作，支持自己的健康。大量的研究結果顯示，生活型態與健康之間有明確的關係，我們將在本書中分享科學證據，以及抗癌鬥士們的生命故事，協助將這種科學實際應用在現實生活上。雖然每一個人的生命歷程都不一樣，但我們相信累積的影響將能為我們指出一條明確的康莊大道。

本書第一篇〈抗癌時代〉概述癌症通論，為我們每一個人在自己的健康（無論有沒有癌症）方面扮演的角色設定舞台。第二篇〈「六合一」生活型態〉的每一章節會介紹最新的研究、激勵人心的故事和見證，最後提出以證據為基礎的建議，採用抗癌生活的六大支柱方案。關鍵訊息是：我們在日常生活中所做的選擇，對癌症和其他慢性疾病都有直接而顯著的影響。如果這乍聽之下令人害怕與氣餒，我們希望你能接受你在此一發現中所扮演的角色，了解確實應由你來決定一切。我們每一個人都能降低自身的罹癌風險，增加自己從癌症診斷後的生存機會。我們以本書來盡力分享跟傳播這個訊息，提供你和你所愛的人一步步維持與促進健康的計畫。

癌症不會無故發生，它是透過我們每天的飲食、我們承受的壓力、我們的身體活動、我們的支持網絡、我們的睡眠品質，以及我們接觸環境毒物等各方面的助長建立下逐漸形成的。我們選擇將重點放在已確認的六個最重要的領域，以及它們彼此如何協同產生作用。總之，我們命名為「六合一」（Mix of Six）的生活型態因素，能影響我們的疾病風險和我們在確診癌症之後的生存機會。

我和妻子艾莉森．潔弗利絲（Alison Jefferies），以及為《不罹癌的生活》設計前瞻性計畫的合作伙伴編寫此書的目的，是要提出一項以科學實證為依據的計畫，協助人們改變生活型態，促進健康，降低癌症風險，並協助控制疾病。艾莉森有旺盛的精力與動力，在我們家的日常生活中積極推動我研究多年的改變。在教育界長期服務的她擅長以創新的方法，在我們的家庭與社區鼓勵與推展抗癌生活，並在全美各地舉行的座談會上介紹抗癌計畫。如果我能提出一個令人信服的案例，顯示生活型態選擇確實能對癌症風險和癌症診斷存活的機會產生生物學影響，那麼艾莉森可以讓我們看到，改變生活方式就能改善自己的健康，並促進我們所愛的人的健康與展望。

我們共同建立支援系統，將協助你實踐大衛．賽文─薛瑞柏在《自然就會抗癌》中傳達給我們的令人信服的訊息。本書的目的是要教育所有正在處理癌症診斷的患者，以及迄今為止有幸避免癌症的人，告訴他們：改變日常生活習慣可以為健康帶來極大好處，如果我們開始為生活型態做出健康的選擇，人人都能增加預防疾病的機率。[12,13] 抗癌生活是一種低消費的選擇，不但能有效影響健康，而且沒有任何有害的副作用。是的，它的好處是無價的。

我希望這本書能帶來激勵和啟發，如果沒有其他原因，我們或許可以在一個充滿挑戰的世界中過更健康、更快樂、更強壯、更能迅速恢復，以及得到更多支持的生活。抗癌生活建立在**「自我照顧就是健康照護」**的信念之上，我們每個人都可以得到更多的健康。那些在本書中分享生命故事的人，以及其他無數的人，都是活生生的見證。積極參與保護和促進我們自己的健康就是強效的醫療，它能帶來無可限量的喜悅，以及我們的健康與幸福就握在手中的自主感。

艾莉森和我在編寫這本書時，我常憶起大衛。他是個了不起的朋友和同事，極具說服力地、有力地過著抗癌生活。他的努力和榜樣激勵我們許多人不但要活下去，更要活得健康快樂。我們很高興能在此分享，越來越多的科學證據已證明並增強大衛的核心訊息——改變生活方式就能降低癌症風險，或增加在癌症確診後的生存機會。更重要的是，我們都要謹記這個訊息。

PART ONE
抗癌時代

第一章——抗癌革命

身為休士頓MD安德森癌症中心的「整合醫學計畫」（Integrative Medicine Program）主任，我的職業生涯大部分時候都在努力將以證據為基礎的非傳統治療方法及改變生活型態，融入醫學界的思維與傳統做法中。越來越多的研究顯示，我們的身心狀態，和生活型態因素、我們避免癌症與其他疾病，以及從這些疾病中存活的能力都有明顯的關係，即使是醫學界內部持懷疑態度的人，也開始注意到這一點。這些年來，各個癌症專科醫師屢屢向我透露，他們早就懷疑病人的心理狀態和生活型態，與他們從癌症確診中存活並恢復健康的能力有關。以扎實的科學為基礎，以及我們用以衡量與記錄生活型態改變的生物學效應的技能越來越進步，我們可以看到越來越多的證據顯示：全面改變生活型態，結合癌症傳統治療，是有助於控制與預防癌症的強效醫療。[1-3]

與癌症共處

以往，癌症診斷基本上等於宣告死刑。雖然在大量的醫藥治療下，癌症可能被擊退，卻很少被打敗。但過去二十多年來，情況已經開始改變。如今，癌症被許多人視為一種重度慢性疾病，這意味著更多人可以與癌症共存得更久。[4]這是個非常好的消息，但存活又帶來新的問題：這些與癌症共存更久的人會感覺情況好轉，覺得健康與幸福嗎？即使並沒有痊癒？

如果患者存活下來，一些腫瘤學者可能會想知道這個問題會有什麼關係。但在我的專業領域整合醫學中，這個問題就是一切。我每天的工作都在協助病人做選擇，讓他們感到健康，即使他們正在接受痛苦的、有時使人變得虛弱的治療，因為正是做了這些生活型態改變才增加他們存活的機率。當我專注於患者的生活品質時，我的同僚們仍在持續了解癌細胞如何運作，把過去一體適用全部的方法轉向更細微的個人治療。從「硬性規定」的心態轉為所謂「精準醫學」，這種轉變主要是由於我們在了解基因與細胞如何運作方面有了最新的突破。[5] 我們同時也在開發和利用技術，讓我們能提早發現許多癌症，越早發現，預後與治療的效果越好。[4]

這種革新非常重要，除了這些進步之外，還有一些令人興奮的發現不是來自實驗室的科學家或手術房的外科醫生，而是來自一般人的廚房與家庭、慢跑步道、雜貨店、瑜伽教室、健身房與健康中心。日常生活選擇使我們對癌症診斷的軌跡和我們的癌症風險有一種驚人的控制力與影響力，簡單改變生活方式，我們就可以減少傳統癌症治療的副作用，延長（有時甚至粉碎）預期的存活率，減少疾病復發的機會，也可能一開始就預防癌症發病。[1,6-9]

這是在整合醫學領域令人興奮的時代，但我們花了很長的時間才走到這一步，甚至需要更長的時間去宣導：改變生活型態，是協助預防和控制癌症的合法而且有效的醫療方法。

這些機率真的對我們不利？

過去五十年來，手術、化學治療和放射治療等一線治療已有長足的進步，這些治療方法與創新的標靶治療（針對控制癌細胞成長的異常蛋白質），以及免疫療法，已拯救或延長數百萬人的生命。[4]事實上，我們維持癌症患者性命的成功率已比過去要好很多。[4]

然而，儘管醫學不斷進步，預料二〇一七年仍然會有近一百七十萬美國人接受癌症診斷，而同一年，癌症將在美國奪去六十多萬條生命。[4]在全球各地，癌症仍然是最大死因，預期未來二十年內將增加百分之七十的病例，[10]而二〇一五年，全世界有八百八十萬人死於癌症。[10]

根據目前的模式，三分之一美國女性和半數美國男性將在人生中被診斷出癌症；[4]在全球各地，每六人中就有一人死於癌症。[10]這意味著，你和我有一天加入目前罹患癌症的一千五百五十多萬美國人，以及全世界數千萬名癌症存活者的機率非常高。[11]

鑑於這些令人咋舌的數據，我們不可能在短期內消除癌症，但這不會阻止我們去嘗試。同樣不可能的是，發明根除這種越來越複雜的疾病的藥物或治療方法——「靈丹妙藥」。比較可能的是，誠如我們現在開始看見的，我們將持續了解癌細胞對各種不同的刺激物有何反應，學習減緩或「關閉」它們的進展。同樣地，我們希望進一步了解引發癌症生長的過程，針對它們給予有效的治療。我們已經看到令人信服的證據，生活型態或許是目前癌症治療模式中被忽略的一個要素。

首先，癌症是一種隨著年齡老化而發生的疾病。過了五十歲之後，我們每隔十年得到癌症的機率就會大幅提高，[12]這讓我們陷入一個困境，因為拜少部分現代醫學之賜，我們的壽命越來越長。像癌症這樣的疾病，對於已在奮力挑戰老化的人無異是雪上加霜，因為我們的細胞越來越容易受到損傷和破壞。

雖然大多數癌症在我們年齡增長之際發動侵襲，但也有幾種癌症（包括大腸癌和乳癌）正逐漸侵襲年輕人，這些癌症通常極具侵略性，甚至對治療有強烈的抗性。事實上，最近的資料顯示，不僅越來越多年輕人被診斷出大腸癌，因為大腸癌而死亡的人數也在逐年增加[13]，就連一些兒童癌症也在增加中。[11]

截至目前為止，醫療機構對年輕癌症患者人數上升的因應措施是呼籲民眾提早篩檢，這當然是個謹慎的起步，但我們發現，提早篩檢不一定是最好或唯一的答案。有些提早發現的癌症，例如早期發現的低度攝護腺癌（前列腺癌）和極早期的乳癌，會導致對生存沒有明顯幫助的過度治療。[14,15] 事實上，目前的建議已從「所有五十歲以上男性都需要接受攝護腺癌篩檢」，改為「所有五十歲以上男性都應該與醫生討論攝護腺檢查事宜」。那麼，是否有更好的方法預防或延緩癌症發病，包括那些奪走許多年輕人性命的惡性癌症？我認為答案是肯定的。

目前的癌症統計數據也許發人深省，甚至令人害怕，但從更大的角度來看，也提供了好消息：癌症存活率已有肯定的，幾乎是戲劇性的變化。五十年前，只有四分之一的美國人在癌症中存活十年以上，今天這個比例是二分之一，總體存活率增加了一倍。這是因為治療和技術進步了嗎？一部分是的，絕對是，但現在我們開始了解，醫學進步不是改善結果的唯一原因。

然而，癌症不可測的本質依舊常使我們有無力感。雖然我們都知道這種疾病，也知道在研究與治療上已投入大量資金，但癌症仍然有辦法違背我們的期待，打擊似乎最不可能被診斷出癌症的人。有位歌星一輩子不吸菸，卻被診斷出肺癌；或者那個素食主義跑者，他一直都保持精瘦與健美的身材，並以他的「乾淨」飲食自豪，但他年紀輕輕就被診斷出第四期大腸癌；還有最殘酷的，有個非常幼小的孩子在還不會用言語表達感覺之前，就必須和一種惡性白血病奮戰。我們不禁要問，為什麼我們的身體，任何人的身體，會讓這種事情發生？是什麼造成我們的身體產生如此可怕的疾病？

對這些想法和感受提出質疑，並對自己發問是十分正常的，但更重要的是，我們不能打擊自己、譴責自己，或感到羞愧而自暴自棄或消極。我的朋友梅格．赫希柏格（Meg Hirshberg）是乳癌存活者，也是非營利組織「抗癌生活型態計畫」（Anticancer Lifestyle Program）——一個專為被確診癌症的人而設，並以證據為基礎的生活型態計畫的創辦人。她最近對我說，為什麼一旦得了癌症不要自責非常重要？原因在於：「我們要傳達的訊息永遠是『從現在開始，不要回頭往後看。我們不知道你的癌症是什麼原因造成的，我們也永遠不會知道。但我們確實知道，你可以做些不一樣的選擇來大幅度扭轉你的感受。同時有一些科學證據顯示，改變生活型態對你的治療結果會有正面的影響。』」對梅格和參與她的計畫的人而言，這個前瞻性的重點伴隨著積極的教育、宣導改變生活型態的治癒力和愛心社群的療癒功效。她又說：「知識就是力量，就癌症而言，知識有能使癌症存活者降低復發機率的力量，這點有數據可以支持。我們要和我們的社群分享這個科學證據，讓人們感到更有希望、更有力量、更多激勵，以及更多活力。」

關於癌症，日常生活選擇最重要

因罹患癌症而死亡的病例中，至少有五成可以靠改善生活型態來預防，這個比例甚至還可以再提高。[19] 提倡改變生活型態的權威領導人士，也是健康宣導組織「真實健康行動計畫」（True Health Initiative）的創辦人大衛．卡茨醫生（Dr. David Katz）認為，健康的生活可以預防八成的慢性疾病和提早死亡率。[16-18] 哈佛大學研究人員在二〇一六年公布一項研究，他們回顧四十多年來對十三萬五千多名受試者所做的追蹤資料，發現不吸菸、適量飲酒、維持健康的體重、規律的運動，在女性方面可以預防百分之四十一癌症發病率和百分之五十九癌症死亡率，男性則可以預防三分之二癌症發病率和死亡率。[19] 正確的百分比也許隨著不同的研究而有差異，但不變的訊息是，我們可以預防至少一半的癌症發病率和癌症死亡率。流行病學教授，也是此一哈佛研究報告的撰稿人之一的葛拉罕・柯迪茲（Graham Colditz），總結這項研究結果時指出：「以社會的角度，我們必須避免癌症風險是偶然造成的，或者必須發明新的醫藥才能有效對抗癌症等錯誤觀念誤導而造成拖延，相反地，我們必須擁抱機會，採行有效的預防措施，改變我們的生活方式，降低整體的癌症死亡率。」[20]

雖然我們仍在持續努力提高民眾的意識，讓他們知道西方文化中有些根深蒂固的行為與習慣會危害健康，但重要的是要知道，抗癌生活與標準的醫療保健並不相違。大衛・賽文—薛瑞柏明白，積極的治療是有效的癌症治療的「靶心」，他從未考慮過放棄手術、化療或放射治療。事實上，在第一次確診後，他排斥任何人向他建議的「另類」療法，他認為最重要的是，他選擇合作的醫療專業人員能把他視為一個人，而不只是癌症宿主來關注他。他必須相信他的醫生們真正以他的最佳利益為考量，而這種直覺正中靶心。下決心過一種人性的生活，不讓自己受診斷的侷限，是他採用的抗癌方法的基礎。

菸草的教訓

任何一個懷疑生活型態選擇能影響我們整體風險的人，都應該回顧一下沒有多久以前，我們從肺癌與吸菸的關係中得到的教訓。一九六〇年代初期，包括美國肺臟協會、美國心臟協會、美國結核病協會，以及美國公共衛生協會在內的一個機構聯盟，向當時的美國總統甘迺迪施壓，要求他就吸菸引發的公共健康危機發表演說。接著，一九六二年，甘迺迪總統召集一個廣泛的專家聯盟，花了兩年時間過濾七千多項科學研究與論文。[21]一九六四年，當時的美國衛生總署署長路德・泰瑞公布該團體的調查報告，結論是：相較於非吸菸者，吸菸者的死亡率提高了百分之七十。從那以後，在繼任的衛生總署署長、公共衛生宣傳組織，以及積極的行動人士高度宣揚對菸草公司提起訴訟並獲致成功的情況下，終於提高了民眾對菸草（無論是咀嚼的，或用吸的）與癌症的因果關係的意識。[22] 但令人震驚的是，百分之十五的美國人仍在吸菸，而且在亞洲、非洲、歐洲，以及中東的許多國家中，吸菸人口的比例依舊很高。[23] 吸菸率不下於美國的澳洲，在努力將吸菸人口比例降為零的行動中，將持續提高香菸稅至二〇二五年，屆時每包香菸的售價將高達四十美元。[24,25] 美國的經驗法則是，一包香菸的售價若提高百分之二點五，將導致任何地方的總體吸菸率下降百分之二點五至百分之五。[25] 在俄羅斯，由於當地的香菸價格便宜很多，有百分之六十的男性和近百分之四十的人口吸菸。[26]

更有甚者，我們竟容許菸草業者再度發明含有許多沒有經過充分檢測的化學物質（包括與癌症有關的化學成分）的霧化尼古丁（又稱電子菸）。[27] 因此，雖然年輕人吸菸的比例已開始下降，但青少年如今卻又轉向吸電子菸（這項發明的目的是為了幫助人們戒菸），使電子菸成為一種新的尼古丁消費手段。[28]

另外值得注意的是，雖然美國男性罹患肺癌的比例下降了，但美國女性公開、自由吸菸的年代比男性晚很多，因此她們罹患肺癌的比例卻持續上升到二〇〇〇年，並且直到最近才開始略見下降。同樣的，這可能是因為肺癌、咽喉癌、食道癌，和其他與菸草相關的癌症在老年人中最為常見，而那些在一九六〇年代與七〇年代才開始吸菸的女性，此時才開始面臨與癌症相關的後果。不幸的是，菸草不只是肺癌的致病原因，現在它甚至和十四種不同的癌症都有關係。[29]

吸菸雖然會令人上癮，卻是可以避免的行為，而且它是造成癌症的直接原因。這種認識徹底改變了民眾對行為與疾病關係的理解，我們也不再否認我們的行為與癌症有關。這種意識開啟了癌症預防的新領域，使科學家們開始探索與癌症發病有關的其他生活型態或環境因素。

此外，用來研究癌症的經費也開始增加，且直到今天仍持續湧入。但令人不解的是，這些資源絕大部分是用在尋求治療方法，與開發癌症治療方法和測試新藥的經費相較之下，用來研究癌症預防的經費少得可憐，只有它的十分之一。[30] 儘管生活型態因素與癌症之間的關係昭然可見，我依舊幾乎每天都在和這種差別待遇搏鬥。但從菸草和肺癌的例子顯示，當我們在疾病的原因上投入心力與資金時，它仍然是個可實現的目標。如果我們以相同的程度，公開反對世界衛生組織轄下的國際癌症研究署已將之列為致癌物的加工紅肉（如培根和熱狗）呢？[31] 如果我們也對垃圾食品和含糖飲料調高稅率呢？如果我們有公共服務機構來大力宣導，警告民眾過度食用精製糖和加工食品跟流行性肥胖症以及包括癌症在內的多種慢性疾病有關呢？[32-34] 相信我們居住的這個世界將會大為改觀。

我們不只是統計數據

當一種危及生命的疾病被確診時，統計和概率挑戰的不僅是理解，同時要知道它們是否可以應用以及何時應用。大衛的工作引導他去挑戰癌症存活的統計模式，大部分腫瘤學家都依此來預測患者的結果。但這些數據如何能解釋個人生活中獨特而複雜的細部的一切人為變數？在處理癌症診斷時，我們認為的「生活型態」的所有力量、選擇，我們的生活態度，怎麼可能**沒有**影響？且不提那無形的生存意志力（如恆毅力），或對更偉大的力量的信心，飲食與運動的影響又如何？健康的心理方面，例如希望與感恩呢？暴露在那些已知的致癌物中，如煤塵、石棉、菸草，甚至太陽的輻射線呢？大衛想更進一步了解所有這些因素，他渴望對生活型態如何影響癌症的形成與進展有一個全面性的和具體的了解。

這種方法過去是、現在也依舊是革命性的。大衛接受事實，他沒有選擇餘地，只能學習與他體內的癌症共存。他為我們立下的榜樣是完全**接受**，他知道癌症已成為他不可或缺的一部分，這種接受使他得以有力地、有目的地與疾病共處。

我不知道大衛是否以違抗機率、戰勝癌症的目標生活，但我確實知道他幫助我們了解，當我們決心積極改變我們與癌症共處的方式時，這些統計數字是可以改變的。

《自然就會抗癌》中有一章〈擺脫統計數據〉，大衛在文中提到著名的科學家及作家史蒂芬・古爾德（Stephen Jay Gould），在四十歲那年被診斷出腹膜間皮瘤（abdominal mesothelioma），一種因接觸石棉而造成的罕見癌症。古爾德立刻接受手術，但術後他無法從腫瘤醫師那裡得到有關預後的直接答覆，於是他做了偉大的科學家通常會做的事：研究。他得知自己的癌症被視為「無法治癒」的種類，存活期的中間值為確診後八個月。[35] 他非常震驚。幸運的是，他熟諳如何解讀鐘形曲線（又稱存活曲線）。古爾德注意到，間皮瘤患者有一半的比例存活期很短（從零到八個月），於是他把焦點集中在曲線圖隆起的另一邊。他發現那些存活期超過中間值（一組數據的中間數字）的人，也就是曲線右側的那些人，在預估的死亡率方面有大量的喘息空間。在曲線圖存活部分的「尾巴」最末端，一個罹患間皮瘤的人可以存活三年至四年，這遠比八個月要好太多了，而且可以多給他一些時間去研究如何進一步改善那些機率，於是他下決心成為異數中的異數。[36]

儘管天生樂觀與好奇，古爾德也知道統計數據可能為一個癌症患者的心態帶來危險，因為非個人的統計數據可能嚴重影響一個病人的心態與觀點。他在論文〈中間值不是信息〉（The

Median Isn't the Message）中指出：「在對抗癌症方面，態度顯然十分重要，我們不知道為什麼……但大多數罹患相同癌症的人，無論是任何年齡、階級、健康狀況、社會經濟狀況，以及（在一般情況下）態度積極、有強烈意志力與目的想活下去、誓言奮戰到底、對協助他們的治療主動反應，而不只是消極接受任何醫生所說的話的人，通常活得更久。」[36]

古爾德比他的預後統計又多活了二十年，證明他的看法是正確的。他和大衛・賽文—薛瑞柏都遠遠超過他們（差異極大）的癌症類型所預估的存活期，我確信這不只是一點運氣或某個偶然的「奇蹟」。他們兩人都研究科學，並得到和我相同的結論：採行健康的生活型態改變策略，是預防癌症與延長任何一種癌症的存活曲線的關鍵。

主動積極的治療：茉莉的抗癌之旅

每年夏天，艾莉森和我都會帶著全家到多倫多以北的喬治灣島上一間樸素的小屋度假。小島位於帕里桑德（Perry Sound）鎮附近，是我們可以與大自然接觸、遠離忙碌的生活、拋開所有煩惱與憂慮，包括我們的手機和電腦的一個奇妙避暑勝地。寂靜的夜晚間歇地被潛鳥在玻璃般平靜的水上的鳴叫聲打斷，整個地區瀰漫著白松木和雪松的芳香。這些年來，我們已和茉莉M成為親密的朋友。她是一位眼神爍亮的五十多歲婦女，自二十世紀初迄今，她的家人一直在這裡度過夏天。茉莉是狂熱的戶外生活女性，有一段史詩般的故事背景。她年輕時曾經在海灣的一座小島上獨居了一年，在高北極地區教書，還是第一位完成百米滑雪競賽的女性。對她而言，那裡的地形熟得就像自己的手背。在過去十八年的夏天，我們一起用餐、一起參加獨木舟比賽、一起在礁岩上看夕陽。

茱莉在多形性膠質母細胞瘤（glioblastoma multiforme）的診斷下，已存活了十八年又六個月。這是腦癌中最惡性的一種，被定義為末期，而且無法治癒，和最終奪去大衛．賽文－薛瑞柏生命的癌症屬於同一型。一九九九年五月，她當時四十歲、擔任中學科學老師，開始出現令她感到疲憊衰弱的偏頭痛、視力問題，以及後來發現是腦瘤引起的其他症狀。一天下午，她開一小時車回到家，發生嚴重的癲癇，當她被送到當地醫院時，院方診斷她有中風和癲癇，但拒絕提供她所要求的磁振造影（ＭＲＩ）。一個月後——這段期間又發生了幾次癲癇——她去一所大城市的醫院找一位專科醫師做了核磁共振掃描，被診斷出腦瘤，醫生要立即為她動手術，而她以為嚴重偏頭痛就要結束了。手術前一晚，她在病房為一堂學生測驗寫考試答案，她知道她不會在教室裡改考卷了，而住院醫師坐在一旁陪她掉眼淚。

她有三個月不提那個C開頭的字，但她著手尋找最佳的放射治療設施。她希望能回去教書，那是她很喜愛的工作，但一個又一個醫生委婉地建議她休息六個月、一年，甚至無限期延長。最後，醫生給她的預後是六個月至十八個月。她在接受放射治療後，又連著三種殘酷的化學藥物治療及類固醇。

當她被告知只剩下六個月生命時，茱莉告訴化療診所的護士，她不知道她被生下來是為了什麼。她們的回答是：「妳可以成為奇蹟，每天都有奇蹟發生。」茱莉將這句話謹記在心，決心不要成為統計數據的一部分。但幾乎在整整六個月之後，癌症又復發了，於是茱莉接受第二次手術。和第一次不一樣的是，第二次手術之後她幾乎是走出來的，她開始接受一種新核准的化療藥物。她堅持接受新藥，直到「不是我死就是癌細胞死」。同時，她開始尋求輔助療法，和一位專精癌症的藥草專家合作。我不久前和茱莉聊天時，她告訴我，被迫放棄教學不是件容易的事。「我已經失去太多，流產了好幾次，不可能生育了，學校那些孩子就是我的生命。我不想離開他們，不想因為癲癇發作和癌症而被迫離開，特別是在我覺得自己正像個教育家邁開大步往前走時。」

茉莉明白自己必須將注意力和時間都集中在恢復健康上。她說：「你必須接受眼前的真實現狀，即使它是殘酷的。相信我，癌症是殘酷的，我必須接受四種不同的化學藥物治療，這些藥物讓我變得很虛弱。我不得不放慢腳步，學習聆聽我的身體，開始改變日常的生活方式。」茉莉聽說統計數據似乎不利於她的生存，她雖然被告知還有六至八個月的生命，但她決心不去相信那些預後的統計。她說：「我不是某個醫生報表上的一個數據，我是一個人，我決定要自我學習，盡我所能去挑戰這個機率，盡可能活下去。」

為此，茉莉徹底改變生活方式，從她的飲食、思維模式（將負面思考轉為正向思考），到陪伴她的人。外界的新聞可能是有害的和容易令人上癮的，所以她單獨一個人時很少開收音機。她每天靜坐與進行觀想的禪修練習，學習以感恩與驚嘆聆聽身體。她是一個活生生的例子，讓我們看到抗癌生活不僅能延長壽命，還能維持與滋養我們的心靈，讓我們更能享受所擁有的時間。

茉莉這樣形容她改變後的心態：「你必須下決心過完全不同的生活，這種接受不是順從，它是一種你真的想活下去的決心。」茉莉在罹患惡性腦瘤的情況下又存活了十八年以上，我很期待今年夏天在海灣再度見到她。

茉莉的例子在這個時代、許多人（以及我們所愛的人）面臨癌症的情況下，格外令人感動。二〇一六年，美國與癌症共處的人數超過一千五百五十萬人，[37] 預期到了二〇二六年還會增加到兩千萬人以上。[37] 世界衛生組織預測，在未來的二十年內，全球確診的新癌症病例將增加到兩千兩百萬人，增幅為百分之七十。[10] 這些癌症大部分（百分之六十）會出現在非洲、亞洲，以及中南美洲，目前百分之七十的癌症死亡病例都發生在這些地區。[10] 而在美國，二〇一五年至二〇三〇年，預估乳癌發病率將增加百分之五十以上。[38] 這些預測明白顯示，我們有必要開始教育全世界有關採取健康生活型態在預防與治療方面的功效。如果我們採取並推廣抗癌生活計畫，我相信在我有生之年必能看到癌症發病率下降。我認為，這是我們邁向真正治癒癌症和其他致命的慢性疾病的最好指標。

想像一種新的鐘形曲線

隨著越來越多腫瘤學家、外科醫生和其他醫療機構開始了解生活型態可以增強傳統癌症治療的效果，鼓勵病人改變生活型態之際，預測圖的右側（顯示死亡率）一直延伸到許多類型的癌症，而左側較短的尾巴（初步診斷確診日期到某些患者的死亡日期）則維持靜止不動。

我們暫且停下來，想像一種新的鐘形曲線圖：一種不同的存活率統計圖，一種將完全改變我們觀念的曲線圖，不再認為癌症診斷幾乎是我們一半以上的人，一生中某個時候無可避免的事。如果我們能找到一種方法，一開始就追蹤與量化我們預防癌症的能力呢？

我常想這會是怎樣的一種曲線圖。在新的圖表中，鐘形曲線隆起的頂端現在是發病日期——或者更正確來說，是初步診斷日期，因為癌症通常是緩慢形成的，要花好幾年，甚至幾十年才會增長到被檢測出來。新的曲線圖包含從初步診斷時間開始，存活部分的曲線便一直向右延伸，但在**預防圖示**那一側，我們也有一直向左邊延伸的線。如果我們重視健康、身體、對於健康與身體的控制能力，以及決心把重點放在**預防**上（無論是初步診斷、復發，或進展），這個曲線圖都會以新的、令人激動的方式不斷發展。

新的癌症預防與控制曲線示意圖

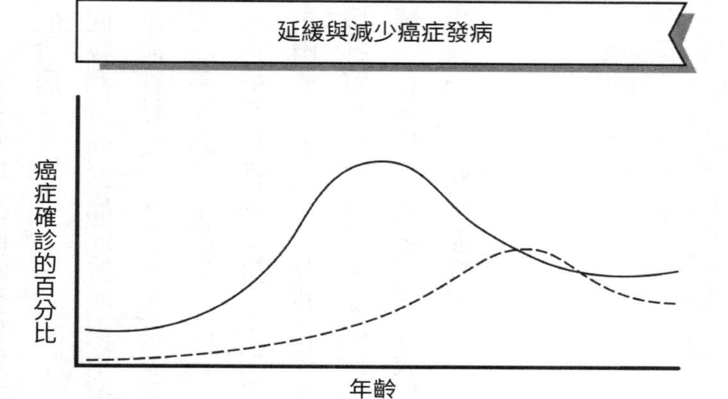

目前的曲線 ————————

延緩的曲線 - - - - - - - - - -

實線曲線顯示目前癌症發病的中間年齡，大約是六十歲。試想，如果我們可以將疾病延緩到生命末期，並降低整體的癌症發病率（虛線）。

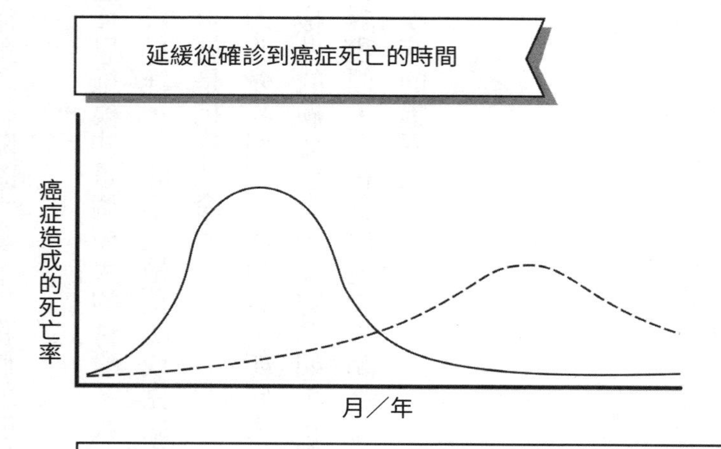

實線曲線顯示預後不佳的癌症，在確診後第一年或第二年的死亡率最高。試想，如果我們可以延緩死亡率，並降低癌症死亡的可能性（虛線）。

與蘿拉・貝克曼（Laura Beckman）共同繪製

我們不但可能與癌症共處得更好、更久，更開啟一種可能性，也就是可以把癌症診斷「推遲」到未來；或者如果我們的夢想夠大——我始終懷抱與癌症預防有關的大夢——我們就能無限期延緩癌症發病。

從我們目前對癌症檢測與治療的反應態度來說，這種思維模式是個極大的轉變，我甚至稱它為「革命性轉變」。抗癌生活型態的核心是一種健康的新思維，目的不只是預防或克服疾病，同時也要改善我們餘生的生命品質，無論它是長、是短，這就是抗癌革命。

在這種新思維的支持下，如果我們都決定現在就立即改變我們的生活型態，如同大衛和史蒂芬·古爾德、茱莉，以及我認識的其他許多診斷後都這樣做的癌症患者一樣呢？如果我們決心不等疾病打擊我們之前就先採取行動呢？如果科學研究告訴我們，現在就做健康的調整能增強我們的身體，在我們老化之際增加我們避免癌症和其他重大疾病的機率呢？

想像一下這些可能性。

第二章——我們的治癒能力

癌，這是我們都不想聽到的一個字，但大部分人一生中某個時候都會聽到。我當然也不例外，我有幾個家人得過癌症。十年前，我的父親被診斷出早期攝護腺癌。和大部分早期攝護腺癌患者一樣，他的醫生告訴他按照正常生活作息就可以了，並沒有建議他改變生活型態。「沒有必要特別做任何改變，」醫生告訴他，「我們一年後再幫你做切片檢查。」

即使在二〇〇八年，我和艾莉森也知道這種說法不符合最新的研究。一年前，著名的醫生與營養學家狄恩．歐尼斯（Dean Ornish）在一項隨機對照實驗中證明，早期攝護腺癌患者如果改變他們的飲食與作息，一年就能減緩疾病的進程，大幅降低手術的需要。[1] 扎實的科學研究從而逐漸指向以改變生活型態來改變癌症進程，尤其是早期發現時。於是我敦促父親改變生活型態，開始禪坐，增加身體活動，減少攝取肉類和乳製品，開始喝綠茶。我還建議他每天吃兩小匙番茄糊和一顆巴西豆（巴西豆含有高量的硒，一種已被若干研究證明可降低攝護腺癌風險的微量礦物質。番茄糊中所含的茄紅素在實驗室及動物研究中已被證明可減緩癌細胞生長）。父親接受我的部分建議，後來他決定接受手術，但仍維持健康的飲食，增加攝取蔬菜與纖維，減少攝取肉類與乳製品，每天運動，並練氣功，這些作息有助於他維持身體健康與積極的前景。

逐漸接受癌症

我父親對癌症診斷處之泰然，不過他的癌症屬於初期，預後良好。但對於其他人，癌症診斷不僅對患者本身，還有患者的家人與朋友，都可能在心理上產生重大的衝擊。身為心理學家，我擔心的是我們對癌症的深沉恐懼，因為當我們聽到自己得了癌症，便會讓自己產生無力感。但事實上，我們有的是力量！在我們陸續揭開癌症神秘面紗之際，由於對基因功能的逐漸了解，我們知道我們的身體本質上就是一個對抗疾病的強大機器，我們的任務是確保日常生活的選擇與習慣，協助身體按照它們被設定的方式去治癒自己。

重要的是，當我們或親人確診罹癌時，我們要停止猜疑，承認即將面對的棘手問題。許多癌症患者會忍不住猜想：為什麼我的身體會製造如此強大破壞性的東西？我要如何適應這種生理背叛？我做錯了什麼？當我們最需要身心合一，以便做出最明智的選擇時，癌症卻狡猾地分裂我們的身、心、靈，使我們產生許多矛盾。

罹患癌症時，我們通常會對自己和我們的身體失去信心，使我們難以發揮能增強自然防禦力與促進癒合的能力。因此，嘗試以某種程度的好奇心去接受診斷十分重要，因為如果沒有其他原因，我們不可避免地必須做出一些重要的治療決策。如果我們下定決心，寧願相信自己沒有能力參與自己的治療，決心追隨大衛・賽文─薛瑞柏、史蒂芬・古爾德及我們的朋友茉莉M的榜樣，決心我們應該聆聽自己的身體，允諾給它治癒自己所需的東西呢？或者更進一步，如果我們在仍然健康的時候，就採取這些預防行動呢？

想像一種新的護理標準

既然我們的身體天生具備協助我們預防或克服癌症的能力，為什麼有些醫生即使試圖教育自己超越目前的「護理標準」，依然不向所有癌症病人建議健康的飲食、規律的運動，以及壓力管理呢？真相是，儘管有越來越多證據顯示，生活型態與癌症風險、復發及存活有關，但許多醫生仍然不願意將建議患者改變生活型態作為預防或治療的一部分，也可以說在某種程度上，是因為這些都不是他們當初學習與接受訓練的部分學科。[2-8] 對許多頂尖的外科醫師、放射腫瘤科醫師，及腫瘤專科醫師而言，生活型態是事後的考慮，一種「補助性」治療——有幫助，但或許不需要。他們關注的是在治療過程中所扮演的角色：如何縮小腫瘤然後將它切除，然後對病灶區域任何可能遺漏的地方施以放射線治療。患者本身可以影響這種高科技、專業化醫療過程的想法，在傳統醫療中被嚴重低估。

為了協助說明這種脫節的程度，讓我告訴你一個不久前我在MD安德森癌症中心遇到的一名婦女依蓮W的故事。依蓮在家鄉接受乳癌化療後前往安德森癌症中心接受放射治療，三十七歲的她有兩個孩子，被診斷出惡性乳癌第二期。她身材苗條，平時都吃她認為健康的食物，並且保持活躍。和大多數路易斯安納州居民一樣，依蓮每星期做一次烤肋排，也和大多數美國人一樣，經常吃披薩和起司堡。但她幾乎每天晚餐都會增添一些蔬菜或沙拉，並盡量限制攝取糖類（如果龍舌蘭雞尾酒不算在內的話）。在身體活動方面，依蓮不是整天坐著看電視或玩電玩遊戲的人，她和丈夫亨利在還沒有被年幼的孩子絆住之前，兩人曾參加挑戰體能極限的越野競賽、障礙賽跑、翻輪胎、攀繩等體育活動。

依蓮被確診乳癌，第一次與她的腫瘤科醫師約談時，她問到飲食的重要性。「醫生，請告訴我，我在網路上讀過一些文章，我知道好幾年前就聽說糖會致癌，現在請你告訴我，我是否不能再吃任何精製糖了？」她對醫生說，「無論你現在告訴我什麼，我都會戒掉。」

「妳知道嗎？依蓮，」腫瘤科醫師回答，「任何東西都會致癌。妳想吃什麼就吃吧，妳正在經歷一段艱難時期，需要讓自己舒服一點。化療很不舒服，所以想吃什麼就吃吧。」醫生的態度不是罕見現象，事實上，它一直是美國的標準癌症治療：治療與生活型態選擇完全脫鉤。

依蓮快樂地聽從醫生的話。約談之後，她直接去一家速食餐廳點了一大杯汽水。那天晚上，她知道她會很累，無法做飯，於是她為家人叫了一個外送披薩——人人都喜愛、輕鬆又方便的點心。第二天早上醒來，依蓮睡眼惺忪，仍然覺得有點累，而且為自己感到難過，於是她吃了一個同事給的甜甜圈，還在中午前吃了一個巧克力杯子蛋糕。

就這樣，一種自我強化的「暴飲暴食」模式開始了，在六個月化療期間一直持續著。甜食與垃圾食品感覺上彷彿是對她痛苦經歷的一種補償。「那是一場長達六個月的憐憫派對。」她後來一邊搖頭一邊告訴我。

儘管密集的化療旨在縮小她的腫瘤，但她的醫生團隊在六個月的治療結束後發現，依蓮的腫瘤幾乎是原來的兩倍。做完化療後，依蓮做了雙乳房切除手術。雖然做了手術，腫瘤科醫生告訴她，她的乳癌屬於三陰性乳癌（triple negative），有百分之三十三復發的機會。三陰性乳癌患者不能選擇每日服用藥丸干擾雌激素分泌來防止復發，告訴依蓮「想吃什麼就吃吧」的同一個醫生告訴她，他恐怕無能為力了。

「無能為力？」她不可置信地問。依蓮一輩子都是個積極主導一切的人，她無法接受這個無助的前景。

「呃，有一件事……」腫瘤科醫師看看四周，彷彿要告訴她一個不想被任何人聽到的秘密，「但我是私底下告訴妳。」他叫她去讀大衛．賽文－薛瑞柏寫的《自然就會抗癌》，「我叫妳讀這本書，不是以妳的主治醫師的立場，而是以一個朋友的立場，醫學院不教這一套，但我越來越相信它有一些道理。」

這是我所謂的醫生「知道」什麼，和他們自在地給患者建議的一個「脫鉤」的生動案例。那位腫瘤科醫師早就基於飲食能影響慢性疾病風險的信念，而成為素食主義者，但他不想「公然」分享這個信念，因為他不認為營養與癌症之間的關係符合醫學實證標準。我經常聽到這樣的故事，但讓我感到沮喪的是，我們確實有證據，甚至越來越多驚人的證據。那些不願意與病人分享生活型態與疾病關係的腫瘤科醫生不但沒有幫助到病人，還可能降低他們生存的機會。

那天晚上，依蓮的丈夫亨利訂購了五本《自然就會抗癌》，一本給他自己，一本給依蓮，一本給依蓮的父母，一本給他自己的父母，最後一本送給好友。書寄來後，亨利立刻開始閱讀，用彩色筆標出重點，在便利貼上做筆記貼在書頁中。四十八小時後，他宣布：「我們要改變我們的生活方式。」不久，依蓮與亨利一起出去吃了一頓三道菜的豪華晚餐，最後再來一瓶葡萄酒和甜點，慶祝兩人結婚七週年紀念，同時針對他們的希望、夢想、他們與孩子們的目標，以及他們的生活，有了一番親密的對談。

第二天早上，亨利將家裡的櫥櫃和冰箱內所有盒裝、瓶裝與罐裝的加工食品全部扔掉。「行了，」他說，「妳現在必須每天喝三杯綠茶。」然後他舉起一個小香料罐，「這叫薑黃，我們以後就用這種香料。」

依蓮形容，那一刻是任何人為她做過的最浪漫的事，她從這件事意識到亨利對她的愛。他希望和她共同生活，支持她改變，幫助她度過癌症，同時他們又可以養成健康的習慣，減少他或他們的孩子面臨如此令人畏懼的診斷的機會。

依蓮仍在接受放射治療，但她現在吃以植物為主的飲食，並和亨利一起接受越野體能訓練。她的一天從靜坐十分鐘開始，專注呼吸。「這樣可以讓我整天消除癌症帶來的沉重感。」她告訴我。現在她早晨比較不覺得疲倦，睡眠也改善了，可以不必吃安眠藥。這些改變使她減輕了十六磅，她的皮膚也變好了，更重要的是，她感受到自己選擇與維持健康的力量。

「我和六個月前完全不一樣了，那時候我只是依賴化療和醫生來救我，但我現在比較平靜了。」她說，「我不會等誰來開一張藥方給我，或從我胸口的管子注射什麼東西進去，我每天都可以做對我有利的決定。」

依蓮的轉變雖然令人鼓舞，但她與腫瘤科醫師最早的接觸，以及醫生對她關注生活型態問題的反應卻是一般常見的現象。

大衛．賽文－薛瑞柏把他所感受到的與他的腦瘤有關的癱瘓性焦慮，定義為「錯誤的絕望感」（false hopelessness），醫學界在解決癌症時無意中增強了這種焦慮。大部分的腫瘤科醫師和外科醫師都把焦點集中在「治療」上，以致他們無法協助患者自救。和依蓮一樣，大衛也有第一手類似的經驗。當他為腦癌復發感到震驚時，他發現醫生並沒有給他任何建議或鼓勵他可以做什麼事來協助拯救他的性命。如同依蓮的故事所顯示，直到今天，仍有許多出自好意的癌症醫生都在不經意間做出相同的事：他們提出醫療計畫，然後叫病人回家，並對病人說：「我們會盡我們所能去做，你回去照舊過你的生活，和平常一樣就可以了。」但這句話在不經意間傳達了沮喪的訊息，並可能在生死之間造成很大的差異。

就我們自己的生活而言，艾莉森和我不等待醫療界趕上科學，我們已在自己家中實踐抗癌生活型態，並在我們的朋友與社區間積極推展。這條路當然有挑戰性，我已放棄義大利麵（對義大利人而言，這是幾近褻瀆的事），但它沒有放棄吸菸那麼困難（我在大學以後就開始吸菸）。我們都逐漸改吃以植物為主的飲食（我父親在確診癌症後，我們便開始改變飲食），我們也在努力不讓孩子吃加工糖，並要求他們在固定時間就寢，以確保他們維持健康的睡眠模式。

我們當然做得不完美，但我們總是盡量去做。為什麼？原因很簡單也很明顯：我看到太多人罹患癌症和死於癌症，因此我要盡力協助孩子現在就養成良好的習慣，幫助他們避免罹患癌症，或者在萬一情況下幫助他們從癌症中生存。我知道為人父母的心情，我也知道對存活者與他們的家人而言，這是個艱難的過程。癌症會改變生命、消耗一切，它在各個層面以種種可以想像得到的方式挑戰我們。如果艾莉森和我可以藉著改變生活方式來避免癌症診斷，我們為什麼不盡一切力量去做這些改變？如果我們的生活型態能影響孩子們的癌症風險，我們為什麼不努力做個健康的好榜樣，引導他們走上抗癌之路？除了預防癌症之外，更重要的是這種生活方式讓人感到更健康。

卸下無助感

雖然醫學界仍然有很多人沒有把焦點調整到過健康的生活上，但我很幸運能在一個逐漸重視將生活型態融入醫療計畫的機構工作。這是一個漫長而緩慢的學習曲線，即使在ＭＤ安德森癌症中心也一樣，但我想我們正接近一個臨界點。這一切都是為了蒐集有力的研究與資料，確保醫學界和民間社群都能取得這個資訊。但首先，我們必須跨越那似乎無所不在的「習得的無助感」（learned helplessness），特別是在生活型態與醫療保健方面。

不幸的是，在我們的社會中，善待自己不是一種受到高度重視的品質。我們以為必須拚命工作才能成功（儘管研究顯示恰恰相反），以為早早上床或睡覺多少意味著我們軟弱（但睡眠是我們可以做的最有效和最能平衡免疫力的行為之一），以為如果我們花時間去學跳舞、唱歌或即興表演，是一件很無聊的事。但事實上，這些活動對我們的身體和健康都很有幫助，還有助於增強我們的人際關係。[9,10]

現在是了解健康與疾病的最佳交會點的時候了，要了解在生活型態如何破壞癌症的力量與進展方面，我們已取得許多重要的突破，這就是我生活與工作的複雜而迷人的空間。

我在醫院的工作是和團隊合作，指導癌症患者一些簡單、低消費、非藥物的生活型態技巧，即使他們正在接受化療或放療、幹細胞移植，或其他嚴苛的治療。這些治療通常造成繁重的生理、心理及情緒負擔，但它們絕對是必要的。我們協助癌症患者進行關鍵性的生活型態調整，這些調整不但能增加治療的成功率，同時可以保護他們的健康不受其他疾病的影響。

例如，我們鼓勵病人做規律的體能活動來增強免疫系統，對抗疲勞，幫助他們的身體減少對癌細胞成長的有利條件，使他們得以承受嚴苛的治療。[11-15] 我們協助患者感覺更健康、得到更多休息，消除焦慮或抑鬱，使他們即使在面對可怕與挑戰的診斷時，也能體驗與增強他們的總體「健康」感。最重要的是，我們協助患者以一種扎實、有意義的方式和他們自己的身體重新連結，這樣他們才能確認必須在哪些方面改變生活方式。我們教育他們，並持續提醒自己的是：我們每天都可以藉著做健康的生活型態選擇，來一步步改善我們的總體健康。

目標是協同作用，它是一種整體大於各部分總和的現象。在降低癌症風險方面，這意味著你在許多領域同時改變生活型態——如同我前面所提，我們專注在六個領域——比單獨改變一個效果領域更好。[16-18] 即便許多腫瘤專家仍然把生活型態視為事後的考量，但改變生活型態的相關研究越來越多，一些重要的癌症組織已在密切注意中。美國癌症協會和美國癌症研究學院（American Institute for Cancer Research）在體重、飲食和體能活動方面，都有明確的癌症預防與癌症病友生存指導方針。[19,20] 過去幾年來公布的許多大型研究結果顯示，一個人遵循癌症預防指導的項目越多，癌症風險和癌症相關的死亡率就降低越多。[21,22] 例如，和遵循零至兩項指導的人相比，遵循七至八項建議的人形成任何癌症的風險降低了百分之十二，癌症死亡率則降低百分之二十。[5] 某些癌症風險的降低率尤其高，比如遵循七至八項指導的人，大腸癌發生率降低百分之五十[5]；頭頸癌的發生率降低更多，為百分之六十三；子宮內膜癌降低百分之五十九；乳癌降低百分之二十二。癌症死亡率也一樣，癌症預防與控制方面遵循的指導項目越多，死於癌症的比例就降低越多。此外，某些癌症的影響較小（在一項研究中，卵巢癌是百分之十），其他癌症則影響較大（乳癌百分之三十三、大腸癌百分之六十一）。

「六合一」（Mix of Six）生活型態的六個領域——社會支持、壓力、睡眠、飲食、運動，及環境，是息息相關的。越來越多證據顯示，其中一個生活型態領域獲得成功，將影響其他領域的成功。[23] 許多研究顯示，壓力可以破壞所有的良好健康意圖[24-26]，正念禪修加上改變飲食會比僅僅改變飲食更有效。[27] 在這一點上，科學是明確的：在多個領域齊頭並進，提高你持續改變生活型態的機會，對降低疾病或疾病復發風險至關重要。[22,28,29]

你遵循的生活型態指南越多，罹患癌症與癌症死亡率的風險就越低

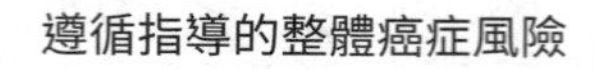

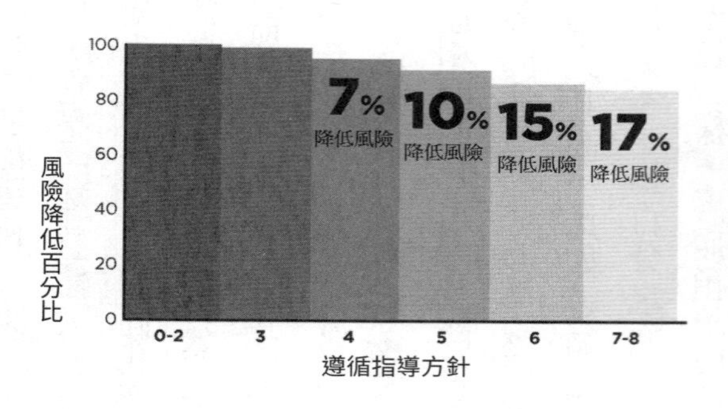

遵循指導的整體癌症死亡率

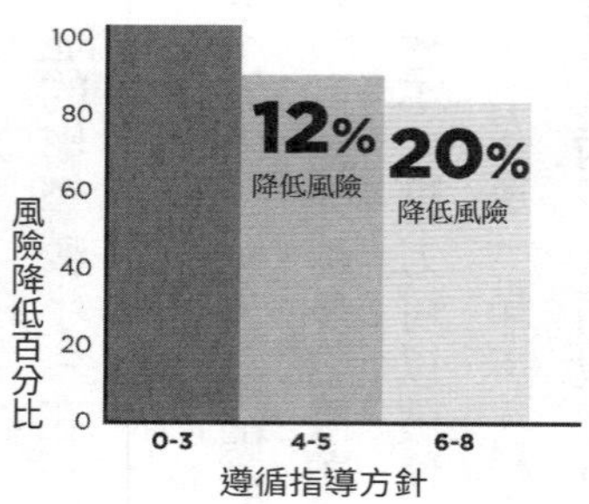

遵循指導方針與大腸癌死亡率

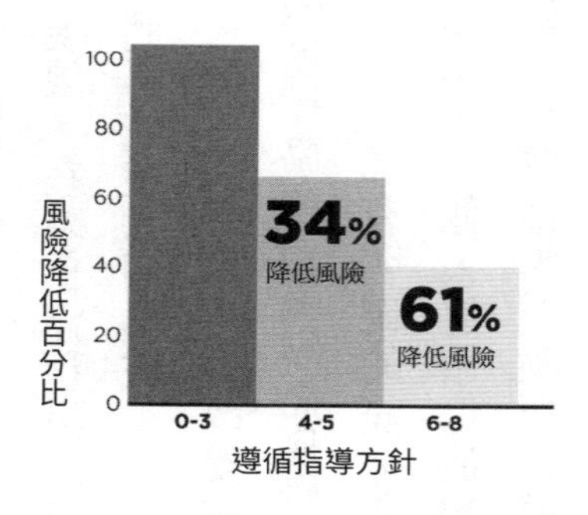

遵循指導方針與乳癌死亡率

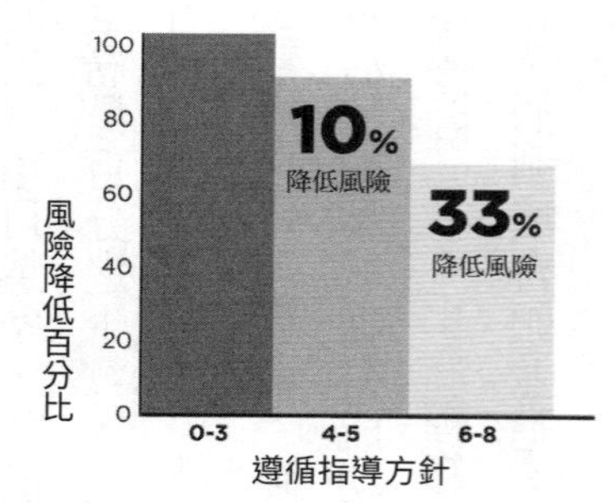

在維持健康的體重、規律運動、飲食健康、限制攝取紅肉與加工肉品及飲酒適量方面，越是遵循指導方針就越能導向降低整體癌症風險與死亡率，甚至能大幅降低大腸癌與乳癌風險。

資料來源：C. A. Thomson, M. L. McCullough, B. C. Wertheim, et al., "Nutrition and physical activity cancer prevention guidelines, cancer risk, and mortality in the women's health initiative," Cancer Prevention Research 7, no. 1 (January 2014): 42–53. 與蘿拉・貝克曼共同改編

癌症患者比較容易接受自己在抗癌生活中產生的協同效應，我一再看到這一點：癌症患者會將健康生活與感覺良好連結，因為他們看到健康的生活型態調整在他們的治療與預後的正面效應。譬如，一名遠離生活中的毒性關係、行動和行為與核心價值保持一致的乳癌病人告訴我，她有生以來第一次感覺「自由自在，而且真正活著」。開始增加植物性飲食、規律運動和管理壓力的病人現在睡得更好、精神更好，她形容她現在的生活比確診癌症以前「更好」，儘管她經歷手術、六個月的化療和為期六週的放射治療。

要了解生活型態因素為什麼會產生如此巨大的影響，必須先從最基本的角度認識癌症，它同時有助於我們看清長期以來我們如何處理癌症，這樣我們才能更充分了解，為何我們大量的醫療與科學資源忽略人的整體，只專注在單獨研究如何處理癌症，很少關注預防的原因。

希望的處方

在我二十多年來的腫瘤整合治療工作中，我眼看著一個又一個病人經歷這種殘酷但必要的治療之後，被告知他們的疾病目前「治癒」了，醫療護理到此為止。我看著這些人完成癌症的初步密集治療，在健康與幸福都受損的狀態下離開，缺乏回家後必須知道的資訊或方法以展開重要的康復過程。他們可能身體受損變形、長期疼痛、為治療所引起的不適或第二種疾病所苦，有抑鬱、虛弱，和健康除外的其他任何感受。然而對許多人而言，這時候才是真正康復的開始。

這一刻，當他們完成治療但尚未恢復健康的時候，對大多數人而言是個重要的十字路口：他們要麼領悟到真正康復與長期健康的機會掌握在自己手中，要麼向癌症和治療後的重大衝擊投降。

我們的身體不是設計來接受手術、灌輸化學藥劑，或暴露在輻射線中而不會有嚴重後果的。相反的，我們身體的設計旨在保持平衡、保持規律，以及在生物學上去抵抗疾病——只要我們做促進與支持這種自然定律的選擇。

身體天生的自癒設計就是抗癌生活的全部內涵，它關乎轉移我們的焦點，將注意力集中在我們每天過的是不是促進康復的生活，而且無論有沒有癌症，我們都應該這樣做。

醫藥無所不在——黛安娜・林賽不凡的康復之路

要看一個改變生活型態的治癒力的鮮活實例，我們必須看看醫療保健行動家黛安娜・林賽（Diana Lindsay）的故事。她罹癌二十五年，其中有十多年處於肺癌第四期。

黛安娜在四十一歲那年第一次被診斷出癌症，那是一九九三年，她的診斷是直腸癌第一期，後來做了幾次手術，最後被歸類為「治癒」。

二〇〇六年，五十四歲的黛安娜又被診斷出肺癌第四期。這次的癌細胞是惡性的，從兩個肺葉擴散到淋巴結、大腦，並可能擴散到心臟周圍。她被告知不能動手術，也沒有辦法治療，院方準備讓她接受緩和醫療，但她的醫生憑直覺打破標準醫療方法，讓她接受「得舒緩」（Tarceva）藥物治療。「得舒緩」是一種標靶藥，現在已被用來治療惡性或轉移性非小細胞肺癌，但當時仍在臨床實驗階段；她同時還接受伽瑪刀（Gamma Knife）腦部放射線治療。黛安娜對這兩種治療方法都有極好的反應，直到十八個月後，在一次斷層掃描中發現癌細胞又長出來了，於是她又嘗試實驗性的立體定位放射治療（現在也已經是標準治療選擇的一部分），癌細胞被抑制了九個月沒有進一步發展，這時她才終於有資格接受突破性的肺癌手術。

從確診癌症的那一刻開始，黛安娜便大幅度改變生活方式。首先，也是最重要的，她向和丈夫共同經營的一間支持微軟等多國公司的行銷溝通企業請假，使她得以全神貫注在她的健康和維繫健康保險（當時是在保前排除期內，不能獲得保險理賠的時候）。後來她把公司賣掉，讓她多了一分自由感和容易取得的資源，這是其他大多數處於這種情況下的人所無法獲得的資源，但我們後來獲悉，黛安娜將這筆收入善用在自己的學習上，她後來更成為社區的代表。

放棄事業之前，黛安娜經常一天工作二十四小時，壓力很大、睡眠不足、工作過量、經常出差，也不理會其他優先事項，像是吃得好、有足夠的運動。她為自己能「做到這一切」而感到自豪，忙碌地管理公司、探視剛誕生的孫女、為社區服務，然後幾乎一夕之間，她什麼都不能做了。她深切反省，卸下計畫、執行、管理的心理壓力後，發現自己更能仔細聆聽自己的夢想、身體，以及必須做些什麼來使自己康復。誠如她不久前告訴我：「我對自己許諾一定要痊癒，並且放棄一切，盡全力去做。我學會傾聽我的身體，辨識它需要什麼，以及它認為我應該怎麼做才會更好。我很快就學會，醫藥無所不在。」

從黛安娜主治醫師的觀點來看，她的醫療選擇是有限的。黛安娜成長的環境讓她相信，醫療自始至終就是常見的西方醫療。她相信醫生，尊重他們在人類健康方面的權威，但是當她意識到他們無法給她足夠的答覆時，她開始尋找架構以外的方法。「我開始明白，『嘿！食物就是藥，和我的家人與朋友一起開懷大笑是藥，長時間散步是藥，乾淨的空氣是藥，輕鬆自在、沒有壓力的感覺也是藥。』我認定是藥的東西越多，就越能讓自己去探索未知的事物。我知道我必須再增加一些東西，好讓它們成為最好的醫藥。」

黛安娜開始根據一個簡單而直接的標準——「這會讓我感覺更好嗎？」來做日常生活選擇。一段時間後她發現，她能聽得出身體在告訴她什麼，並提供能帶給她健康與強壯的東西。

當她被診斷出肺癌第四期時，五年存活率只有百分之一，而醫生認為她最多只能再活三個月。黛安娜明白，她如果要挑戰機率，成為那個百分之一的存活者，她必須盡可能學習如何治癒自己。她解釋道：「我必須把握當下這一刻，盡我所能去做。」

那已經是十二年前的事了，如今黛安娜找到一條更健康的道路去過更完整的生活，並將她新發現的健康意識擴大分享給其他人。今天，黛安娜可以自信地說，自從那可怕的診斷之後，她的每一天生活都是一次偉大的、廣袤的，以及非常療癒的不可知的冒險。她覺得她受到感召，要在一個幾乎沒有路的地方找出一條路。

黛安娜改變生活的非凡能力和她的工作有關，當然對多數人而言，這種改變和我們及我們的家人能取得的常見醫療保健，以及用來尋找另類治療的資源有密切的關係。她開放的心態、學習的意願和靈活與創新的能力，在她的康復過程中發揮作用，一如她的事業。她的道路不是每一個人都能走的，但她利用她的地位，以及她辛勤創業所得的報酬，在整個社區開創真正健康的變革。

黛安娜之所以如此與眾不同，是因為她完全信任由身體來引導她走向康復之路，她沒有讓不能「治癒」的事實削弱希望，或阻止她去嘗試支持身體自癒的改變。她決心站在希望那一邊，然後行動。她教育自己，並利用自己學到的知識打造獨一無二的抗癌生活計畫。

如果黛安娜．林賽能將肺癌第四期的診斷轉變為十幾年的抗癌生活歷險，那麼想想我們這些還沒有得到癌症或另一種慢性病、任何重大疾病的人，如果我們也採用這些生活型態原則，我們將會得到什麼好處？

治癒和治療的差別

癌症可以是良師，它不但教導我們的身體如何自我調節，以及細胞如何工作，也讓我們得以一窺人體如何構造與設計來自行癒合。有些人也許覺得在討論身體產生癌症的同時，又談它能自癒的概念似乎很怪異，甚至覺得很諷刺，但就我所知，即使無法治療也可以得到深刻的治癒；即使在重病的情況下，也可以徹底、甚至轉化性地改善一個人的生命與健康品質。無論能不能治療，都可以達到一種更高的健康狀態。

我不是在暗示我們不要尋求治療，不論在處理癌症或任何其他重大疾病時，尋求並遵循適當的醫療是基本的，但我想在這裡討論，以及我即將在這本書中闡述的，是我們能如何深刻影響自身的治癒能力。這可能會增強或覆蓋「治療」的整個概念，或者更肯定地說，透過它讓我們了解我們如何接近治癒。

我希望所有人，特別是我們這些從事癌症治療工作的人，真正認識以「不擇手段治療」方式處理癌症所付出的高昂成本，並以擴大思考什麼才是良好的治療與護理的思維來取代。我希望看到我們這些腫瘤領域的人，用一種更寬廣的視角去審視患者的生活，以及癌症患者的生活型態選擇如何影響或反射個人的癌症或疾病的細胞活動。我希望看到我們把積極的生活習慣納入更大的治療計畫內，並了解這些良好的習慣能帶來更好的結果，為此我們必須擴大我們的焦點，將病人的整體生活含括在內，而不只是專注在體內一小撮失控的細胞上。

如果我們可以稍稍放鬆對「治療」聖杯的執著，先去關注治癒，我們將能以一種完全不同的方式治療。當我們容許自己去接受我們（醫生）與患者的行為可能具有影響力時，真正的改變才能發生。當我們強調治癒，而不只是強調治療時，癌症就成為一個「人」的問題，而不只是一個科學問題。我的好友兼同事邁可．勒納博士（Michael Lerner, PhD）是研究治癒與治療的差別的先驅，特別是在癌症方面。他說：「治療是醫生提供給你的，但治癒來自我們的身體內部。我們現在要把它拉到檯面上，你可以把治癒形容為生理、情緒、心理，及精神回家的過程。」30

這是一個重要的區別，因為事實上，許多癌症不能被治癒，或至少不能僅僅通過藥物來治癒。是的，它們可能是緩慢的，它們可能被控制住，它們可以用醫藥方式進行治療，使它們在很長一段時間內也許不會被檢測出來，甚至是一輩子，但完全根除不僅相對罕見，而且對患者的身體、情緒和心理健康都造成相當大的損害。事實上，只針對殺死「癌症」，可能對身體持續癒合的自然能力造成無法彌補的傷害，並使患者容易受到其他健康問題的危害，這便是抗癌生活變得如此重要的原因——利用我們的天然防禦力來減少治療的多重副作用，並改善它的結果。當我們只在生物學和細胞的層面上治療癌症時，我們在尋求治療時就會忽略它的原因。

學習一種新的語言

在談到癌症時，醫學界有許多人會選擇使用戰爭詞彙，其中也許有種出自好意但容易令人產生誤解的信念：如果我們被責成去「戰鬥」，我們就不會被恐懼擊敗；如果我們「配備」適當的「武器」，我們或許可以真的「贏得」這場「戰爭」。

我不認為這些軍事譬喻適合我們，因為它們暗示我們必須對抗自己的身體，而不是讓我們和自己以及他人充分接觸。目前在癌症護理領域使用的語言，把我們與自己分離開來，使我們的精神和與生俱來的洞察力遠離我們的身體。但是，當我們處於戰爭狀態時，我們怎麼可能治癒？當我們不斷處於高度警戒與備戰狀態時，我們怎麼可能治癒？我們現在知道，使用這種語言實際上毫無幫助，並且阻礙我們參與和自主的同時，又使我們一直處於恐懼中。二〇一四年，密西根大學與南加州大學的研究人員組成團隊展開一系列研究，觀察一場正在進行的戰爭中，將癌症定位為敵人的影響。他們發現，戰爭的譬喻會讓人比較無法主動參與有助降低癌症風險的行為。[31]

當你試著從疾病中恢復或預防疾病時，和你的身體「交戰」不是一種健康的方式。大衛．賽文—薛瑞柏指出，我們體內都有癌細胞，但不是每一個人都會發展成癌症，[32] 前提不是我們的身體「窩藏敵人」，或我們應該活在身體內部造反、或我們的不良健康習慣助長了這場戰火的恐懼中，相反的，我們的方式是發掘每一個人的恢復能力，並加強恢復能力，讓身體維持平衡，讓它們有效地（如同它們被設計和傾向去做的）工作，打從一開始就預防癌細胞生長與擴散。

癌症是可怕的，因為它在身體內部工作，並使我們和死亡如此驚人地接近；因為它不是發生在我們面前，而是就發生在我們體內。癌症可以被稱為一種格外殘酷的背叛形式，那麼如果癌症一開始就創造了這個東西，我們如何相信身體能擊敗它？

在MD安德森癌症中心目前正在推展的「綜合生活型態研究」（Comprehensive Lifestyle Study，簡稱 CompLife）中，我看到了數十名癌症倖存者經歷了這個過程，更加了解癌症，以及他們每天所做的選擇，如何影響癌細胞在他們的體內成長或凋萎。參與研究的癌症患者珍C六十二歲，已完成為期六週的密集課程，寫了一封信給未來的參與者，表達她對參與這項研究的感激之情，以及她看到這是癌症治療的一種根本變革和倖存者未來的一種生活方式。「一開始，我是為我自己的健康做這件事，我早已決定什麼時候能改變我的生活型態。」她在信中寫道，「但是當我拿到這個課程時，我明白它還有更大的意義，我可以在未來使自己變得更健康的同時，也去幫助其他人。現在我已完成我的六週訓練，我『會』繼續盡我所能去實踐，而且要分享給每一個我認識的人，讓他們也能過更健康的生活。」

儘管癌症會帶來疑慮和恐懼，但保持希望、甚至保持好奇心十分重要。我和許多癌症患者合作，例如珍，一旦他們克服最初診斷帶來的衝擊後，他們的生活就會轉變得更好。事實上，許多患者告訴我，癌症的經歷是發生在他們身上最好的一件事，因為他們經過診斷與治療，最終才得以徹底改變生活型態，過夢寐以求的生活。釐清你是什麼樣的人，以及你想從生命中得到什麼，是癌症診斷的一個意想不到的積極副作用。融入最真實的自我，讓我們進入強大的治癒與健康狀態。

再舉個例，六十五歲的心理學家莉C五年前被診斷出乳癌第三期，而莉在找到她的抗癌生活型態前，是她人生中的最低潮。她有睡眠問題，照顧自己也有困難，但她又不願意和三個已成年的兒子分享癌症所帶給她的心理負擔。她告訴自己：「他們有他們自己的煩惱。」當她被介紹認識「綜合生活型態研究」和必須做到的內容時，莉崩潰了，當場哭了起來。「這正是我在尋找的，」她告訴我們，「這正是我需要的，但我一直找不到。」

對莉而言，一帖涵蓋她的心理學領域與身體健康的抗癌藥方，有助於她更積極採取主動，並指導她運用靜坐和瑜伽來放鬆與釋壓。結果，她的睡眠改善了，她變得更感激生命，她也發現如何烹煮健康的食物（像是羽衣甘藍與菠菜），讓它們更好吃。她把這個發現分享給已成年的兒子，他們也都相繼改變飲食模式。她的自主感同時使她有勇氣向外尋求協助，譬如她的家人與更大的社區。她敘述自身的轉變：「我真的感到更專注和更有整體感，正念幫助我退一步觀察我的心念：我在做什麼？我必須做什麼？這讓我感覺我有更多的掌控能力，也幫助我產生更多的創意。我把它用在日常生活上，現在的感覺好太多了。」莉現在從心理學專業半退休，轉向多年來一直在召喚她的創意工作。

我每次和莉這樣的患者互動時，都會感到慚愧。他們雖然在困境中，甚至正在接受痛苦的治療，或對抗復發，或正在處理不知道第幾次的棘手疾病，但他們都傳達一種強烈的意識，確切知道他們是誰，他們正在處理什麼，以及他們對生命的期待。每次遇到他們，我都有一種「接觸到高能量」的感覺，因為這些人散發出一種特殊的能量，而這種能量源自於對生命的深深接受。我也和從不關心健康的人合作過，但是當他們確診罹癌後，他們開始變得熱切地想了解身體如何設計來抵抗疾病，以及如何才能支持治療。癌症診斷往往使人意識到好好照顧自己是一件多麼有意義和有成就感，甚至是愉快的事，可以說抗癌生活為我們開啟一個充滿可能性的世界。

讓我印象最深刻的是，看到患者確診後，會立刻提高自我照顧意識。有些人似乎這時候才直覺地意識到，如果他們照顧好自己，又能拋棄以往不適合的生活習慣，他們會有更好的結果（莉就是一個很好的例子）。反之，我也知道有些罹患肺癌、頭頸癌症的患者，雖然明知吸菸的習慣可能使疾病惡化，但在接受治療時仍不肯放棄吸菸。我曾經與罹患子宮內膜癌的體重過重婦女合作，她們即使被告知減輕體重可以降低疾病復發的機率，也無法將減重列為優先事項。這些患者或許已有如此根深蒂固的困難，沒辦法以放棄行之多年的習慣作為生存的策略與因應對策，即使這些習慣已到了任何利益的極限，並開始對他們造成傷害也是一樣。有時我們會使用成癮來形容，這是個適當的語詞，但成癮和伴隨而來的失望與絕望，往往與疾病路徑錯綜複雜地交織在一起。

沒有什麼比絕望感更能助長癌症或其他疾病，因為當我們感到絕望時，我們會停止嘗試。雖然文獻中沒有強調這一點，但腫瘤學家早已意識到，內心的展望與情緒健康是癌症存活的關鍵。我到ＭＤ安德森癌症中心工作的第一個月時，我告訴一位外科醫師我得到一筆補助，準備研究攝護腺癌患者壓力管理的重要性。這位外科醫師告訴我：「當一個情緒低落、哀傷、對他們的治療與生命感到悲觀的病人，獨自一個人而沒有朋友與家人陪同他們一起走進我的辦公室時，我就知道這個病人不會很好，他們會比情況相反的病人更早死亡。」

當我們和這種絕望的病人合作時，我們會努力幫助他們改變想法，就算能讓他們在醫院外面散散步，喝杯乾淨的涼水都好，甚至即使是和有愛心的健保提供者簡短會晤，都能使他們開始轉變。通常，一旦他們採取一點簡單的步驟，我都會看到一點希望。有時他們需要的只是一點對自己的信心，只要有一、兩個短暫的片刻消除他的絕望，他就能採取簡單而健康的行動。有些人有根深蒂固的情緒與心理障礙，而障礙必須先解決才能獲得成功。這條路上關鍵的一步是：獲得適當的支持，開始解決任何心理障礙，爾後才能成功地解決其他大問題。

我們和我們的「綜合生活型態研究」患者合作的一個重要部分是：提供他們需要的情感與社會支援，協助他們解決他們的恐懼與疑慮，並採取有意義和有目的的行動，無論他們處在任何恢復階段和找到自己的自我了解階段。我們知道罹患癌症自然會心生恐懼，但我們會把焦點放在幫助參與研究者建立能力感。

癌症診斷可能會觸動我們不太熟悉或不知道如何處理的強烈情緒，而這種情緒會在我們最需要支持的時候引發孤獨與寂寞的感覺。這種情況類似常見的精神疾病，如抑鬱或焦慮，患者會有一種遭遇變故，但又不知道如何與他人溝通的感覺。有個病人曾經如此描述：「我感覺我彷彿掉入一個隱密的陷阱，像在電視上看到的那種，地上一個洞，上面覆蓋樹葉，而我發不出聲音，無法大聲呼救。」對於其他患者，孤立的感覺來自一種罹患癌症的污名感或羞恥感，或不願意給他們心愛的人造成「負擔」（就像莉不願意麻煩她的兒子，因為他們有他們自己的生活與煩惱）。

一位同事告訴我，她不久前參加一名曾和她一起當志工的婦女的告別式，她雖然每個月會有好幾次見到這位婦女，但始終不知道她罹患大腸癌，直到她接到一通請她參加告別式的電話。「真希望我有機會告訴她我多麼喜歡她，我多麼喜歡跟她一起當志工。」我的同事在告別式上與這位婦女的兄弟談話，「當他告訴我，除了他和他們的姐姐之外，沒有人知道她生病時，我非常難過，我這位志工朋友似乎認為得這種癌症是一件羞恥的事。」

將自己孤立起來遠離他人不但會危害我們的心理，對我們的健康也有不利的影響。二〇一二年在《臨床腫瘤學期刊》（Journal of Clinical Oncology）發布的一項研究，對一百六十八名卵巢癌患者進行社會依附效應研究，[33]這項研究由我的朋友兼同事、愛荷華大學的蘇珊·魯根朵夫（Susan Lutgendorf）博士所領導，她是專精壓力與社會支援對疾病進展及結果的影響的頂尖科學家之一。魯根朵夫和她的團隊關注兩種支援——情感與社會支援（與他人的密切關係），以及工具性支援（人們提供實物援助）。他們發現，有強大情感支援的人比支援較少的女性，手術後的存活時間顯著延長。根據這項發現，研究人員建議，應該對計畫接受卵巢癌手術的婦女進行社會環境不足的檢測，並提供支持行動與資源，作為她們的治療與康復的一部分。

在《不罹癌的生活》這本書中，艾莉森和我強調社會關係與關注生活，因為我們相信這些成分是採行其他改變的基礎，例如改為以植物性飲食為主，並且每天增加運動和身體活動等等。大部分的飲食與新年的決心無法持久的原因是，它們不是為整體生活型態設想的；可持久改變的關鍵是，它必須是一種能增強改變，並在我們意志薄弱、想恢復舊習慣時提供支持的結構。

當然，一個重要的優先是為前進之路而自我教育，如同「抗癌生活型態計畫」創辦人梅格·赫希柏格指出的，知識就是力量，特別是就癌症而言。[34]在我們開始了解我們體內正在發生什麼、我們需要做什麼讓自己感覺健康之際，我們要將排山倒海的感覺轉化為行動，和提供醫療的人進行有意義的溝通，增強我們和我們所愛的人的關係，並保持冷靜與關注。每一個決定都必須是積極促進，但不是傷害健康的決定。雖然你可以閱讀書籍，和醫生討論，並在這過程中詢問你的朋友與親人，但正確的答案永遠來自於你。

對於那些目前沒有在處理癌症診斷的人，現在正是利用機會檢視你自己的生活型態，開始做更健康的選擇與調整，增加沒有癌症的生活機率的好時機。維持健康的體重，多運動，多吃一些蔬果，多睡一點好覺，這些都是可以使你的身體遠離癌症、心臟病、糖尿病，及其他重大疾病的簡單而直接的行動。[5,35-39] 這些改變帶來的正面結果通常會逐漸增強，久了之後情況就會大為改觀。然而，如果你遲遲不能改變，現在就是你檢視更深刻的問題的時候了。你應該探討可能的情感因素，無論它是來自過去沒有解決的創傷，或正在進行的一個關鍵問題，只要找到一位合適的治療師或同儕支持網絡，幫助你解決任何干擾你健康的情感或心理障礙，就能大幅度改變情況，而且事實上，那就是你的救星。在此，我要再度引用大衛·賽文—薛瑞柏書中的文字，建議你在探索和評估所提供的護理時要非常誠實。你可能需要經過一些嘗試和錯誤，才能找到一個在你所有的複雜性、美麗和個性中，能看到與對待你是以一個完整的人的個人或團體。這裡沒有一體適用全部的解決辦法，而且儘管有時難以相信，但幫助確實存在，它是可以找得到的，而尋找的承諾就是治癒之旅的開始。

無論有沒有癌症，我們都必須克服恐懼。雖然許多人最早是基於對生病的恐懼而改變生活方式，但它帶給我們的影響才是抗癌生活型態得以持久的動力。這種正面的影響會成為新習慣背後的推動力，這實際上就是一種能讓你感覺更好、更強壯、更有信心的新的生活方式，而這些都是能起到決定性作用的抗癌生活的副作用。

第三章——到底是什麼導致癌症？

艾莉森和我經常旅行並發表採行抗癌生活型態的演說，台下的觀眾有癌症存活者，也有希望他們和他們的家人永遠都不要面對這種艱難挑戰的人。我會提出生活型態與癌症息息相關的科學證據，艾莉森則分享如何永久改變生活型態及長久維持的策略，如同她在本書中所闡述的一樣。最近一次演講結束後，一位罹患乳癌的年輕婦女走上前和我們握手，告訴我們她的故事。前一年，她經歷了痛苦的離婚，在極力爭取兩個孩子的監護權之際，又遭逢她工作的船運公司將她裁員。六個月後，她被診斷出乳癌第二期。「我從未失業過，」她說，「我確信，這件事跟離婚的雙重壓力導致我得到癌症。」

無論我們在哪裡演講、台下有多少觀眾，或者演講的主題是什麼，每一次都至少會有一名觀眾用這種肯定的語氣談癌症發生的原因。但我們首先應該釐清的是，如果你得了癌症，無論是哪一種癌或第幾期，癌症發生的原因幾乎永遠無法確定。雖然本書所提的建議已被證明可降低癌症風險，特別是從幾個領域同時進行，然而沒有人可以對癌症免疫，如同沒有人注定會得到癌症一樣。

如果我問一個隨機抽樣的人，問他們認為什麼導致癌症，我想我會得到各種不同的答案，而其中有許多是正確的。有人也許會說吸菸導致肺癌，這是千真萬確的；其他人也許會說輻射，或環境污染，或被會引發癌症的病毒感染，這些也都千真萬確。近年來，隨著我們對遺傳基因作用的逐漸了解——特別是與癌症有關的基因，越來越多人會以一種幾乎帶點歡快的語氣回答：「我們的遺傳基因！」這個答案當然是對的，但同時也是錯的。

先聽我的解釋。

功能失常的基因顯然是使一個細胞變成我們所謂的「癌細胞」的細胞機制，[1] 但這個複雜的過程往往是由某些**外來的**東西觸發的——通常是人體外部的東西。至於基因功能失常使細胞生長失控，導致形成癌症，這是否主要來自遺傳或是外部引起的？則眾說紛紜，令人困惑。[2-4]

可以這樣說，鑑於研究經費不斷投入基因研究中，近來基因已成為癌症界的寵兒。自從二〇〇三年對人類基因組進行測序迄今，我們對基因的細胞內行為及它們如何導致癌症形成，已有大幅度的了解。但我們對基因行為，尤其是什麼在影響基因的行為的了解，仍處於極初步階段。然而，許多人認為遺傳基因突變是大部分癌症的主因，這是個廣泛的誤解。[5] 民眾認為我們要麼天生是幸運的，沒有遺傳的癌症風險；要麼是不幸的，生來就會根據ＤＮＡ的幸運抽獎而得到某種癌症。這都不是事實。對我們每一個人，包括我們這些有遺傳基因突變、增加癌症風險的人而言，這是一個好消息。

我們沒有被「設定」得到癌症

所有癌症中，只有百分之五至百分之十是由遺傳基因突變引起的，[6,7] 大多數專家都認為這個數據在百分之五上下徘徊。對於那些天生具有顯示會形成癌症的高風險基因（如：BRCA-1 和 BRCA-2 基因，這些基因與某種乳癌和卵巢癌風險增加有關）的人，他們罹患癌症絕對不是宿命。[8] 例如，有 BRCA-1 基因突變的女性，在七十歲以前形成乳癌的風險是百分之六十五（有 BRCA-2

基因突變的女性，風險是百分之四十五），相對的，一般民眾得到這類癌症的風險是百分之十二。[8]同樣的，有BRCA-1基因的女性得卵巢癌的風險是百分之三十九（有BRCA-2基因的女性，風險是百分之十一至十七），而一般民眾的風險是百分之一點三。[8]

把焦點放在基因與基因突變上還會覆蓋一個重要的事實：多達百分之九十五的癌症都不是由遺傳基因缺陷引起的，[6,7]有些原因是機會造成的，但大多數癌症都是由我們能控制的因素引起的——我們的生活方式，和我們每天所做的選擇。[2,6,7,9]

藍色治療基金會

二〇一〇年，賈布・卡納萊斯（Gabe Canales）攀上他的世界頂峰。這位年輕的創業家在德州休士頓定居與工作，創立自己的行銷與公關公司。他的客戶包括高知名度的餐廳、科技公司、房地產公司，及高等教育公司。他事業成功、人脈廣闊、健康良好。在一次例行體檢中，他做了許多檢測，包括PSA（攝護腺特定抗原）檢測。不久他接到他的醫生來電通知他PSA值有點高，於是他回去做第二次檢測，這次顯示更高的PSA值。他的泌尿科醫生建議他做切片檢查，但賈布明白這是一種侵入性的做法後（將一根探針從直腸穿進去，然後用顯微鏡手術刀從攝護腺切下一點組織樣本），他拒絕了。醫生繼續對他施壓，「只有一點刺痛，一點點刺痛，然後你就可以回去工作了。」

切片過程遠遠超過一點點刺痛，賈布說道：「局部麻藥和麻醉劑沒有發揮作用，所以這根探針每次穿進我的直腸和取下我的一小片攝護腺時我都有感覺。我感覺我的身體快崩潰了，這是我一生中最難忍受的痛苦經驗，我記得我當時想：『這什麼時候才會結束？』真是太可怕了。」

過了一週半之後，賈布走出家門，身上穿著運動服裝，手上拿著汽車鑰匙，這時醫院打電話來。他的泌尿科醫生告訴他，他有壞消息和好消息要告訴他，「壞消息是你有攝護腺癌，好消息是你不會有事。」但賈布只聽到「你有癌症」這句話。

賈布的泌尿科醫生告訴他，他必須動手術。「我們必須把它取出來。」攝護腺癌手術的副作用包括會有一段時間勃起障礙與尿失禁。「我是個三十五歲的單身漢，我有大好前程，我需要徵詢第二意見。」

第二位醫生的說法完全相反，他建議「再看看」。賈布想看看除了讓癌細胞在他體內生長與擴散外，是否還能想出其他什麼辦法？他真的只有這兩種選擇——接受會大大改變他生命的手術，或者什麼都不做嗎？

賈布再去紐約市的斯隆．凱特琳癌症研究中心（Memorial Sloan Kettering Cancer Center，簡稱MSKCC）徵詢意見，中心醫生對他做了一連串檢查後也建議「積極追蹤」，並解釋說，如果密切觀測腫瘤，賈布也許五年、十年，或甚至十五年，都不需要做任何治療。

賈布的驚恐減輕了，但還是不滿意。他再去找另一位醫生，紐約大學溫斯洛普醫院（NYU Winthrop Hospital）的泌尿科主任，同時也是石溪大學醫學院（Stony Brook University School of Medicine）的泌尿科學教授亞隆．凱茲醫生（Dr. Aaron Katz，當時也是哥倫比亞大學的泌尿科醫生）。「這從此改變了我的生命。」凱茲醫生提出一個從來沒有人提過的問題：營養。他建議賈布大幅改變飲食，從肉類與馬鈴薯改為以植物為主的蔬果飲食計畫。「他建議的不是什麼瘋狂、不合理的飲食，甚至恰恰相反，他只是要我有意識地盡量少吃牛排和馬鈴薯，少喝啤酒和烈酒，多吃新鮮蔬菜和水果。那時候，我幾乎都不吃這些東西。我飛回休士頓，決定接受他的忠告。」

賈布開始自我教育，並且開始減重，增加身體的肌肉。當他第一次定期回診時，血液檢測顯示PSA（攝護腺特定抗原）值下降了。「當我發現我在紐約看的那位醫生建議我改變飲食的方法奏效時，我恍然大悟。我知道，這個癌症結果有一部分是我自己造成的。我需要進一步了解！於是我開始認真探索生活型態與癌症之間的關係，現在我每天都一定喝兩至三大杯用菠菜、羽衣甘藍及墨西哥青辣椒打成的蔬菜汁──只有綠色蔬菜。」

今天，賈布是一個活生生的抗癌生活實例，他不但成為我的好友，也是我的同事（我是他創辦的非營利組織「藍色治療基金會」〔Blue Cure〕的醫療顧問委員之一）。他始終不知道他的癌症「原因」是什麼，但他已經找到自己的使命，而且他現在的健康處於最佳狀態。他透過他創辦的非營利組織把抗癌生活的訊息傳遞給全國各地的青年與少年，相信預防攝護腺癌遠比找出治療的方法重要，而這個觀念正在影響越來越年輕的男性。

無形的因素

我們知道遺傳基因異常雖然對少部分人構成巨大威脅，但在癌症方面，它們並不是罪魁禍首。

當我們走出實驗室環顧四周時，我們實際上看到的是兩個世界。遠方，離我們越來越遠的，是沒有被污染的大自然。早在工業革命之前，大自然提供我們過美好生活所需的一切：乾淨的空氣、乾淨新鮮的水、豐富的食物來源，以及可以到處走動的美麗地形。當然，疾病、饑荒、天災，和其他對人類生命的威脅也是有的，但仍不乏健康生存的基本所需。

雖然現代的思想是想辦法使生活變得更輕鬆，但在衛生保健方面，我們優先考慮的是長壽。我們在無意中用污染物的陰霾覆蓋地球，不但污染與破壞環境，而且擾亂所有生物充分成長茁壯的能力，包括我們。不可否認，我們的壽命是延長了，但我們同時也面臨以犧牲疾病預防的代價換來的長壽所帶來的疾病。這是一件多麼諷刺的事！在這點上，我們唯一的希望是：知道我們已造下如此多疾病的因，但我們仍可以消除它們。

艾莉森和我是在「化學改善生活」的廣告口號中長大的，這是杜邦化學公司在一九三五年至一九八二年間一句人人都能琅琅上口的輕鬆愉快的廣告詞（後來把「化學」兩個字拿掉了）。如果你是在那個時代成長的，你知道「化學」應該包含為現代生活帶來種種好處與方便的化學產品和添加劑。但是，到了一九八〇年代，當這個口號被視為一個諷刺的警句時，絕大部分世人終於明白，生活在一個充滿化學產品的世界畢竟不會更美好。

在癌症治療領域，沒有比這個諷刺更明顯了。過去三十多年來，我們已在人造化學物質與癌症發病之間建立直接的關係，[10,11] 但我們依舊以化療形式為主的其他化學物質來治療化學引發的這些疾病。我們生病的原因是化學物質，但我們卻又試圖以化學物質來恢復健康，以致我們的身體、健康與整體生活品質持續付出高昂的代價。

如果有一種更好的辦法呢？

我們現在已有一些科學資料，可以讓我們在做選擇時避免許多添加在我們吃的食物、我們穿的衣服，以及我們日常生活中使用產品的工業與環境化學毒物。

以下只是導致百分之五十以上癌症的一小部分因素：

● 不當飲食、久坐不動、肥胖，在美國所有癌症中占百分之三十至三十五。[12] 據估計，男性癌症死亡人數中幾乎有六分之一、女性癌症死亡人數中有五分之一和過度肥胖有關。[12]

● 菸草導致全球約百分之三十死亡率（雖然近年來美國與菸草相關的死亡率已大幅下降，但在發展中國家，與菸草有關的死亡率仍在持續增加）。[12,13]

● 病毒感染，例如：由艾伯斯坦－巴爾病毒（Epstein-Barr virus，簡稱ＥＢＶ）、人類乳突病毒（ＨＰＶ），及肝炎引起的感染，占全球癌症的百分之十五以上（現在已有疫苗用來預防會引發癌症的ＨＰＶ型病毒，ＥＢＶ僅在少數案例中引發癌症。）[12]

● 多達百分之十的癌症是由輻射引起的，這包括來自太陽的紫外線，它會導致皮膚癌，是年輕族群中成長速度最快的癌症。[12,13]

● 酒精被美國國家毒理學計畫（National Toxicology Program）列為已知的致癌物。[14] 一個人飲酒越多，形成某些類型癌症的風險就越高，包括頭頸癌、食道癌、肝癌、乳癌，及結腸癌。[15,16] 二〇〇五年，美國大約百分之三點五的癌症死亡率和酒精有關。[16]

● 已知會致癌的環境毒素到處可見，石棉、煤屑、甲醛只是數以千計毒物中的一小部分。[10,11,14] 除了最明顯的病例（例如：煤礦工人因接觸煤屑與石棉中的致癌物，會引發間皮瘤，導致呼吸道癌症高於平均率）之外，科學家無法量化特定環境毒物與癌症發病之間的關係。

戒除癌症

當然，吸菸是一種與癌症直接相關的生活型態選擇，或者如果願意的話，你也可以把它稱為成癮習慣的最好例子。無論它是為了社交、個人習慣、為減輕焦慮、或一種風格表現，過去五十年來，我們已知含有五十多種致癌物的菸草，是至少十四種癌症的主因，包括肺癌、頭頸癌。單單菸草就占了每年癌症死亡率的三分之一，並在所有癌症死亡率中占了百分之八十以上。菸草中的物質與健康細胞互動時究竟會發生什麼作用十分複雜，但已知的是，當我們不吸菸，或者當我們戒菸時，我們罹患菸草相關的癌症風險會顯著降低。有明確的證據顯示，戒菸對我們的健康有立竿見影的益處，而這些益處會隨著時間增加。[17]

戒菸的益處，通常很快就能看到。由於手術後的併發症與術後感染升高的危害太大，外科醫生通常不會對重度吸菸者進行手術。然而，只要在手術前一週停止吸菸，大多數腫瘤外科醫師都會願意開刀。十年不吸菸後，多種與菸草相關的癌症風險就會減半[16]。一個人一旦被確診一種與菸草有關的癌症，戒菸就能提高存活的機率，並降低形成第二種癌症的風險。例如，針對十項肺癌患者的研究所做的綜合分析發現，在確診後戒菸的人，小細胞肺癌與非小細胞肺癌的五年存活率分別為百分之六十三與百分之七十。相對地，那些仍持續吸菸的人，五年存活率分別為百分之二十九與百分之三十三，[18] 其他許多與菸草有關的癌症也是如此。[16]

值得注意的是，當你又吸菸又喝酒（另一種生活型態選擇）時會怎樣？我們這些過去曾經吸菸的人都知道，一根菸若再加上一杯啤酒或雞尾酒，快樂賽神仙！但我們不知道的是，菸草與酒精（與肝癌、乳癌、消化道的相關癌症及其他許多癌症都有單獨關係）結合時，會增強致癌效應。[15,19-21]

換言之，一種以上的生活型態因素同時作用時，會產生負面的協同效應。這些因素結合在一起時，科學家無法衡量哪一種物質會使癌症風險增加，但科學家確實知道，菸草若與酒精結合，形成癌症的風險會呈倍數增加。[19,20,22] 如果你吸菸、飲酒，又加上久坐不動，你的癌症風險肯定會增加；如果你吸菸、飲酒，久坐不動，又吃加工食品這些不健康的食物的話，你的癌症風險更會倍增。

好消息是，只要改變生活型態的某一方面，就能大幅降低形成某些癌症的風險。[23-28] 多方面改變則會產生正向的協同效應，降低罹癌的機率，或改善癌症預後。[23-28] 誠如加州大學洛杉磯分校教授史蒂夫・柯爾博士（Steve Cole, PhD）在文章中指出：「以前的觀念是我們的身體是穩定的生物體，與外界基本上是分離的。但在分子層面上，我們的身體其實比我們所了解的更不穩定、更容易受外界的影響。」[29]

雖然我們可能永遠無法知道什麼原因導致一個人罹患某種特定癌症，但我們已經知道什麼可以降低我們的風險，以及我們可以做什麼積極的改變來減緩癌細胞成長並防止它擴散。我們對癌症的獨特過程的了解，可以幫助我們以更理性的方式向前邁進，揭開讓我們無法正視癌症的恐懼面紗。我們對這種疾病已有足夠的了解，可以讓我們直接面對它，採取措施混淆它的進程，奪回我們健康的主控權。

第四章——細胞對不死的追求

一個細胞，只要一個細胞，一個普通、微小的細胞失控，就會啟動連環反應，久而久之就會導致癌症。我們每個人都是一個由三十七兆個複雜、脆弱的細胞所組成的活動的星座。令人驚嘆的是，大約在七十一年的時間內（全球人類的平均壽命），這些細胞會按照它們被設定的目的運行，但就像廣闊夜空中的星星一樣，不可避免地，不時會有一些細胞像流星般脫離軌道。這種細胞變異多久會發生一次？沒有人知道。但我們可以假設，細胞腐敗、或新的癌細胞分子誕生，比我們所了解的更頻繁。如同流星一樣，這些變異的細胞一出現，我們的身體就會有反應，不正常的細胞要麼自我毀滅，要麼透過適當的調節機制予以摧毀。在此同時，我們仍繼續做我們的事，不知道這些複雜的內部過程使我們避免得到癌症。直到有一天，一個細胞的ＤＮＡ受損，這個受損的ＤＮＡ開始複製，造出更多受損的ＤＮＡ，如此類推，直到這個新的變異細胞群壯大聲勢，一些難以察覺的東西開始在我們體內失控地成長。一個極微小的細胞變異，不再遵循基因的編碼規則，我們可能就得開始和癌症比賽，細胞不再是優雅地自然死亡或被我們的免疫系統制伏，而是開始擴散。

我們不會都得到癌症，但我們的身體內部都會有變異的、不聽話的、不正常生長的細胞，這些細胞有可能形成我們稱之為癌的會擴散的物質。那麼，如果我們都有這些變異的細胞，為什麼我們不會都得到癌症？答案很複雜，但可以歸結為內部的生物系統使細胞成長受到控制，包括細胞本身內的過程、細胞周圍、微環境中的物質，以及我們體內的免疫系統和其他系統的反應。[2,3]如果一個變異的細胞沒有被控制住，它會開始建立一個有利於它持續成長的微環境，使身體的自然防禦機制越來越難以完成它們的工作並阻止癌症。[4]

癌症的等候伎倆

癌細胞需要時間去分裂並長成可以被偵測到的大小——從五年到四十年不等。[5]因此，如果癌症需要半輩子的時間才會大到足以被發現，這意味著我們在中年後期被診斷出的癌症，也許早在青春期就一直隱藏在我們體內。對於我在青春期所做的種種冒險、疏忽的行為，如今我只能搖頭嘆息，但癌症會有這麼長的醞釀期引起我的興趣，因為它顯示，當我們的身體能夠抑制癌症的生長時，即使癌症存在也對我們無害。

那麼，根據這個邏輯，如果身體可以有癌細胞而不會受傷害，我們如何擴大它控制癌症的擴散與生長的能力？如果我們可以幫助我們的身體變得更能抵抗和排斥這些擴散的變異細胞呢？如果，就癌症而言，預防的關鍵意味著使癌細胞保持安靜與良性行為呢？如果它意味著我們可以用某種方式去剋制這些失控的細胞，就像把螢火蟲關在罐子裡那樣呢？

提早發現癌症非常重要，因為癌症擴散的時間越長，對身體其他部位發送「種子」的風險越大。我們已知這個過程叫轉移（metastasis，這個字來自希臘語 methistanai，「改變」的意思）。如果一個細胞脫離它原來的組織，理應會經歷一種叫「失巢凋亡」（anoikis）的過程——一種設定的細胞死亡過程。「anoikis」意指「沒有家」，這個過程確保細胞緊靠著它們所屬的組織，然而，腫瘤細胞能有效地規避失巢凋亡的過程，保持活性並且轉移。一旦癌細胞避開身體細胞自然死亡過程，轉化成自由循環的適應性細胞，它們會找一個新家「殖民」。在這個階段，治療會變得格外複雜與困難，因為這時候要對付的癌細胞已經過好幾次的突變。當癌症成功轉移時，通常會發現最初引發致命過程的原生癌已被遏制，患者是死於後來形成的疾病變種。這就是為什麼提早介入——例如改變生活型態與早期發現——對於預防轉移如此重要的原因。

提早檢測是預防癌症行動的第一陣線，而隨著檢測方法的改進，許多癌症患者的存活率也在提高。[6] 世界各地的許多實驗室都在研發以驗血來檢測循環的癌細胞、蛋白質或DNA，以便提早發現癌症。[7] 接受治療後的病人也能受益，因為他們的緩解可以利用簡單且費用低廉的驗血方式來監控。例如，普渡大學有一支團隊正在研發用一小片簡單的試紙檢測子宮頸癌的方法，就像在家驗孕那樣，試紙會顯示出與這個致命的癌症相關的蛋白質。子宮頸癌如果早期發現，對治療會有很好的反應。[8] 這種檢驗方法目前也正在研究用來檢測其他癌症。

不消說，癌症越早發現就越容易控制，想必也會有更好的長期結果。但假如我們可以一開始就預防癌症呢？

現在是我們研究界人士應該把注意力集中在我們必須做什麼來防止一個單獨的細胞發生腐敗，或在它開始敗壞時更有效地控制它成長的時候了。

癌症與治療簡史

從一些背景和歷史可以看出，我們在了解癌症的生物學及它如何改變我們的治療方法這方面已有長足的進步。當我們進入一個我希望是更了解什麼是抗癌生活的時代時，這種連續性十分重要。我們正處於真正了解我們個人對這些複雜疾病的影響力的分界線上。

癌症可能早在有人類之初就一直跟隨我們。[9] 有「現代醫學之父」之稱的希波克拉底（Hippocrates）在公元前四百年左右，最早將它命名為karkinos——希臘語中的「蟹」。醫學史家霍華・馬克爾（Howard Markel）指出，希波克拉底明智地選擇「蟹」這個字來形容這些細胞的惡性成長，因為它恰當地描述了癌症的若干特性：晚期癌性腫瘤是大量聚集的癌細胞，既硬又脆，甚至往往帶著青色，像蟹殼一樣；這些大量聚集的細胞擠壓健康的組織時，據說會產生彷彿被螃蟹爪夾到一般產生令人畏懼的刺痛與撕裂痛。[22] 在希波克拉底時代，癌症往往無法被偵測出來，直到大量的癌細胞穿透患者的皮膚。當醫生與好奇的科學家開始剖析這些嚴重的生長時，他們發現被污染的細胞和供給這些細胞養分的血管支流以熔岩流動的方式蔓延，並如同螃蟹爪般頑強地抓住健康的組織。

提早檢測：有好有壞？

提早檢測有一些爭議，因為它可能導致對一些非致命性癌症進行不必要的侵入性治療。[10,11] 這些疾病往往被歸類為急性的「癌前」狀態，而且沒有科學或醫學證據顯示如果不予以治療，這些細胞異常會引發傷害或致死。[12] 例如，目前對於提早檢測攝護腺癌的風險與益處就引發一些爭議，[11] 因為大部分攝護腺癌的成長極為緩慢，往往不需要手術、放射治療或化療。[13] 然而，一旦被檢測出癌症，我們的醫學「準則」是手術切除、毒殺，或把它燒掉，不管對患者的生活品質與整體健康會帶來什麼後果。[12] 最近的研究確實顯示，對於那些低風險疾病的男性，治療他們的攝護腺癌對他們的壽命長短可能不會有什麼影響，[14,15] 但那些接受治療的人肯定要承受放射治療或手術無意中產生的副作用，如永久性勃起功能障礙和尿失禁的風險。[16,17] 被診斷出一種早期乳癌（乳管原位癌，簡稱ＤＣＩＳ）的女性也有類似的情況，我們沒有證據顯示身體的自然防禦功能是否會控制這個疾病，或它是否會進展到零期以上。[18,19] 事實上，英國與美國的研究人員目前正在研究，是否有必要去治療低風險的乳管原位癌。[20,21] 有些乳癌專家甚至開始建議，根本就不要把這些極早期的癌症歸類為癌症。等我們蒐集到更多證據證明生活型態可以控制癌症時，也許用抗癌生活型態處方來進行「主動監測」，將成為治療早期癌症的更標準的第一線治療。

從古時觀察癌症的方式，也讓我們生動地看到這種細胞簇生的疾病的一般醫療方法，如何隨著時間推移而改變，但有個不變的事實：儘管有如此多令人印象深刻的醫療進步，癌症仍是全世界的頭號死亡原因。癌症也許是人類經驗中一個與細胞有關的事實，但鑑於現代醫學如何試圖迎頭趕上它，它的持久性可能與人類生活在地球上的進化方式有關。由於某些癌症發病率持續升高，尤其是年輕人與兒童，顯然現在是我們應該轉移焦點，看看我們的日常選擇如何使我們更容易罹患這些疾病的時候了。

大約兩千年前，希波克拉底生活的古希臘時代，癌症患者會為痛苦的、甚至殘酷的死亡做準備。我們現在所稱的安寧療護——對痛苦與不適的慈悲處理——是當時主要的治療方式，而且在許多情況下也是唯一的方式。有時會嘗試手術治療，但在十九世紀中期出現麻醉，以及人們了解必須用消毒來預防感染之前，手術不但過於野蠻，也太過冒險。但值得注意的是，在希臘發現的一些古代醫學紀錄顯示，當嘗試手術時，腫瘤切除後倖存的病人會被鼓勵改變飲食，並做一些特殊的運動，以期加速康復。這是在現代醫學出現之前，人們已知道生活型態對病人的結果能產生積極影響的最早證據。

十九世紀後半期麻醉發明後，手術切除腫瘤成為治療重點，因此近百年來手術成為癌症治療的首選，即使已知大多數癌症——即使已經切除——總有一天會復發，情況依然如此。癌症手術往往是激進的，由於大多數外科醫生的目標是迅速確實地盡可能切除病灶及其周邊組織，手術遂擁有不折不扣的侵略性。它的理路是手術越激進，癌症越不可能復發。不幸的是，這種理路通常是錯誤的，譬如乳癌患者不只是失去生病的乳房，同時也失去乳腺、淋巴結、重要的肌肉與肌腱。對於其他患者，癌症意味著喪失四肢、或致殘、或毀容，無法恢復有意義的生活品質，但癌症依然復發。

二十世紀初發現放射線後，人們很快便發現它是癌症的原因，也是治療方法之一。癌細胞因生長快速，因此比健康細胞更容易受放射線的影響，但放射線療法雖然有效，卻也帶來許多附加的損害，病灶周圍的組織難以倖免。早期接受放射治療的病人身體內外都遭受嚴重的灼傷，導致許多續發的疾病，其中有許多相當嚴重。這些病人的生活品質同樣因為早期原始而強烈的放射治療而受到嚴重的影響。

第二次世界大戰結束後，人們發現化學戰中使用的芥子氣能殺死癌細胞，化學療法時代於焉展開，為人們帶來延長緩解（癌症在它的原生部位復發以前的時間長度）與防止**轉移**（癌細胞擴散到身體其他部位）的希望。[23]

一九七一年，美國通過「國家癌症法」（National Cancer Act），撥款十五億美元以三年時間研究癌症，[24]這是第一次立法將癌症定為國家公共健康危機。最好的是，我們現在有了長期的研究、大量的病患資料庫，及豐富的實際數據，協助我們利用現有的工具。過去五十年中，我們對各種癌症的治療方法已更細微，目的是盡量減少不愉快的副作用或產生後繼的疾病。

接下來的四十年中，三種主要的癌症治療模式：手術、放射治療與化療（三種往往合併使用）成為護理標準。隨著多元化方法的採用，我們進入癌症存活率大為提高，甚至一些癌症，像是某些兒童白血病或早期甲狀腺癌，被視為可治癒的時代。到了一九九〇年代，許多癌症的發病率下降，但有些癌症（如肝癌或口腔癌）的發病率卻提高，尤其是年輕族群。隨著越來越多人的癌症存活時間更長，以及越來越公開討論，我們對疾病如何影響我們的看法已經擴大了。現在，二〇一八年，雖然我們對癌症生物學的了解已有長足的進步，手術、放療與化療這三種療法仍然是大多數癌症治療的藍圖，但有些重要的修改值得注意。新開發的標靶療法與免疫療法的出現改變了癌症治療的前景，連手術也採取更細微的方式。例如，一九九〇年代明顯發現侵入性較小的手術（如切除腫塊）和更激烈的手術效果一樣時，激進的乳房切除術比例已經減少。現在甚至更強調不僅要延長癌症患者的生命，更要維持良好的生活品質。

基因行為成為新的治療重點

二〇〇三年成功繪製人類基因圖譜後，我們進入令人振奮的癌症治療新時代。[25] 透過專門研究基因生物學與功能，我們得以從更複雜、更細微，以及更重要地，從個體化的角度來看待癌症。能夠真正「看到」人類基因的活動，有助於我們這些從事癌症治療的人真正了解一個事實：沒有兩種癌症是一樣的，而且我們的三個標準護理選項對於它的靶標不但過大，而且隨機。可以說，我們在絕望中用大錘來解決一個微觀現象，這不是一種誇大的形容；但這更足以反映出在二〇〇三年以前，我們多麼不了解微妙的致癌基因變化。

現在有了人類基因組的完整圖譜，我們可以監測基因的功能，並確認和許多不同的慢性疾病——包括一些癌症——有關的特定基因活動。科學家現在了解**基因表現**（gene expression）與**基因調控**（gene regulation）負責使細胞有序地複製，而基因調控缺陷是促發癌症的主因。他們也開始發現生活型態因素（包括《不罹癌的生活》中六個重要的生活型態因素）會影響基因表現與調控，並影響變異過程。

細胞醫學中最優秀的人才都專注於更精準地了解與針對癌症生長的重要生物學過程。當然，這是一個正在發展的領域，不斷有新的機制與目標被發現。但回顧一些迄今已知的重要途徑，將有助於我們更了解一個突變的細胞如何能成為一群突變的細胞，最終威脅宿主的生命。此一了解同時顯示，我們的生活型態選擇能如何影響許多癌症的過程，使我們的身體盡可能不適合癌症的生長。

在人類基因圖譜建立之際，瑞士研究人員道格拉斯．哈納翰（Douglas Hanahan）與羅伯特．溫柏格（Robert Weinberg）早在二〇〇〇年便已發表一篇論文，提出一個有關癌細胞如何形成與進展的簡單理論。哈納翰與溫柏格在他們的原始理論中確認癌症生長的六個潛在的重要過程，並稱之為「**癌症共同特徵**」（Hallmarks of Cancer）。[26]

1. **持續傳遞增生信號**：癌症能使正常控制功能短路，並無限增生。
2. **規避抑制生長因子**：癌症能規避抑制生長因子，繼續無限制增生。
3. **抵抗細胞死亡**：癌症能規避**細胞凋亡**（apoptosis）——細胞自殺——的正常過程。
4. **癌細胞能永久複製**：癌細胞會以過度表現一種蛋白酶的方式欺騙我們的系統，使細胞永久

「不死」並持續增生（規避端粒磨損。端粒磨損是細胞正常老化過程的一部分）。

5. **誘導血管新生**：形成供給腫瘤養分的新血管。
6. **啟動侵入與轉移**：使癌細胞得以在體內自由循環。

幾年之後，哈納翰與溫柏格又增加了兩個特徵[3]：

- 重設能量代謝方式：癌細胞能最大化地利用能量。
- 規避免疫系統的摧毀：讓癌細胞持續生長與擴散而不被免疫系統控制。

他們同時增加兩個賦能因素[3]：

- 基因組不穩定性與突變：改變癌細胞的基因組特徵，以保護它們免受「看守」基因的侵害。
- 腫瘤促進發炎反應：癌症能模仿發炎情況，為腫瘤提供養分，幫助它持續生長。

欲了解更多細節，請參閱附錄。

「六合一」生活型態因素中的每一個要素已被發現能影響至少一個，其實往往是多個癌症特徵。[27-42] 換句話說，我們在日常生活中所做的選擇有可能影響複雜的生物過程，決定癌症是否在我們體內繁殖或凋萎。四個影響癌症生長的特徵：持續傳遞增生信號、啟動侵入與轉移、規避免疫系統，以及促進發炎反應，正好也是和我們生活型態有關的數據最多的過程，[38-40,43-45] 目標是要轉化我們的腫瘤微環境（癌症生長的地形），無論它是第一個突變的細胞，或已形成癌症的一組細胞，盡可能使它不適合癌症生長。

隨著我們對基因、基因表現及癌症越來越深入了解，這些「特徵」會持續改變與修正，但它為研究人員提供一個迫切需要的藍圖，使他們得以開始了解癌症生長的基本機制的特性，讓我們都能更有效地接受癌症的治療。

值得注意的是，科學家們對於每一種特徵對不同癌症的相對重要性並沒有達成共識，其中一個挑戰是，癌症是一種異質性疾病，甚至是器官特異型癌症（例如乳癌）。因此，不同的生物過程都扮演或多或少的角色。要區分生物學過程、基因異常、基因功能（這些都是疾病的「司機」）與疾病發展的過程（「乘客」）也很難。此外，我們對癌症的了解也在快速改變，過去認為重要的現在被擱置一旁；過去不了解的、被忽視的或被排斥的，現在被接受了；新的生物學過程持續被發現與探討，以作為治療的選擇，這就是科學的過程。

舉一個缺乏共識的實際例子。猶大．福克曼（Judah Folkman）二〇〇七年在美國腫瘤整合醫學學會年會上發表一篇重要演說，描述他如何為他在血管生成——癌症會刺激新血管生成，以便持續供給養分——方面的初期研究爭取補助。他向我們展示國家衛生研究院對他的補助申請所做的評論，其中一名評審委員說：「全世界只有一個人相信血管生成這種無稽的想法，這個人就是這項補助申請的主要研究者。」不用說，國家衛生研究院沒有給他這筆補助，但這並不能阻止福克曼的研究，他繼續證明血管生成過程對於許多癌症的茁壯至關重要。他的發現導致多種藥物的開發，成功治療了若干種不同的癌症與其他疾病，如心血管疾病和黃斑部病變。[46] 福克曼的發現為癌症特徵的論點提供了迫切需要的信任，並且為癌症研究界帶來一個偉大的典範，就是要從細胞的、機制的角度去研究癌症。

近來偏向標靶治療

隨著我們對觸發癌症生長的個別誘因的了解變得更加複雜，在發現與治療方法上也漸漸有了突破。這種更趨向個人化的方法至關重要，因為癌症是個百變大師，這是為什麼我們的「一體適用全部」的治療方法——特別是在根除疾病方面——已嫌不足的原因。

一系列新的藥物療法——統稱為癌症標靶治療——正展現巨大的希望。[47] 這些療法主要是用在分子上，針對特定的癌細胞特有的異常功能施以更精準的治療來限制它們的生長。它們的「靶向」是癌細胞特有的某些基因異常，以及調控基因行為的蛋白質（癌症的「司機」）。針對細胞治療，這些精準療法似乎可以在不損害健康細胞的情況下獲得和標準的化療一樣的效果，但即使是這些標靶治療也有不良的副作用——從皮膚狀況這種小問題，到更嚴重的心臟疾病與代謝失調等問題。[48]

標靶治療包括阻止腫瘤被特定的荷爾蒙刺激而生長的**荷爾蒙療法**（hormone therapies）：荷爾蒙療法在治療乳癌與攝護腺癌方面顯示很有希望，但它們也有副作用，包括骨質流失、慢性疼痛、「化療」腦（化療後產生的認知功能障礙）、熱潮紅，及體重增加。[48] 其他類型的標靶治療有**抑制腫瘤細胞信號傳遞**（signal transduction inhibitors）：阻斷從一個分子到另一個分子的信號傳遞，打破癌細胞持續不衰地分裂與複製所需的訊息傳遞；[50,51] **單株抗體療法**（Monoclonal antibody therapies）：它會與癌細胞結合，並迅速被免疫系統識別；**抗血管新生療法**（angiogenesis inhibitors）：它會成功阻止助長腫瘤生長的血管新生，從而切斷支持腫瘤生長的營養。[52,53]這些標靶治療通常根據個人的腫瘤基因異常與傳統化療結合，作為一種多管齊下的治療方法。

微生物與癌症

科學界對癌症如何運作的另一個感興趣的焦點是，逐漸了解微生物——指我們身上和體內的細菌叢——可能在癌症形成的謎團中扮演一個角色。[54]一些正在開發的理論顯示，改變腸道細菌可能使人對治療有更好的反應，特別是免疫療法。[55]該領域的研究顯示，癌症患者的微生物叢和沒有癌症的人的微生物叢不一樣，但這方面的影響尚未釐清。[56]此外我們知道，某些微生物，例如幽門螺旋桿菌已知是致癌因素，因此進一步研究細菌性微生物是否和致癌作用有關具有重大意義。[57]自二〇一一年迄今，已有若干研究指向這個關係，其中尤以在「歐洲分子生物學實驗室」（European Molecular Biology Laboratory）所做的一項研究最為突出。二〇一四年，研究人員發現，他們可以根據糞便樣本中某種細菌的存在來檢測大腸癌，準確度幾乎與標準的篩檢方式相同，[58]而這只是幾項引人注目的研究之一（包括最近在MD安德森癌症中心所做的一項研究）。[55]這些研究正開始就某些類型的細菌和導致癌症的細胞腐敗之間的因果關係，做出有意義的結論。更多有關這方面的資訊，以及如何建立健康的微生物群相，請參閱第十一章〈以食物為醫藥〉。

標靶治療雖然是個前景看好的領域，但如果癌症不止依賴一種可作為靶向的突變，那麼成功就會受到限制。[59] 有四萬多個基因突變影響著一萬多個獨特的基因，其中有五百個基因被歸類為癌症的驅動因素。目前要把真正的疾病驅動因素從那些只是「乘客」的基因中區分出來仍有困難，[60] 但「癌症基因圖譜」（Cancer Genome Atlas）計畫正在這個領域逐漸取得進展。新的發現顯示，對於某些癌症，「驅動突變」基因的數量可能少到只有一個或兩個，針對特定基因的藥物所面臨的最大挑戰是癌症轉化和表現新的突變能力，往往導致接受標靶治療的患者產生抗藥性或者癌症復發。[60]

癌症的另一種治療方法——**免疫療法**（immunotherapies），旨在增強免疫系統，使它能成功摧毀癌細胞，或消除加在免疫系統上的制動器，或結合這兩者，使一小部分過去會死於癌症的患者被真正治癒。[61] 最近正在研究結合標靶治療與免疫療法，但這些努力的效果仍有待證實，我們還不知道的是如何確認哪些患者會對這些免疫療法做出反應。

癌症預防疫苗

人類乳突病毒（human papillomavirus，簡稱ＨＰＶ）是一種常見的病毒，性生活活躍的美國人，十個中有九個在他們一生中某個時候都會染上這種病毒。[62] 十年前開發了一種疫苗，可以預防此一導致子宮頸癌與其他致命癌症疾病的病毒菌株感染。這些疫苗的成功一點也不令人感到驚訝，因為這種標靶病毒的發病率已經有效地減半。[63]「美國癌症協會」建議九歲至十四歲的兒童，在他們開始有性行為之前都應接種這種疫苗。[62,64]

「美國癌症協會」的人類乳突病毒相關癌症及女性癌症部門高級主管黛比．沙斯洛博士（Debbie Saslow, PhD）說：「過去幾年來，研究已證明這種疫苗的效果遠超出預期。」[65]

我們有許多理由認為，可影響免疫系統的生活型態因素能促進對免疫療法的反應，這是我們正在積極調查的一面。

同時，疫苗療法實際上可預防已知起源於病毒的癌症，包括人類乳突病毒引發的癌症，例如子宮頸癌、陰莖癌、頭頸癌，以及已知由B型肝炎或C型肝炎引起的癌症，像是肝癌。[62]

最後但並非最不重要的是最近興起的**基因療法**或**生物學療法**（gene or biological therapies），癌症患者的基因被取出，經過改變，然後重新植入病人體內。[66]在極少數案例中，其結果成效驚人，但財務負擔令人咋舌，同時要複製這種成功也已顯示仍有困難，至少在我們對癌細胞基因行為的了解仍處於早期階段的現在。[67]對生活型態因素的關注力不夠，也許是此一「個人化」方法無法更廣泛發揮效用的變數之一。

醫學界正迅速地朝著從細胞內下手來治療癌症的方向邁進，在針對細胞的方法出現之前，開發腫瘤藥物的首要目標，是製造能以最大劑量殺死癌細胞但不殺死病人的藥物。這種方法附帶的損害至今依然很大，且代價很高。現在這種更有針對性的方法，目標是利用藥物治療來恢復某個東西，而不是去摧毀它。單單改變這個治療目標的觀念，就能在最近的將來為無數癌症患者帶來極大的解脫，我相信它也能大大改善癌症患者的預後和生活品質。隨著我們對DNA和RNA——以及我們的基因——如何對癌細胞做出反應的每一個突破性的了解，我們更了解如何從一開始就預防癌症發病。同時，令人振奮的科學證據也顯示，改變生活型態如何直接影響一些癌症的生物特徵，以及基因以積極的方式控制這些癌症過程——有時與化學治療的方式一樣，但不會有多餘的副作用。

第五章——預防的表觀遺傳學

毫無疑問，人類基因圖譜的完成已讓我們從根本上加深對癌症生物學的了解，引導我們趨向開發並利用更多新的、傷害較少的檢測與治療方法。製藥業正亟於開發新的化學介入療法，以抑制或阻止癌細胞變異與增生。當那些專注於從治療下手、以期找出一種治癒方法的人把眼光投射在基因組時，我們這些對預防與根除疾病感興趣的人正邁開大步往前走，因為一種正在崛起的科學被歸入廣義的表觀遺傳學。表觀遺傳泛指驅動基因表現（基因的行為），但不會改變基因內部實際的ＤＮＡ序列的過程。

表觀遺傳過程是十分自然與必要的，沒有了它們，我們的細胞會處於休眠狀態。表觀遺傳過程控制我們ＤＮＡ中的微小變化，使基本上相同的細胞有完全不同的表現。例如，雖然我的兩個細胞內都含有我的ＤＮＡ，為何一個會形成肝細胞，而另一個會形成皮膚細胞？細胞分化的每一方面，都是由於細胞的行為或表觀遺傳過程而影響這些相同的ＤＮＡ鏈有不同的表現。表觀遺傳學意指在基礎遺傳學「之外」或「之上」，它常被稱為「改變的科學」（the science of change），因為它研究導致基因表現產生變化的原因。表觀遺傳學驅動所有細胞的行為——無論是好的、壞的，以及其他。

那麼，什麼是導致正常細胞成長失控以致形成癌症的表觀遺傳因素？它有外部的因素和內部的因素。一般認為，外部因素在表觀遺傳過程中可能比內部因素扮演更重要的角色。[1] **哪些外部因素驅動癌細胞形成與增生的表觀遺傳？**是環境（毒物）、飲食（營養品）、行為（壓力），或其他無數來源之一，或任何這些因素的組合；任何因素或所有這些因素都可能導致細胞失調？

我認為，這個問題的答案能把我們引到癌症預防與治療拼圖中缺少的那一小塊。我們現在知道，癌症病變如此驚人與如此不可預測，每一個新的癌細胞都與上一個癌細胞不同，每一個人的癌症也不會和另一個人的癌症一樣，即使他們被診斷出同「類型」癌症。[2]儘管我們已很接近「治癒」癌症，但似乎又不能完全達到那個目標。甚至當我們可以根除腫瘤中的百分之九十九的癌細胞時，另外倖存的百分之一細胞往往也會重新出現，而且這一次更強力促成變異，產生強而有力的多樣性變化，使新的藥物治療也罔效。

我們現在從許多專科中看到突破性的研究，將我們在這個世界的生活方式與我們的細胞生物學表現連結起來。我們正以越來越快的速度得知，生活型態因素確實會直接影響調控健康的、內環境平衡的細胞生長所需的基因行為——維持有序與適當的細胞成長，[3-5]我們看到這些外部因素影響**癌症特徵**與其他方面的基因調控過程。[3,6-12]這些新知令人振奮的是，我們對這些動態的表觀遺傳影響有多大的控制力。

隨著每一個有關生活型態如何影響基因表現的新發現，我們就多增加一種重要的新型基因圖譜：它已被命名為「表觀基因組」（epigenome）。蒐集這些資訊將為我們提供我們需要的科學指導，以便開始邁向實際的癌症預防。

美妙的社會基因組學

社會基因組學（Social Genomics）是研究日常生活環境如何影響基因表現的科學。我們的生活複雜而多變，但科學家在這方面所做的研究，為我們釐清生活型態的某些領域如何影響許多疾病的預防或擴散，其中也包括癌症。社會基因組學為我們提供一種方法，讓我們透過一個充滿希望與樂觀的鏡頭來觀察癌症的基因行為，因為無論我們目前的情況如何，生活型態因素是我們可以改變的，抗癌生活就是建立在此一科學研究與探索的領域上。

著名的社會學家伊麗莎·艾波（Elissa Epel）在最近的一次談話中對我描述她對基因組學的興趣：「我對心理與社會世界如何轉導很感興趣……它如何在皮膚底下……影響我們身體內調控健康的不同系統，如免疫系統、我們的新陳代謝系統、我們的飲食、飢餓與食慾……整個個人選擇的範圍在許多基本層面上實際影響我們的健康。」

我自己、史蒂夫·柯爾、艾波，和其他許多社會學家，一直都在研究環境因素（包括社會、生理及情感因素）如何滲透我們的經驗自我與細胞自我之間的屏障，影響基因行為，促進我們的健康與幸福，或者觸發包括癌症在內的任何疾病。從我的實驗室和其他實驗室的研究結果顯示，例如抑鬱和沮喪這些因素會改變關鍵性的基因表現路徑，使我們更容易得到癌症。[13,14] 練習瑜伽、氣功、太極，或其他壓力管理技能，不但能改善生活品質，同時也能改變這些基因調控路徑，增強對細胞的控制。[15-17]

史蒂夫·柯爾被奉為社會基因組學這個新領域的先鋒，他針對生活中的長期壓力可能不利於我們的健康做了一些引人注目的研究。[18,19] 柯爾和他在加州大學洛杉磯分校（UCLA）的團隊發現，居住在貧窮、高失業率、孤獨、社會孤立，及恐懼（高犯罪率地區）社區的居民基因表現產生變化，可能使他們更容易罹患癌症和其他疾病。好消息是，這些影響顯然是可逆轉的，雖然他們也許要經過好幾代才可能改變基因行為。[20] 但這表示，我們可以透過簡單地改善我們的生活各方面，以實際改變我們自身的細胞演化過程。

柯爾有以下幾個發現：

- 去除一個人的壓力環境——即使是在生命晚期，也能使他們的基因恢復平衡狀態，[20]這意味著我們的健康有巨大的反彈潛力。
- 提早介入改善兒童的情況，可以增強他們的健康，為將來適當的基因表現做準備，即使是短期的介入也一樣。[21]
- 觀察這些生活壓力在生物學層面上對表觀遺傳的影響，有助於我們確認，我們可以在基因突變或顯現癌症之前，採取行動改變我們的生活型態。

童年經驗對表觀遺傳的影響

科學家正在了解，創傷如何以促使我們的健康與幸福產生連鎖效應的方式寫入我們的身體。研究一個人過去的創傷，以及由此產生的思想、行為與生物學模式，可以為情緒平衡和健康的心態奠定新的基礎。研究顯示，蒙受不良的童年經驗痛苦的人，許多疾病的發病率較高——其中包括癌症。[22-24]尋求協助以克服這些童年創傷（凌虐、忽視等等），對於從事健康行為與重拾高品質生活至關重要。好消息是，這些早期的童年創傷，雖然可能提早影響基因行為，但它們並非無期徒刑，它們是可以逆轉的。[20,25]抗癌生活的支柱及重點心理治療可以治癒長期創傷，讓我們走上真正的自由與行動之路。

柯爾開始明白，觀察基因表現時將生活型態因素納入考量，事實上是以一種全新的眼光去看基因行為。他有一種統一的看法，認為在表觀遺傳過程中有心理成分、生理成分，及化學成分導致癌症的形成。[18]有了這種意識，我們才可以在日常生活中採取增強身體維持基因表現平衡的行動，否則我們會採取削弱這種重要的穩定狀態的生活方式。好消息是——特別是對我們這些承受壓力的人而言尤其不可忽視——我們可以簡單地確認我們處於壓力狀態，然後積極採取改變壓力或減少壓力傷害的行為。單單這種心理意識就能加速生物學強化與系統調控的反應，使我們遠離包括癌症在內的疾病。

人類表觀基因組計畫

二〇〇三年，大約在「人類表觀基因組計畫」（Human Epigenome Project，簡稱ＨＥＰ）即將完成時，一個由跨國科學家組成的團隊成立了「歐洲表觀基因組計畫」（European Epigenome Project）。[26]由約翰霍普金斯醫學院遺傳學家安德魯．芬伯格（Andrew Feinberg）領軍的這支團隊，於二〇〇五年在美國發動一項旨在尋求互補（而不是重疊）資料的姐妹計畫，「美國人類表觀基因組計畫」（U.S. Human Epigenome Project）。[27]這兩支團隊共同合作，希望能建立一個全面性的基因圖譜，因為它與表觀遺傳活動及標記有關——實際上就是追蹤基因表現的變化是可遺傳的，或是從一個細胞傳遞到一個子細胞，但不改變遺傳的ＤＮＡ序列。曾在ＭＤ安德森癌症中心與我共事的傑昂—皮耶．伊薩醫學博士（Jean-Pierre Issa, MD）——目前任教於天普大學（Temple University），同時也是「人類表觀基因組計畫」創始成員之一——說道：「癌症、動脈粥狀硬化症、阿茲海默症，它們都是極可能受到環境影響的後天性疾病。」

[28]芬伯格認為，癌症是一種遠比當前的基因理論所指稱的更簡單的細胞過程。他相信，有了這些資料庫，我們更能夠辨識癌前狀況，並透過改變生活型態來積極影響它們。這意味著，我們僅僅透過改變日常生活型態，就能阻止癌症。

經驗如何銘印在我們的基因上

二〇〇八年發布一項引人入勝的研究，研究大屠殺倖存者和他們後代所承受的壓力水平，發現倖存者的後代有一種獨特的壓力荷爾蒙特徵，可能使他們比其他沒有受到影響的同儕更容易罹患焦慮症。[29]蕾秋・耶胡達（Rachel Yehuda）——新興的表觀遺傳學與代間創傷效應（intergenerational effects）領域的研究人員——和她在西奈山「伊坎醫學院」（Icahn School of Medicine），以及紐約市布朗克斯區「詹姆士彼得斯退伍軍人醫療中心」（James J. Peters Veterans Affairs Medical Center）的同事，測量壓力荷爾蒙皮質醇（cortisol，又稱可體松）指數，發現大屠殺倖存者後代的皮質醇指數低於對照組。[29]當他們再進一步研究時，發現這組受試者的一部分，會分解皮質醇的酶指數較高。他們的研究報告指出，大屠殺倖存者的後代與創傷後壓力症候群（PTSD）及抑鬱症相關的壓力基因有特定變化，[30]顯示這些人的遺傳基因異常，因為它產生了反應創傷所需的壓力荷爾蒙，而且這些人或許已被代代相傳的方式所影響。廣泛的動物研究支持這一點，顯示壓力的負面影響是通過多代傳遞的，甚至隔了好幾代。[31]我們現在開始看到同樣的現象，那些與肥胖有關的基因調控因子，甚至與最早的來源隔了七代之後仍影響著他們的後代。[32-34]

由於在端粒方面的卓越研究，二〇〇九年獲頒諾貝爾醫學獎的伊莉莎白・布雷克本（Elizabeth

Blackburn），在二〇一二年與她的同事伊麗莎．艾波討論到這個現象時，領悟到暴力、貧窮與凌虐——這些都是表觀遺傳因子——會剝奪防護個人基因組的「保護罩」。[35]這使科學家對於疾病和與疾病有關的表觀遺傳經驗的演化產生極大興趣。就這些壓力源的持續影響與隨之而來的生活型態因素而言，這只是一條單行道嗎？

答案似乎是斷然否定的，至少就情緒的表觀遺傳因子而言是如此，因為表觀遺傳變化就是我們認為的「可塑性的」，或「易變的」影響。表觀遺傳學有一股動力在撥動我們對所有有關基因行為的假設，無論是遺傳的結果或者是運氣不好。了解表觀遺傳影響的可逆性與可變性，為我們提供一種全新的理解方式：當我們打開心胸去接受我們的基因行為是可逆性或可以改變的觀點時，我們就能以不同的方法去治療像癌症這樣的疾病。

談到涉及表觀遺傳影響的化學來源時，「可逆性」的問題更加複雜。其中一個最惡名昭彰的例子就是服用己烯雌酚（diethylstilbestrol，簡稱DES）——一種旨在防止流產的人工合成雌激素——的婦女所生的女兒與孫女（以及兒子與孫子）。[36]這種藥在二十世紀中期是美國非常普遍的處方藥，美國疾病防治中心估計，這種藥在一九三八年至一九七一年最終被撤出市場前，已經有五百萬至一千萬名美國婦女服用這種藥物。這些婦女所生的女兒——她們在子宮內便暴露在己烯雌酚中——很容易罹患一種極罕見的陰道癌，並且有受孕和懷孕的問題。而這些婦女所生的兒子——他們在子宮內也暴露在己烯雌酚中——則容易受特定疾病的侵害，包括癌症。[37]更令人震驚的是，這些在懷孕期間服用己烯雌酚的女性的孫女，罹患卵巢癌的風險增加了。[38]這些研究都得到動物研究的支持，它們顯示，接觸己烯雌酚的表觀遺傳效應在隔了兩代之後仍極為明顯，顯示它是一種透過基因表現的跨代遺傳效應。[39,40]

改變這種化學誘導的基因破壞的遺傳性，比減低壓力或改變生活型態因素需要更集中的醫療介入。但是知道你的家族史中有這種接觸情況，並將這個資訊告訴你的醫生，可以讓你有機會提早採取介入措施，這或許可以防止和這種改變基因的接觸有關的疾病發病或擴散。

我的同事珍妮特・格雷博士（Janet Gray, PhD），她目前任教於瓦薩學院（Vassar College），對於探索環境與女性健康的相互關係深感興趣，特別是乳癌方面。二〇一七年，她與同事合作撰寫一篇論文，提出乳癌與環境暴露有關的最新證據。[41] 最近她又開始探索塑膠複合物雙酚Ａ（又稱ＢＰＡ，一種會刺激雌激素的化學物質）與其在乳癌上的表觀遺傳作用之間的關係。

癌症是現代生活演變而成

二〇一六年，耶魯大學發布了一項非常獨特的研究結果，這項調查應用了傳統上演化生物學家所使用的工具，重新建構我們對癌症腫瘤轉移的看法，用以揭示我們如何開發更有效的治療方法。由傑佛瑞・湯森（Jeffrey Townsend）領導的這項研究，發布在《美國國家科學院院刊》（Proceedings of the National Academy of Sciences）。[42]

從許多科學家認為癌症是個演化過程的觀點開始，湯森和他的團隊蒐集了一系列來自沒有疾病、或罹患各種癌症的個體身上的正常、原發及轉移腫瘤細胞的腫瘤組織。他們利用演化生物學方法學建立了一個「族譜」，從蒐集到的樣本中精確找出基因突變，以此繪製這個族群中的癌症演化圖譜。他們發現，這些人的基因圖譜透露出腫瘤年表與基因變化之間的關係。由此，他們確認了所有採樣的癌症有三個共同的關鍵特徵：1.可以看到轉移起源於原發腫瘤內的不同路徑，然後以「分枝狀」的模式擴散，而不是以線性的方式擴散（一如早期假設的模式）。這顯示單一基因變化不太可能是必要的或足夠的轉移因素。2. 他們發現這種轉移過程可以使基因在原發腫瘤的生命中，比過去認為的更早自我分化，**甚至發生在原發腫瘤被確診之前**。3. 他們發現轉移過程與「驅動突變」有關，這種突變為某些突變帶來超越其他的選擇性（或演化）優勢，從而推動轉移過程。

這些發現具有重大意義，因為它們讓我們得以專注於這是「演化」或「驅動」突變的基因，然後給予標靶治療來遏止轉移過程，甚至於在我們開始處理原發腫瘤之前。

最後，這有助於我們了解癌症是如何頑強地求生存。誠如湯森指出，我們必須知道「癌症是同時沿多個軌跡發展」，因此「未來的腫瘤學家將不得不了解這種演化生物學，以便戰勝這些疾病」。[43]

數十年來，癌症主要是一種演化性反應的觀點，是癌症科學的理論基礎。到了一九七〇年代，分子革命將我們的焦點從這個「大局」框架轉移開來。我們的焦點仍然很小，直到（諷刺地）最近在人類基因組計畫方面取得突破性的進展，以及目前正在進行的基因組革命。科學家正快速地意識到，管理這些資訊的唯一方法是利用演化科學的工具和演化的觀點，來達到下個階段的有效治療，並更果斷地採取預防措施。

柯爾同時看到，癌症擴散是一種「漸進」的適應，他並加入社會科學元素來解釋這個複雜的狀況。他指出，我們的身體設計旨在應對急性壓力（如：思考如何逃離掠食者，或逃出燃燒的建築），而不是用來承受長期壓力與諸多不健康行為等這些現代生活的特徵。我完全贊同他的觀點，而且，我已從我的職業生涯中看到，協助患者脫離不健康的生活型態，對於治癒疾病和重拾健康與幸福感至關重要。

我們必須時時記住，癌細胞是失去所有平衡、失去所有正常行為表現的細胞。事實上，它們是經過基因編程持續變形與改變的細胞，唯一的目的就是逃避任何一種恆定的調控，或任何類型的演化約束——無論是生物的或生活型態。我們看到這些細胞也劫持我們體內的多個系統，修改基因表現，唯一的目的就是使它們繼續保持活力。這是為什麼治療癌症的方法如此混雜的原因：由於一些無法以手術、放射線或藥物解決的因素，癌細胞不斷在變化。如果我們不發揮生活型態因素的強大作用，無法有效治療癌症。

癌症似乎已經想出如何超越、甚至智取我們認為的正常細胞的演化行為。科學家們已開始看到癌症發病加速，和我們都深陷其中的生活型態因素與社會環境壓力源不斷擴大與改變，有一種明顯的平行關係。

我們的基因不是我們的宿命

想像一下，當我們在一個圖表上繪製表觀遺傳的負面影響，發現現代生活中累積的不健康暴露如何隨著全世界癌症發病率逐漸升高而顯現時，我們會有一種新的理解與對話。我們需要這樣才能增強與啟動我們的患者和我們自己。我們的社會經驗以我們可以更理解與影響的方式持續寫入我們的ＤＮＡ，但事實上，我們可以靠改變我們的生活方式來改變生物敘述。

我們現在知道，我們的基因不是我們的宿命，就癌症而言，它也不是演化。我們知道我們對這些因素有強大的力量，遠比我們過去想像的多更多，這表示儘管我們目前面對的幾乎是五十對五十的機率，但癌症並非不可避免，我們現在知道我們可以和這個統計數據競爭並挑戰它。

為了在預防和控制癌症上取得成功，一旦確診癌症就必須降低行為風險。對於那些患有癌症的人，這必須與針對異常基因進行治療和刺激免疫系統**同時**發生。改變我們知道會影響健康的基因表現與平衡癌症特徵的諸多因素，有助於創造一個盡可能不適合癌症生長的身體。雖然高科技、動輒千萬美元經費的研究仍在持續探索癌症的特徵與標靶性的介入療法，但過更健康的生活和全面改變生活型態這種低科技的方法，仍然是避免癌症，或從癌症中存活的一帖強效的解毒劑。而且你無須等待食品藥物管理局核准這個處方，或長途跋涉越過半個國土，或千里迢迢到世界各地去尋訪可以幫助你的醫生。

事實上，你需要的是繼續閱讀這本書。

第六章——協同效益與「六合一」生活型態

大衛・賽文—薛瑞柏在他所著的《自然就會抗癌》中強調生活型態的四個關鍵元素，他知道這些重要成分在他罹癌期間幫助他治癒疾病。這四個要素是飲食、環境（毒物）、運動，及壓力，而在《不罹癌的生活》中，艾莉森和我在這四個元素外又多加兩個健康生活型態支柱，它們是社會支持與睡眠。大衛本身知道家人的親密關係對他的存活至關重要，他可能也了解優質睡眠的重要性。全球各地的研究人員正在為逐漸成長的科學智庫增添寶貴的研究與資料，以便驗證和微調我們對這些日常生活習慣的治癒力的了解。總之，以下是這六大支柱，我會再分別詳細介紹：

連結感很重要：我們人類生存的目的不是為了完全孤立，所以我們開始建立和選擇家庭；尋找朋友、部族與盟友；加入團隊、社區和團體；參與一般活動，與他人互動。即使是內向的人也需要與他人接觸，以此來平衡孤獨與寂寞。各種不同的情誼，能保護我們不受到壓力、孤獨與脆弱的傷害。我們看到越來越多愛的力量與社會支持幫助治癒疾病的相關研究——它是如此重要，因此艾莉森和我將它列為「六合一」生活型態因素的第一優先。

舒緩壓力：我們都需要一點生活上的砥礪讓我們每天早晨起床，但我們的生活應該由我們感受到的能量來定義，而不是由壓力。我們已知壓力會刺激癌症擴散，更別提它會多方面侵蝕我們的健康。[1-3] 長期壓力有腐蝕性，會磨損我們在社會與生理層面體驗健康的能力。[4] 它是許多疾病的始作俑者，因此我們也將它納入高度優先討論之列。

把睡眠當作超級養分：睡得好有助於康復，它是我們促進健康必要的「活動」。事實上，沒有其他任何東西能像睡眠那樣改變你的人生觀與復原能力，而且還有大量的生理活動在睡覺的這幾個小時內進行。[5-7] 抗癌生活意味著要把這段高效率的恢復時間列為優先，並解決任何障礙或困難。你的身體會因此感激你！

運動的喜悅：我們的身體是設計來活動的，當我們久坐不動時，身體內部負責維持我們的健康與茁壯的化學物質與液體的節律和流動會變得淤塞、緩慢和成效不彰。我們必須尊重身體的設計，要伸展、走路、跑步、活動，以便增強與活化我們身體內部的修復過程。身體活動對避免生病或不適非常重要，並且對恢復也很重要（雖然有時似乎收到反效果）。[8] 癌症疾病對於維持身體活動有一定的挑戰，但我們必須想到，身體活動是一種治療模式，一個為我們的生理提供滋養與享受的泉源。和我們必須有休息的時間一樣，我們也必須有活動的時間，這是治療平衡的重要成分。

找到治癒的食物：人體的設計是為了保持健康，當我們的體重維持在一個範圍內時，我們才能感覺健康、強壯、敏捷、有活力。我們知道，當我們睡得好、飲食適度、能參加我們喜愛的所有活動時，我們的體重是輕鬆舒坦的（意指健康）。這是一個簡單的概念，但因我們被大量錯誤的訊息、精緻加工食物及不健康的食品淹沒，整個話題就變得極為複雜。因此，我們要回歸為健康與幸福而吃的基本面。

偵察毒素：我們都被環境毒素包圍，這些毒素我們多半都聞不到、嚐不出或摸不到——在家裡與外界皆是如此。這種接觸有許多是我們無法控制的，但並非全部如此。我們對環境毒素的了解正在巨變中，從長遠來看，現在正是每個人開始採取行動的時候，扭轉我們對環境毒素的意識是抗癌生活的基礎。

「六合一」生活型態中的每一個因素，和癌症形成、生長及生存的一個或多個重要的生物特徵，都有科學上的關係。[9] 研究結果也顯示，這些生活型態因素以積極和消極的方式彼此互動與增強，[9] 例如：

- 一個穩固、支持的人際網絡會增強我們的良好習慣。資訊分享、共同合作達成健康目標，和平淡的愛，都能啟動我們的健康生理反應。沒有它，我們容易疲倦無聊、失去希望，變得不知所措。
- 慢性壓力會降低健康食物的效益，使我們選擇沒有營養的食品。它會降低我們對運動的興趣，擾亂睡眠，而這些都會陸續為我們的關係加重負擔，我們要學習截斷這種惡性循環。
- 睡眠中斷會改變我們對食物的興趣，改變營養代謝的途徑，減少運動能量。
- 相反的，持續運動有助於我們減少壓力，飲食適度，改善代謝營養，並睡得更好。
- 接觸環境毒素會為我們的身體帶來過度的壓力，削弱我們的能量，進而影響我們的體重、代謝過程，並且改變我們的身體與大腦的發育方式。

當我們遇到「糟糕的一天」時，「六合一」生活型態因素彼此間的關係能發揮協同作用支持我們。譬如，人們傾向以「絕食」來懲罰自己的失誤，第二天什麼也不吃，內心感到羞愧。但事實上你可以選擇更謹慎地挑選食物，增強身心的練習，以增加禪修或瑜伽來減輕壓力和不健康食物帶來的傷害。在一次小失誤之後多運動也可以減輕那些不良選擇的「傷害」。當你預料到會有這樣的失誤時——我們通常會提前知道——你要在健康生活型態的道路上滑倒之前和之後增加運動量、壓力管理，和健康的睡眠，讓自己更堅強、更腳踏實地，這樣你就能更清晰、更有意識地過你的生活。

我和MD安德森癌症中心那些體驗到「六合一」生活型態因素的自我強化特質的病人都發現，它改變人們的方式往往令人驚訝，每個人都是獨一無二的，而且簡直就是奇蹟。了解這些生活型態因素和它們彼此間的關係，明白我們有這麼多自主權，會喚醒我們生命中最基本但最被忽略的目的——我們要過一種讓我們的身體享受到最健康、最幸福的生活，而且無論是否有癌症都要這樣做。

哈希瑪E在她的人權工作職涯生活中一直在照顧他人，特別是世界各地的殘疾兒童。她的工作拯救了數千條生命，並接觸過無以計數的其他人，但因長時間工作與面對如此迫切需要付出的壓力，她忽略了自己的健康，並因而付出代價——在這類職業中，這是常見的現象——有一天在巴基斯坦野外，她發現她的乳房有個腫塊，等到她有時間去就醫並被診斷出癌症時，腫塊已增大了四倍。

確診乳癌後，哈希瑪必須想辦法把自己放在第一位——這是頭一次。和我們的「綜合生活型態研究」其他患者一樣，她發現她必須把重點放在「六合一」生活型態因素上做徹底的調整，從她的飲食和運動習慣，到她的睡眠方式和日常壓力管理。以她的案例，她有一個強大的支持網絡，這證明是她的一個很好的改變基礎。首先，她改變她的飲食，限制糖的攝取量，因為每當她由於時差或工作過量而感到疲憊時，她總是依賴甜食來支撐她。然後她開始計算她的走路步數，密切追蹤她的健康狀況。為了學習放鬆，她參加我們的靜坐與瑜伽課程。她告訴我，這麼多年來，她頭一次可以在夜晚睡得很安穩。

接著出現令人意想不到的變化：她找到「不」這個字。學會說不，對索求設限，更有效地把自己委派給她能得到的支持，是哈希瑪的轉捩點。她歸功於她每天的身心練習，使她更能覺察到她如何回應他人及他們的需求，即使在緊急情況下。她說：「我覺得我現在比較快樂了，因此我更能享受我的生活。我和每一個人都有更好的關係，而且我能夠思考。連那些和我一起工作的人都對我說，『他們在醫院對妳做了什麼？妳現在變得更聰明了。』過去會讓我煩躁的事，現在我不會對它反應過度了。」

對哈希瑪而言，確診癌症與治療的額外壓力是一記警鐘，讓她察覺到生活中的其他壓力來源。管理癌症引發的情緒問題十分重要，事實上，她在加入「綜合生活型態研究」之前一直都忽視這方面，現在她可以自主地把她的健康放在日常生活的第一優先。她發現，這樣做使她更能夠滿足其他人的需求，只不過現在她是以不同的方式去做。儘管她經歷了這麼多，但她說她現在的感覺比癌症診斷之前更好。她告訴我：「我每天檢查自己走了多少步，我很滿意。我準時上床睡覺，而且我告訴自己，『如果這件事今天沒做好，沒關係，我可以等。』」

相輔相成的治療

由於世界各地頂尖科學家的開創性工作，我們現在已經知道，調整某些生活型態可以深刻影響癌症的軌跡與結果。科學家更強調調整個人的生活型態因素，如飲食、運動與減少壓力（心理和生理兩方面），但越來越多的研究顯示，當我們從多方面下手時，會增強與提高每一個生活型態因素的益處。[10-12]這就是為什麼抗癌生活會充滿動態，並且從研究的角度看，多少有點棘手。

儘管有這些挑戰，若干指標性的研究顯示綜合生活型態改變有巨大的影響力。由哥倫布市俄亥俄州立大學的芭芭拉·安德森博士（PhD Barbara Andersen）領導的一項研究，調查綜合生活型態介入療法對經歷過手術的乳癌二期或三期婦女的長期與短期影響。[13] 介入組的受試者每週上十八堂課，內容包括減輕壓力、改善生活品質，及改善健康行為（飲食、運動、戒菸）技能，並確保她們堅持治療與持續預約回診。安德森和她的團隊指導病人做漸進式的肌肉放鬆，協助她們辨識壓力，並學會以不同的方式回應它們。最初的十八堂課結束後，介入組舉辦八次聚會（每個月一次）協助受試者維持改變，但這次重點放在社會支持，讓受試者確認在她們的生活中，她們可以向誰求助。

十一年後，參與介入計畫的婦女，乳癌復發率風險比對照組降低了百分之四十五；和對照組的任何死因相較之下，介入組婦女死於乳癌的機率也減少了百分之五十六。[14] 即使介入組婦女疾病復發，她們在復發後的存活時間也比對照組更長。[15] 這項研究結果同時顯示，參與介入計畫的婦女在心理、行為、健康結果，及改善免疫系統方面，都比對照組有顯著的進步。[13,15-17]

同時，迪恩·歐尼斯和團隊在「預防醫學研究所」（Preventive Medicine Research Institute）與加州大學舊金山分校（UCSF）針對綜合生活型態改變對心臟疾病與攝護腺癌的影響做了若干研究，並發布驚人的結果（www.ornish.com）。歐尼斯於二〇〇五年，在他的一項革命性研究中招募了九十三名罹患早期攝護腺癌的患者進行積極監測，這些患者確診罹癌，但臨床上可以暫緩手術。[18] 其中半數被隨機性分配進行密集的生活型態改變，另外一半則未加以干預。這種設計使研究人員得以評估綜合生活型態改變的單一效果，因為被隨機分配的對照組沒有接受任何治療。綜合生活型態改變組的受試者接受輔導，遵循以植物為主的全食物飲食，減少攝取脂肪與精製碳水化合物，鼓勵他們每週六天、每天運動三十分鐘，每天練習瑜伽和禪修一小時來管理他們的壓力，並參加每週一次的支持團體聚會，為期一年。

生活型態介入對乳癌的影響

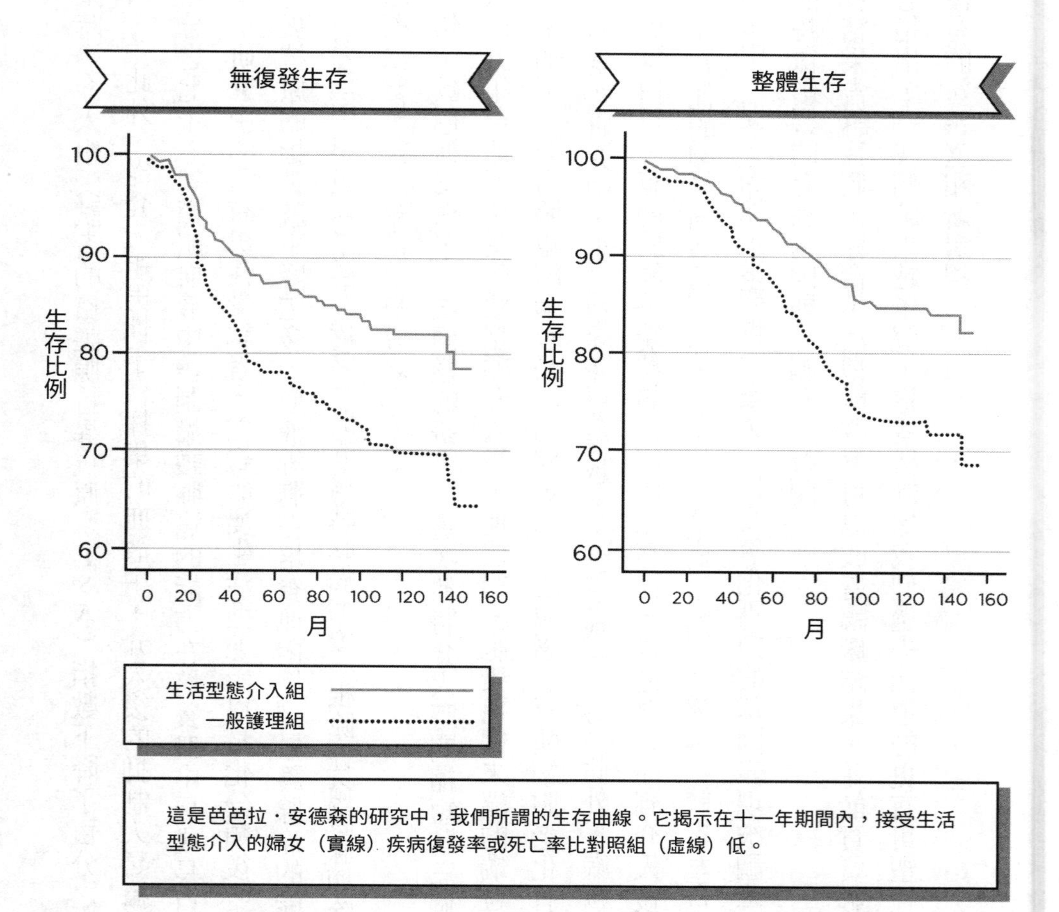

這是芭芭拉・安德森的研究中，我們所謂的生存曲線。它揭示在十一年期間內，接受生活型態介入的婦女（實線）疾病復發率或死亡率比對照組（虛線）低。

Adapted and reprinted by permission from John Wiley & Sons, Inc.: B. L. Andersen, H. C. Yang, W. B. Farrar, et al., "Psychologic intervention improves survival for breast cancer patients: A randomized clinical trial," Cancer 113, no. 12 (December 2008): 3 450–3458. 與蘿拉・貝克曼共同改編

研究結束時，介入組受試者的攝護腺特異抗原（PSA）指數下降了百分之四，對照組則上升了百分之六。[18] 此外，從介入組男性手臂採集的血液中，介入後的抑制人類攝護腺癌細胞比介入前成長了百分之七十（對照組血液中控制攝護腺癌的能力在培養皿中只成長百分之九）。[18] 當歐尼斯檢查這項研究中的所有男性受試者，並對改變生活型態予以量化分類後，他發現改變得越多，攝護腺特異抗原的指數就下降越多，血液細胞在培養皿內控制攝護腺癌的能力也越好。[18] 兩年後，介入組的男性中只有百分之五接受一般的攝護腺癌治療（根除性攝護腺切除術、放射治療，或雄激素去除療法），對照組則有百分之二十七。[18]

二〇一三年，歐尼斯又做了一次同樣的研究，這次他將介入時間縮短為三個月。[19] 他的團隊發現，攝護腺癌五年存活者接受生活型態介入後，他們的細胞染色體末端的端粒長度（反映我們的生理年齡）增加了，而對照組的端粒長度則縮短了。端粒增長反映細胞老化有逆轉現象。

在歐尼斯的兩次研究中，生活型態改變得越多，結果越好。[18,19] 此外，端粒酶（telomerase，細胞核中的一種蛋白質，有助於維持端粒的長度與完整性）也從介入前到介入後，僅僅三個月就增加了。歐尼斯和他的團隊同時也在介入前和介入後做了切片檢查，發現五百零一個基因改變了。[20] 在介入組中，促進癌症、影響慢性發炎，以及氧化壓力的基因表現被調降或關閉，而保護我們免受癌症特徵影響的有利基因則被調升或打開。

這些初步結果告訴我們，綜合生活型態改變可以改善臨床結果，並能實質影響重要的癌症特徵。如同迪恩指出，「我們越來越了解，這些機制比我們過去知道的更有可塑性，也為許多人帶來他們以前沒有的新希望和新選擇。」

抗癌生活的重要原則

- 採用抗癌生活型態永遠不嫌遲，或太早。
- 抗癌生活計畫是以「六合一」生活型態為中心建立的，最直接影響身體抵禦或對抗疾病的能力。
- 這六種生活型態因素以積極的方式發揮作用，因為它們彼此都有密切關係，一方成功了，就能助長並維持其他方面成功。
- 我們首先必須開發與建立我們的支持網絡，為其他生活型態因素奠定基礎。
- 即使沒有痊癒，你也可以做到健康、康復和延長壽命。
- 健康的行為有感染性，可以將你的抗癌生活習慣分享給他人。
- 當你做了抗癌生活型態的選擇時，你會感到更自由、更能體驗生命中的喜悅和愛。
- 抗癌生活是生活方式，不是快速解決辦法。它是動態的、流暢的，且每個人都是獨一無二的。

改變生命的診斷

癌症生存者格倫・沙賓（Glenn Sabin）是「六合一」生活型態因素協同效應的一個活生生的例子。他是唯一文獻記載沒有接受一般癌症治療就從慢性淋巴性白血病中恢復的患者。格倫在一九九一年秋天被確診癌症時，他是個健康、好動、剛新婚不久的二十八歲青年。他去做一年一度的例行體檢，報告中顯示他得了一種被認為無法治癒但可存活的血癌（他的父親第一次和醫生討論格倫的預後時，被告知他的兒子只能活六個月）。

以抗癌方式教養子女

我們有三個成長中的孩子，艾莉森和我一直對他們努力灌輸抗癌生活的一般原則。我們和多數家長一樣（尤其是家有青春期子女的家長），大部分是以身體力行的方式做榜樣，這是實際傳達訊息的唯一方式。「照我說的去做，但我的行為又是另一回事」沒有用。艾莉森把她的教學技巧帶入我們的家庭，嘗試用種種方法讓我們在日常生活中過得更健康——從「吃三口原則」到「臥室無手機」——並獲得程度不等的成果。從家長的角度看，重要的是我們一直在嘗試。如果有某個方法無效，我們不會氣餒；如果我們的努力被其他家長破壞，或者我們家的青少年偷偷摸摸設法取得他們想要的，即使這些東西對他們不好，我們也不氣餒。我們會努力保持一定的方向，鼓勵他們做健康的選擇，我們自己也做同樣的選擇，這樣我們才能成為抗癌行為的榜樣，並有足夠的警覺心、在當下保持正念、休息，以便面對身為家長的下一個挑戰。

所以，你要在如何與癌症預防同一步調這件事上成為孩子的榜樣，向他們解釋為什麼你要做某些食物選擇，並且要始終如一，還要能夠隨時照顧到全家人的需求，並使每個人都對糖和垃圾食物斷念！告訴他們，你希望他們得到適度的休息，因為睡眠有助於大腦與身體對抗疾病，使他們在學業和運動方面有更好的表現。告訴他們，你希望他們盡可能永保健康，然後你自己要避免看電視看到深夜，或者規定一個睡前全家都不看電視的時間。你要實際吸引他們的注意，告訴他們，你希望他們挑戰當前的統計模式——他們的壽命比你更短！但你也不要太自以為是，重點是幫助他們在自己的選擇與感受之間建立連結。他們也許會有令人意想不到的智慧可以分享給你。記住，人生是不完美的，我們也是，我們的子女也不完美。

診斷當時，格倫的脾臟——負責過濾血液，並與調節免疫功能有關的器官——因長滿癌細胞而腫大到幾乎是正常脾臟的四倍，從他的腹部外皮就可以明顯摸到。像這樣一個生病的脾臟理應摘除，但除此之外，當時格倫可以做的唯一另一種標準治療是骨髓移植。做骨髓移植意味著他必須進行化療殺死他骨髓內的癌細胞，之後接受捐贈者的骨髓，然後期待它能被自己的身體「接納」。這種治療不僅嚴苛、痛苦，而且接受這種治療的病人仍有足足百分之二十的死亡率。對格倫而言，這是一種他不打算參與的醫療版俄羅斯輪盤賭注，因此他選擇不接受這種治療。

其他的選項呢？根據他醫生的說法是「觀望」，而格倫選擇這個方法。但有一個很重要的差異是：他不是被動地觀望，他開始自我教育。他忙著學習和他的疾病有關的生物學，然後盡量改變他的生活型態，使癌細胞盡可能保持安靜與不活躍，同時增強他的整體健康。他稱之為「積極的觀察」，並解釋道：「我的目標是盡可能成為最健康的癌症患者。」

他立刻著手改善飲食，盡量喝最乾淨的水，使用營養補充品，調整他的工作生活減輕壓力，增加每天的運動量，因為他知道身體的活動也能改善他的心理與情緒健康。他告訴我：「我利用放鬆的運動，如游泳或走路，來減輕壓力，增強我的平靜感。」他開始注重有恢復性的深度睡眠，同時感激他的妻子（他們是從小認識的青梅竹馬）提供他需要的愛與社會支持，幫助他克服被診斷出慢性疾病時自然產生的恐懼與焦慮。她協助他扎實地、有目的地走上他的抗癌生活之路。

診斷後的頭十二年，格倫仍定期檢查癌症。雖然依舊可以偵測到癌細胞，但沒有擴散。他的醫生鼓勵他繼續做下去。然後到了二〇〇三年，他遇到一次急性發作，包括持續微微發燒、夜間盜汗及嚴重的貧血。他的全血細胞計數，套用他自己的話是「一塌糊塗」。這時他前往巴爾的摩的約翰霍普金斯大學醫學院，以及波士頓的丹娜—法伯癌症研究所（Dana-Farber Cancer Institute）另外找醫生諮詢，結果得到明確的共識：他必須接受化療、類固醇，及其他高效能抗癌藥物的治療。然而，儘管病勢沉重，格倫仍決定他不走這條路，因為這些治療不但有嚴重的副作用，而且不能為慢性淋巴性白血病患者提供「持久的緩解」。相反的，他向公司請假，想辦法更進一步改善他的健康生活方式。「我想看看我是否能繼續我已為自己做了十二年的自我治療，看我是否能影響我的疾病的潛在生物學，而且我必須以高度控制的方式去做。」

格倫拒絕治療，但他沒有開除他高超的醫療團隊。相反的，他與他們達成協議，他承諾每週定期去看幾次醫生，密切監測他的血液。「我們想看的是我的白血病的趨勢模式，看我們是否可以真正看出我所做的事的『因果關係』。我成為一項單人交叉臨床試驗（n-of-1 experiment）——以我的案例，這是一種回溯患者過去數十年生活的非正式研究——我們決定，我們要以非常有系統與控制的方式蒐集資料。」

格倫大部分時間雖然都很疲倦，但他持續運動，在戶外的陽光下游泳，並且每天散步，幫助他恢復體力，保持頭腦清醒。幾個星期之後，他的貧血沒有了，夜間盜汗也停止了，他的血液濃度穩定下來。兩個月後，他的全血細胞計數恢復正常。

二〇一四年，一份病理報告顯示，沒有證據顯示格倫曾罹患淋巴增生疾病。他說：「我的骨髓和血液都很乾淨。簡單明瞭地說，這表示沒有證據顯示我曾得過慢性淋巴性白血病。」

繼二十八歲那年被確診慢性白血病後，格倫．沙賓如今是個沒有疾病的五十四歲中年人。

他不平凡的抗癌之旅和難以置信的康復已被丹娜—法伯癌症研究所和哈佛醫學院列入正式紀錄，成為醫學文獻的一部分。[21] 他並且和道恩．勒曼（Dawn Lemanne，醫學博士及公共衛生碩士）合作，將他的案例寫成一本書《n of 1》。[22] 但有趣、並且重要的是，格倫並不認為他自己痊癒了。不過他承認，他採行的抗癌生活方式幫助他康復，並達到高度的健康與幸福，儘管他和癌症共處了將近大半輩子。

如同格倫的故事顯示，生活型態各方面同時改變時能產生協同效應。當你繼續往下閱讀時，你會開始看到「六合一」生活型態因素有擴大的療效，抗癌生活就是自我治療。將癌症預防變成現實而不是妄想，是抗癌生活的神聖目標，而且它正推動生活型態醫學研究人員、我們的「綜合生活型態研究」，以及像哈希瑪這樣的病人，在全球各地廣為推廣。我們的目標是蒐集「六合一」生活型態在科學上合法化的資料，以便將生活型態醫學也納入癌症治療與預防中，成為病患護理的黃金標準。一旦我們首先把目光投向癌症預防，最終我們會從疾病護理模式轉變為真正的醫療保健模式，這是抗癌生活的目標。

PART TWO

「六合一」生活型態

第七章——以愛與社會支持為基礎

我們也許會為這六大支柱應該以哪一個為首而爭辯，因為它們都很重要。雖然在一些人眼中這或許是不尋常的抉擇，但我們選擇將社會支持放在第一位。當然，飲食與運動，還有其他支柱也很重要，但艾莉森和我發現，背後的支持是其他所有生活型態改變成功或失敗的骨幹，無論是在後勤（當你去上瑜伽課時有人幫你看孩子）、動機（協助你克服積重難返的飲食習慣），或心理（找出使你無法成為你想成為的那個人的深刻情感問題）各方面。你找來支持你的那些人是你成功的關鍵，建立一個有效的、屬於你個人的支持網絡，是抗癌生活的開始，不是結束。它是樹木所需要的根，蓋房子的地基，以及幫助你扎實、平衡地繼續往前走的穩定力量。

這不是我們被教導的對自己生命的思維方式。西方文化傾向強調個人成就、靠一己之力完成的態度，摒棄或削弱協助一個人達成目標的支持。我們專注的是結果，不是過程。改變生活型態也一樣，人們首先想到的是他們自己可以做什麼（譬如，改變他們的飲食、增加運動量），卻不明白如果他們沒有愛與支持的穩固架構在背後支撐，他們會因勢孤力單而動搖。由於「六合一」生活型態的神奇成分是聯合與協同作用，我們之間的連結往往也是以神奇的方式伸出援助之手。

談到社會支持的力量，我知道的最有啟發性的故事之一，是我們的朋友蘇珊・拉夫特（Susan Rafte）的奇妙旅程——她罹患轉移性乳癌已有二十多年。蘇珊最早在一九九五年被診斷出第三B期侵入性乳管癌並接受治療時才三十歲，新生的女兒瑪麗卡才九個月大。蘇珊當時才剛詳細規劃她的生活，她在生瑪麗卡那天辭去白天的法律事務所助理工作，並計畫再生兩個孩子、定居休士頓，與她的丈夫一起撫養家人。當她發現乳房有明顯的腫塊時，她的父親（一位小兒科醫生）在電話中為她診斷，最後切片檢查結果證實了他們最大的恐懼。但在蘇珊能充分處理並從她的最初診斷恢復之前，癌細胞已擴散到她的骨骼。她接受了危險的治療，包括取出她的幹細胞，用高劑量的化學治療打擊她的身體，然後在沒有癌細胞的環境下，將這些幹細胞重新輸入她的身體。幸好手術相當成功，但過程十分辛苦，恢復之路也極為坎坷。她的家人，每個人都各自分配照顧工作，從一開始的治療到休養期間都一直陪在她身邊。她的妹妹珍是紐約的一個舞蹈家，有感於蘇珊的疾病，便發起一項非營利的「粉紅絲帶計畫」（Pink Ribbons Project），為癌症研究募款。後來珍甚至離開紐約搬到休士頓，全天候協助她的姐姐。在最初的過渡期間，珍暫時擱置她的職業生涯，等蘇珊恢復健康與力氣時，「粉紅絲帶計畫」在休士頓復甦，珍並且將她的舞蹈技藝融入她的募款活動，成立了一個名為「對抗乳癌舞蹈行動」（Dancers in Motion Against Breast Cancer）的舞團，將舞蹈表演與為癌症意識及研究募款結合在一起。

蘇珊將她之所以能夠從密集的治療中存活下來，以及從她擔心無法活著看到她的女兒成長的恐懼中恢復，歸功於她的家人與朋友的支持。但除了家人與朋友之外，蘇珊找不到專門為確診乳癌的年輕母親所面臨的獨特挑戰與情緒壓力而成立的倖存者支援團體。她說：「我坐在一群老奶奶中間，心想：『我有一個寶寶，我要努力活下去看我的女兒進幼稚園，妳們卻在談妳們的孫子。』」

蘇珊決定填補休士頓的癌症支持社群中這個重要的空缺，為那些有孩子的年輕婦女提供支援，尤其針對晚期癌症的女性。她和另一位倖存者在MD安德森癌症中心共同成立「粉紅絲帶志工」（Pink Ribbons Volunteer）服務處，協助指導患者通過癌症治療，以及治療過程中的一切情緒起伏。蘇珊說：「我們去探訪患者，無論她們剛開始接受化療，或剛進來第一天，或她們從外面轉來並且已經有轉移現象。」這個團體有個暱稱叫「快閃隊」，因為當患者內心掙扎，決定不下該接受哪一種手術時，蘇珊和其他志工有時會把她們帶到小房間，脫下自己的上衣，讓患者看不同程序的手術之後的真實情況。

身為第四期轉移性乳癌的二十年存活者，蘇珊以她自己的實例和她對生命的熱情，為其他女性帶來希望。轉移性乳癌患者通常是被遺忘的一群，因為很少有病理學家預期她們能存活。蘇珊和一小群患者邁開大步，透過建立一個轉移性乳癌支持團體來導正這個疏忽。她在九〇年代被確診癌症時，雖然年紀輕輕就罹患癌症是罕見情況，但如今這已非不尋常現象。此一事實說明了我們要盡一切所能來預防癌症，並增進我們從癌症診斷的存活機會。蘇珊的轉移性乳癌支持團體中的許多婦女，都是年輕的女性和撫育幼小子女的年輕媽媽，平均年齡是四十歲。

社會支持之美，以及它對我們健康的影響是雙向的——施與受。接受他人的支持對癌症倖存者和其他人都很重要，同樣的，越來越多的科學證據顯示，我們付出時間支持他人也能維護我們的身體與情緒健康，並增強身體預防與克服疾病的能力。[1-4] 二〇一三年一項針對四十項研究而做的回顧發現，志工工作可以使提早死亡率降低百分之二十二。[3] 一個月至少志願工作一小時的人抑鬱率降低了，並報告他們對生活更滿意。雖然這項回顧沒有特別針對癌症患者，而且叫那些正在與癌症和癌症治療搏鬥的人去當志工似乎有悖常理，但我們知道這對提供支持的人會有極大的正面效果。

當然，行善會讓你感到快樂，但它真的能夠以可衡量的方式影響你的健康嗎？若干年前，芭芭拉・弗雷德里克森（Barbara Fredrickson）和她在教堂山（Chapel Hill）北卡羅萊納大學的研究團隊，對六十五位大學教職員展開一項調查，發現社會連結感增強的人實際改善了他們的迷走神經張力。[5]迷走神經調節心率隨著呼吸改變，而且和副交感神經有關，是幫助我們放鬆的部分神經系統。[6]迷走神經也和人們彼此之間的聯繫有關——我們的耳朵如何理解人的語言，以及我們如何調節情緒表達。[7,8]就生物學而言，迷走神經張力越好，心率的變異性就越大，這和降低心臟疾病、增強免疫功能與血糖水平，及降低各種原因的死亡率都有關係。[9-11]就社交互動而言，你越是親近他人，越會去做利他的行為，你的迷走神經張力也會越好。[12]透過志工工作及利他行為與人深入交流，會導致良好的迷走神經張力，這表示當你幫助別人時，你也在保持自己身體的健康。

我雖然沒有測量蘇珊·拉夫特的迷走神經張力，但我想它一定很好。透過她的志工工作（以及她的「粉紅絲帶計畫」），她從病中找到人生的目的，不但增強她的社會連結感，也有助於她保持積極與行動。

同時，蘇珊的妹妹發起的「粉紅絲帶計畫」（蘇珊後來成為該計畫的主席）在二〇一六年結束時，總共為癌症募到六百萬美元的研究經費。早期部分募款用來開發一種名叫「剋癌易」（Taxotere）的藥，這種藥使蘇珊的癌症得到緩解，並在一九九七年進行她的自體幹細胞移植。因此，從這些層面來看，她的社會支持網絡也拯救了她的性命。

變異細胞分化我們也團結我們

癌症，從它的生物設計來看，是一種企圖隔絕我們的疾病。沒有任何癌症是一模一樣的，因此從極深奧的層面看，它只能被個人體驗。當它試圖以悄無聲息的細胞侵略方式將患者據為己有時，它同時也是一種大聲呼籲，喚起那些關心患者的人的注意並準備行動（如蘇珊的妹妹）。癌症的一切效應，從治療開始到結束，都有力量去改變熱愛與關心患者的每一個人。從這方面來看，一個人的癌症實際上是個族群健康問題，並為所有受影響的人提供一個評估與改變他們的生活型態習慣的大好機會。教育當然是關鍵，當我們了解某個東西有用（或沒有用）時，我們可以做出明智而健康的選擇，這是「六合一」生活型態強大的治癒力和預防力發揮作用的地方。當我們、或我們心愛的人被確診癌症時，我們可以改變生活型態來促進我們周遭每一個人的健康與幸福。

我從那些參加過「綜合生活型態研究」的傑出女性的生命轉化中看到這個效應，她們學會如何過更健康的生活後，都渴望將這個訊息傳達給她們認識與親愛的人，讓他們也可以感受到健康與避免慢性疾病，抗癌生活也朝另一個方向傳播。我們的「綜合生活型態研究」患者的親人想幫助他們的母親、妻子，或姐妹活下去，因此他們也開始做這件事，改變自己的生活習慣，積極展現他們的支持，同時也改善了他們自己的健康。更有甚者，許多參與研究的人——如蘇珊．拉夫特——都是有幼小子女的年輕母親，因此她們改變習慣就成為一種新的健康生活模式，不但影響她們的子女，還可能持續影響好幾代。許多人會錯誤地將這些改變歸類為飲食（如果全家改變他們吃的方式來支持他們的母親度過癌症治療）、運動（如果丈夫被診斷出早期攝護腺癌，夫妻兩人就開始每天走路），或身心（如果因為老爸需要減輕壓力，全家人就開始每天早晨練瑜伽或禪修），但在所有這些案例中，重要的是要認識並了解它們實際上是從社會支持開始的，只有透過這些愛的連結才能持續改變，而研究結果也確實顯示，這種穩固的基礎才是使他們持續改變的潛在力量。無論你是加入跑步團體來支持朋友，或從兄弟姐妹那裡學習健康的烹飪技巧，或是看到同事有健康上的顧慮而決定放慢腳步之後，你也嘗試管理自己的壓力，持久的改變都是從他人的協助與激勵開始的。

對於被確診癌症的人，愛與社會支持格外重要。我們都知道，當我們開始做一件新的、讓我們又愛又怕的事時，那種感覺不好受；當我們與他人分享我們的希望和願望時，如果我們的目標受到冷漠對待，或甚至更糟，被直接批評時，我們知道那種感覺很不好受；相反的，當我們說的話被聽進去，我們的願望被尊重和感興趣時，我們知道那種感覺有多麼美好。我自己知道，對我而言，看似微不足道的支持態度，例如一個肯定的點頭、一個認同的微笑，或簡單一句話：「告訴我你需要什麼。」就能增強我的心力去追求新的、複雜的、嚴謹的東西。

保持聯繫的重要性

我們現在有一些令人印象深刻的研究顯示，一個癌症患者在與親人、朋友、同事、信仰團體、支持網絡方面越是保持密切的聯繫，就越能堅強面對癌症。[13-17]二〇一四年，哥倫布市俄亥俄州立大學的研究人員對一百六十四名乳癌存活者所做的研究發現，在癌症治療前報告社會支持度較低的婦女，經歷了比較高度的疼痛與抑鬱。[18]此外，她們在治療前和治療後六個月的驗血報告顯示與炎症有關的基因增加了，我們知道這與癌症的生長和進展有密切關係。[19,20]研究人員根據這些發現做出結論，指出：「針對倖存者的社交網絡所做的介入措施，可以改善生存期間的生活品質。」[18]換句話說，獲得與建立你的抗癌團隊至關重要，這是抗癌之旅的第一步。而對於希望做出改變以鞏固我們的身體並改善我們的生活的所有人來說，它也一樣重要。

研究顯示，當我們和我們的親人及想幫助我們的人保持聯繫時，癌症比較不會進展，生命會延長，整體健康會改善。我們的身體會維持自然的防禦力，我們可以得到更好的保護，不會有變異細胞增生和腫瘤形成與進展。二〇一七年對乳癌女性所做的一項研究發現，社會關係最密切的人死於癌症的可能性較小，也比較不可能復發。[21]在這項研究（迄今為止規模最大的研究）中，凱薩醫療（Kaiser Permanente）的研究人員追蹤美國與中國乳癌患者的存活與復發情況長達二十年。在這段期間，社會關係較薄弱的女性復發的可能性增加百分之四十三，死於乳癌的可能性增加百分之六十四。

但更重要的是，無論這個疾病是否在我們身上保持活躍，當我們與他人保持密切聯繫時，我們的生活品質會更好。[22,23]科學研究顯示，爭取他人幫助我們活在當下、保持理智與積極，我們會有維持、甚至改善生活品質的最佳機會，無論我們有沒有癌症。

羅塞托效應

一九六四年，科學家前往東賓夕法尼亞分析採礦小鎮羅塞托（Roseto）的當地文化。是什麼原因呢？因為當地居民的心臟疾病發病率遠低於全國平均率，甚至比鄰近的城鎮更低。[24,25]研究人員想知道這個義大利移民社區是採取什麼獨特的飲食或其他生活習慣而導致這種現象，不料調查結果令他們大為震驚。

羅塞托居民和他們來自班戈（Bangor）及拿撒勒（Nazareth）的鄰居一樣，都在同一個有毒的石板採石場工作，每天接觸有毒的粉塵、油煙與工地意外。他們還吸含尼古丁與焦油的無濾嘴手捲雪茄，用餐時喝葡萄酒，主食通常是炸肉丸、香腸、臘腸和起司。

那麼，是什麼造成他們在健康上的差異呢？強大的家庭與社會關係。家庭是羅塞托居民的生活重心，[25]他們居住、工作、玩樂、死亡都在一起，每個家庭都是三代同堂，在這種文化下，年齡與智慧被珍惜與尊重。比較富有的羅塞托居民也和他們的鄰居過一樣的生活，沒有炫富、沒有社會階級歧視，他們享受到的緊密社會支持不但降低罹患心臟疾病的風險，也降低其他疾病的風險。[24]他們過一種極有利於**沒有內化壓力**的井然有序的平靜生活。

但隨著時間推移，當年輕的一代開始過更「美國式」的生活時，羅塞托效應便逐漸消退，羅塞托的社會結構開始崩壞，他們以家庭為重心、有利健康的減壓生活型態也隨之瓦解。

藍色寶地

與羅塞托效應同樣維繫社會結構的，大概要數「藍色寶地」（Blue Zones）的核心，這幾個地區有世界最高的百歲人瑞（活到一百歲或以上的人）比例。[26]「藍色寶地」有個共同點：社區規模較小、堅固的家庭單位，以及相互支援的社區結構。以日本的沖繩島為例，沖繩島老人很自豪自己不但長壽，而且健康良好。一九七五年展開的一項「沖繩百歲人瑞研究」（Okinawa Centenarian Study）發現，這個島上的百歲人瑞都很瘦、很健康、精神飽滿，而且心臟病與癌症——包括在日本本島常見的胃癌——的罹病率很低。[27]

沖繩島有個行之百年的習俗，就是他們建立並維持一種「模合」系統，也就是由幾個朋友組成的小團體，彼此承諾終身互信互助。[26]這個理念最早來自農民聚在一起討論耕種技術，並承諾如果某個**模合**成員的庄稼收成不好，其他人會互相幫助。今天，這個社群已擴大到家庭、共享資源、互相幫助解決問題與處理危機，以及在哀傷與失落的時候相互支持。隨著年齡增長，他們不僅得到年輕成員的支持，並且維持一種支撐家庭的使命感，並在一般退休年齡之後仍積極參與社區活動。

擁有一個超越家人與家庭的強大社區，似乎對人類健康與長壽帶來巨大的影響。這種效應也會在擁有深廣的支持網絡的癌症生存者身上發揮作用。二〇〇五年，喬治華盛頓大學醫學中心的研究人員做了一項研究，發現罹患第二期或第三期乳癌的婦女若有大量「可靠的非家庭關係」，通常比支援較少的對照組活得更久。[28]事實上，在《身心研究期刊》（Journal of Psychosomatic Research）發布的這項報告指出，在家庭以外得到更多支持的女性，初次診斷後十年內死於癌症的可能性降低百分之六十。

觀望和學習

二〇〇七年，喬許・梅爾門（Josh Mailman）在四十六歲生日這天做例行身體檢查，家庭醫生感覺他的肋骨底下怪怪的，說：「這裡好像有點不一樣，我不知道這是什麼，但我希望你能照個超音波了解一下。」由於喬許的血液和其他例行檢查報告都正常，他又沒有什麼異樣的感覺，所以沒有急迫感。但他的父親是醫生，於是他聽從醫生的囑咐，在幾個月之後去照超音波。結果，套用喬許的說法：「天下大亂了。」他的胰臟和肝臟有病變，經過切片檢查後，他被診斷出一種極罕見的神經內分泌癌。他被歸類為「非功能性」，因為他沒有症狀，但疾病是惡性的，因為他的肝臟中有百分之七十是腫瘤，胰臟也有一個壘球大的腫瘤。喬許後來問他的家庭醫生，她怎麼會「直覺地」認為怪怪的，為什麼在他毫無症狀的情況下她會察覺到他內部的變化？他的醫生回答：「我內心有個健康肝臟的圖像，我覺得你的肝臟和我印象中的圖像不太相符。」她的偶然猜測改變了喬許的生命方向。

喬許匆忙找尋他的疾病相關資訊和治療選擇，但他得到的回應都是消極的。他不能手術，市面上唯一的藥不是專為他這種腫瘤而設計。他唯一的選擇似乎只有觀望和等待幾個月，讓醫生觀察與更深入了解他這種罕見癌症的獨特性質。

幸好喬許沒有把它看成悲觀的信息，或者把自己孤立起來遠離他的社群或專業資源。他被介紹到加州大學舊金山分校的整合腫瘤科，認識了唐納・阿布朗醫師（Dr. Donald Abrams）。在頭幾次會面中，阿布朗醫生都沒有問到喬許的癌症，他只關注喬許的生活品質。阿布朗想知道喬許的生活情況（他是個成功的科技創業家，已婚，家裡有個寶寶）、他對人生有什麼希望和期待（想活久一點，過豐碩與健康的生活），以及最重要的，當他們找出疾病的根源時，他的身體怎樣才能支持他。幸好有這種健康、充滿愛心的專業支持（把焦點放在喬許個人身上，而不是專注在他的癌症），喬許才能改變他的生活型態，更自主地治療他自己。「我全神貫注在我自己身上，而不是疾病。」他告訴我，「在唐納的協助下，我開始關注我吃什麼、我如何過我的生活，我開始以全新的方式檢視我的身體，意識到我必須重新平衡我生命中的一切，於是我開始改變。」

三個月後的掃描顯示喬許的癌症沒有變化，有鑑於他是晚期癌症，這是個好消息。六個月後的檢查仍然一樣，似乎有什麼東西在遏止癌症的進展——這完全違背癌症的本質。現在他的腫瘤醫生和團隊都很感興趣，他們想知道他做了什麼樣的生活型態改變。關於這部分，喬許只是大部分專注於自我學習，試著了解有關他的疾病的所有知識。他持續每天騎腳踏車，改變部分飲食，開始吃益生菌和其他營養補充品，除此之外沒有劇烈的改變。他還加入一個支持團體，並稱這個團體幫助他從「觀望與等待」轉變為「觀望與學習」。

「我想利用我的身體給我的這段緩刑期盡量教育自己，以便最終可以採取行動時，我可以在不驚不慌的情況下去做。」確診癌症一年之後，喬許前往多倫多參加一項大型國際病患會議，得知在德國已有一種核子醫學被成功地用來造影與治療他這種癌症。他與那位上台報告的醫生聯繫，三個星期之後，他前往德國接受第一次名為鎵-68（Gallium-68）的治療。那一年是二〇〇八年。

二〇〇九年，他的癌症開始進展，他短暫住院，但仍然沒有可行的治療方法。於是他打電話給他的德國醫生，又回去做了三次治療。這次治療，以及他專注在生活型態上，使他的疾病又持續穩定了六年。二〇一六年，他又回去做另一回合治療。二〇一七年，他在與晚期神經內分泌癌共存的情況下，持續過著完整、積極、豐富的生活。只有靠著保持社交聯繫，向外接觸而不是孤立自己，喬許才有可能自我學習，在看似無法治療的情況下找到一種療法，並（對抗所有機率）減緩他的晚期癌症的進展。

「我絕不是一個抗癌生活型態的完美典範，」他告訴我，「但我確實專注在重新定位自己，而且我專注在長遠的感受。儘管生病，但我仍要過平衡的生活。疾病仍在，但它不能主宰我。我當然不是對抗它；相反的，我成功地與它共處。」

選擇你的最佳醫療團隊

醫生第一次告知確診癌症時就為這個重要關係定調了，甚至可以從這裡預測到患者對治療的依從性和反應。[29] 一個有同理心的醫生會盡可能將診斷結果告知患者本人，會以翔實、直接、親切的態度解釋它的含意，他會調整措辭，使它能充分反映患者的理解力及情緒反應，他會提議與患者的親人代表交談。一個看著你而不低頭看檢驗報告的醫生，或只是專注在手上的 X 光片的醫生，可能不是你要聯繫的人。你應該選擇能帶給你平靜感、容易接近，以及關心這個疾病會影響你的生活的人。

即使是早期發現癌症，確診消息也能帶來重創，[30] 它會引發種種情緒，尤其是恐懼。一個有慈悲心的醫生知道這一點，他會以最真實、最不具威脅性的方式解說這個診斷：「我接到消息，你有這個疾病，我們會蒐集資料，我會再告訴你，我們一起來想出下一步該怎麼做。」一個能為你帶來平靜與信任感的醫生會把病人置於疾病之上，這樣既能令人安心，又能授予患者自主權。

一個優秀的主治醫師（在癌症的情況下通常是腫瘤科醫生）不會忽視診斷對情緒的影響，也不會在患者煩亂或有脅迫壓力的情況下，急於讓患者倉促做出任何一種治療決定。

事實上，最好的腫瘤科醫生永遠把病人放在第一位，有新的消息（檢驗結果、新的治療選擇等等）時，會確保他或她是第一個知道的人，並努力讓病人帶頭做有關治療的決定，包括是否尋求第二意見或第三意見，甚至另外找一位腫瘤主治醫師。一個好的腫瘤醫生知道在這場競賽中，有切膚之痛的不是他，而是你。

喬許的故事說明了社會支持在許多方面的重要性。他的醫生夠坦誠，可以用愛和個人的立場與他聯繫。他們傾聽、觀察、驗證，展現極大的同理心，因為他們冷靜而耐心地容許喬許的疾病自然呈現它的本質。這種看似矛盾的做法，從資料和研究上顯示它導致最正面的結果，因為它強調的是使這個人康復，而不只是治好這個疾病。在喬許這一方，他始終抱著好奇與希望，但他沒有切斷他與周遭資源的聯繫。靠著與支持團體的聯繫，他從其他有相同經歷的人身上直接了解他的疾病，並且找到一個會議，從而使他去嘗試一種有效的新療法。

他的成功有一個重要的成分，就是他四周的人都真正愛他、支持他、滋養他的健康與幸福感。他所得到的支持是他改變生活型態的重心，也是他的癌症治療的前鋒。研究顯示，從這個堅實的基礎，以及向外接觸而不是自我孤立的正確態度，喬許很可能繼續生存與茁壯，即使他依然與癌症共處。

醫療保健提供者可以做什麼？

醫生和其他醫療保健提供者可以、並且應該扮演重要的角色，協助癌症患者（和其他面臨健康挑戰的人）參與他們的社會支持網絡，以期有效提升他們存活與恢復的機會。這應該作為治療重心，如安排回診預約或開處方藥。醫生有很大的權力，他們可以利用這些權力幫助患者向外求助，而不是嘗試單獨行動：

- 蒐集患者的病史時多加一項愛與支持評估，包括了解患者與誰住在一起，並取得一或兩位支持者、可靠的朋友及家庭成員的姓名與聯絡資料。只有一個「緊急」聯絡電話是不夠的。

- 告訴患者，如果有支持的親人能陪同參加所有約診、程序及治療，他們的整體治療與康復會更成功。不一定每次都同一個人陪伴，但必須是能聽清楚醫囑、且能增強患者福祉的人。患者往往過於緊張，無法聽取並記住醫療服務提供者的建議和意見，回診時有個可以幫忙記住與記錄資訊和指示的人，有助於患者妥善管理與維持他們的健康。
- 持續更新各種癌症相關支持團體的名單，並在治療早期提供給患者。
- 給患者一系列附近的機構名單（如癌症中心、YMCA、老人中心、圖書館等），這些機構通常會提供增強社會聯繫的計畫，包括改善生活型態與整體健康資訊的課程與社團。
- 最重要的是，保持一顆開放的心，並且記住，心態積極的患者能為治療過程帶來寶貴的信息與深刻見解，增加正向結果的可能性。
- 確認患者是否因為長期孤獨而患有抑鬱或焦慮症，並將其轉介給治療師或心理醫生接受治療。有充分證據顯示採取認知行為治療效果很好，其他形式的治療如接受與承諾治療，或長期的心理治療或許也有幫助。

癌症如何影響我們的親人？

掌握癌症診斷需要時間和情緒能量，許多突然被診斷出癌症的病人會因為不知所措而不知該如何與他們的親人討論這件事。[31] 我從許多病人那裡聽到，他們因擔心這個消息會使他們的親人難過，於是主動採取隱忍立場，以為這樣就可以保護其他人不致為他們的疾病而感到恐懼和不確定感。但認為我們必須「自己承擔」的想法，事實上可能對我們最重要的關係帶來不利的影響，並且嚴重影響我們的癌症結果。[32,33] 癌症使我們每一個人面對現實和人類身體的侷限，使我們接受並尊重我們都會死亡的事實，使我們共同努力去了解如何才能過得更好，而不是沉溺於過去或擔心未來。前進的道路不應該是一條我們踽踽獨行的道路。

傾聽

對於許多癌症患者，當著親人的面說出：「我有一件事要告訴你，我得了癌症。」是一句最勇敢也最脆弱的告白。重要的是說出這句話以後，不但是對患者，同時也對他的親人，我們都需要把我們的恐懼說出來，分享我們的希望與夢想，互相支持。當我們不得不告訴家人罹患癌症的事實時，這是凝聚全家人力量的一個獨特機會。

對於患者與家庭成員，學習互相傾聽也很重要。我們都傾向急於把事情做好，但從聽到消息到立刻說出加油打氣的話，會縮短讓這個消息沉澱和處理此一新現實的機會，這對於不得不向幼小的孩子宣布消息的患者尤其明顯。如果媽咪事實上很害怕或明顯不適，但她們卻開口說：「媽咪會好起來！」可能會使孩子感到困惑。與孩子討論癌症確診消息最好的方式，和告訴可信賴的成人的方式相同，亦即要有適度的坦率、同理心，以及充滿希望的好奇心，想知道家人會有什麼反應。當癌症患者進入治療階段，家人針對他的需求開始做調整時，坦誠的溝通可以使家庭成員與親人不必「猜測」患者需要怎樣的支持，這樣不但能更妥善照顧患者，也更能照顧他們自己。因此要傾聽，當你的親人談到他的癌症經歷時你要傾聽；當你的家人想和你談他們對你的診斷的體驗和感受時，你要傾聽，然後密切注意。

行動比言語更有力

如果你心愛的人——病人——開始退縮時，你要注意，他或她的情緒或生理（或二者）也許受到疾病的強烈影響。無論你可以從哪裡介入，你都應該承擔一些家務，但應該先跟患者商量。有時單單了解他們所受的痛苦就足以激勵他們，使他們繼續做一些日常家務。或者，他們也許會感激你的協助並要求你再多做一點，但無論哪一種，這都需要溝通。

在孩子方面，行動絕對比言語更有力，因為孩子也許無法用言語表達他們內心的複雜情緒。你要觀察孩子對你的診斷消息的反應：他們也許會更親近或更退縮，或者比過去更多愁善感。癌症會影響我們所有人，不只是罹癌的家人，當它改變我們時，我們必須溫和、慈愛地對待彼此。有這麼多感受和新體驗，包括患者在治療期間可能會精神不濟，我們都必須認可彼此的體驗。罹患癌症或治療癌症沒有對或錯，唯一的要求是我們要繼續相親相愛。

最後，我們要有同理心，但這並不表示我們要沉溺在自憐或憐憫對方中。就抗癌生活而言，同理心事實上是容許癌症使我們受害、或剝奪我們的力量使我們變得消極的反面。真正以同理心傾聽與關注能帶來活力與自主力，它讓我們從正面的角度去看情感或對未來的憂慮這些複雜的無形東西，使我們面對當下並參與其中。

事實上，癌症是一種關係到全家人的疾病，但它可以把我們凝聚起來，並且往往使每一個人展現出他最好的一面，讓我們有難得的機會去發掘隱藏的實力，去處理困難的真相，最終使我們把焦點放在抗癌生活上。

但家庭的愛與支持不是唯一對你有利的強大社會支持——研究顯示，至少有一個人的愛與持續的支持，就能使癌症結果大為改觀。

疾病與健康

哈佛大學有一項研究，對二〇〇四年至二〇〇八年期間十種不同癌症的確診患者展開調查，[34]發現已婚患者的存活率比單身、離婚或鰥寡的患者多百分之二十。存活率改善最多的是非何杰金氏淋巴瘤（non-Hodgkin's lymphoma）與頭頸癌患者。這項研究的結論是，有伴侶的患者比較容易早期發現疾病、接受正確的治療、堅守他們的治療規定、報告他們的健康變化，以及改變生活型態來增強他們的整體健康與幸福感。

好消息是，如果你得了癌症，你不必結婚也可以得到伴侶支持的益處。一個忠誠的朋友或家庭成員了解你的診斷、陪你一起回診、幫助你做研究、確保你在治療期間得到很好的照顧，一樣有利於你的治療結果和整體健康。

孤獨可能致命

一項分析三百萬名六十五歲以下成年人的研究顯示，長期孤獨或社會隔絕導致的疾病發病率和過早死亡率，與肥胖症或每天吸十五根香菸的人的疾病率或死亡率不相上下，甚至更高。這項由楊百翰（Brigham Young）大學教授茱莉安・霍爾特—倫斯塔德（Julianne Holt-Lunstad）領導，並在《心理科學展望》（Perspectives on Psychological Science）期刊上發表的研究，凸顯出孤獨與社會隔絕是個嚴重的公眾健康問題，也是醫療機構必須處理的問題。[35] 這個問題格外真實，因為直接的身體與社交互動已被各方面的數位通信——從購物、銀行到教育——取代。此外，網路霸凌與流連社群媒體這些混亂現象，實際上也為我們帶來很大的壓力。

孤獨可能部分來自對社會環境線索過於敏感。感到孤獨的人傾向消極解讀社會環境線索，結果更進一步孤立自己。[36] 將我們預設的反應從消極轉為積極，以感恩取代責備、自我批判或評斷，正逐漸成為我們基本的心理健康「家務管理」。最近的研究顯示，這可能會產生連鎖效應，影響我們的社會連結與整合意識。當我們一反消極，預設為積極時，我們的自信感會增強，我們比較可能對外接觸，與他人有更深的聯繫，並做出更有利於長久健康的選擇。

強大的社會支持能減緩癌症進展

過去二十年來，研究人員已蒐集許多相關資料，顯示擁有強大社會支持的癌症患者比那些沒有社會支持的患者活更久。[15-17] 此外，研究人員發現，孤獨或缺乏社會支持導致的壓力，會影響與炎症、免疫功能及其他癌症調控基因相關的基因行為，從而觸發腫瘤細胞增生。[32,33,37-42] 有強大社會支持的癌症患者會顯現啟動生成癌細胞的壓力荷爾蒙降低，這有助於我們進一步了解疾病增生與轉移過程。[43,44]

愛荷華大學的蘇珊・魯根朵夫博士在美國國家癌症研究所的資助下，對卵巢癌患者展開研究，結果顯示社會支持對死亡率有重大的影響。[45,46] 她的研究透露出，低度社會支持的卵巢癌患者與高度社會支持的同類疾病患者相較之下，前者短少大約一年的壽命。[47]

魯根朵夫與我的同事阿尼爾．蘇德醫學博士（Anil Sood, MD）——MD安德森癌症中心的研究科學家及外科醫生——合作，發現有較多社會支持的患者，兩種關鍵性的腫瘤促進因子的指數較低，它們是介白素[6]（interleukin-6，簡稱IL-6），一種炎症指標，以及血管內皮生長因子（vascular endothelial growth factor，簡稱VEGF），一種血管生成的衡量指標。[46] 這項研究，以及其他研究，都顯示社會支持與降低癌症特徵——**持續增生信號、誘導血管生成、啟動侵襲與轉移、規避免疫破壞，以及促進腫瘤的炎症反應**，有密切關係。[18,28,32,33,38,45,48-57]

魯根朵夫同時發現，社會支持度較低的卵巢癌婦女有較高的去甲腎上腺素（norepinephrine），亦即一種與發炎反應和腫瘤生長有關的壓力荷爾蒙。[58] 研究顯示，在手術時，腫瘤部位這些有害的荷爾蒙和發炎因子會增加。

加州大學洛杉磯分校的史蒂夫．柯爾博士與阿尼爾．蘇德，及蘇珊．魯根朵夫密切合作，柯爾已經能夠利用熱圖（heat maps），以視覺追蹤社會孤立以刺激擴散的方式「照亮」癌症基因。[59-62] 這三位科學家研究心理風險最高的卵巢癌患者，她們不僅被社會隔離而且感到抑鬱，而且和有高度社會支持及低度抑鬱症狀的患者相較之下，這些患者有更明顯的支持腫瘤生長的基因表現。[63,64]

此一社會對「壓力生物學」的影響的相關研究，有助於癌症生物學家與腫瘤學家開始了解腫瘤及其微環境以外的系統性影響的重要關係。[65-67] 柯爾、魯根朵夫、蘇德，及其他研究人員正在從事突破性的研究，協助那些治療癌症患者的人將眼光從癌症微環境轉向更大的宏觀環境，以便更充分了解生活型態行為如何影響癌症活動。了解生活型態對癌症的進展形式的影響，是抗癌生活的科學基礎，證實了社會支持（以及包括「六合一」中的其他生活型態因素）成功治療癌症與其他疾病的重要性。

群體的治癒力量

著名的精神病學家大衛・史匹格醫學博士（David Spiegel, MD）與他在史丹佛大學醫學院的團隊，率先研究並了解癌症患者在正式建立的群體中，與其他同在處理診斷問題的患者交流的巨大心理與情緒利益。[68-70] 史匹格在四十年前第一次開始為癌症患者建立心理治療群體時，人們普遍認為讓患者談他們的疾病會加重他們的焦慮和恐懼。持懷疑論者認為，將癌症患者聚集在一起多少會危害他們的健康與治療成功，但史匹格直覺地認為恰恰相反，他的研究已凸顯出讓癌症患者聚在一起分享彼此經驗的重大好處。當患者可以彼此分享他們的恐懼與關切，尤其是在努力克服相似問題時，研究報告顯示他們的整體健康獲得改善，特別是情緒健康。[71-73] 而且在某些案例中，成為這些支持群體的一份子有助於晚期癌症的存活時間延長。[74-76] 史匹格解釋：「群體支持的力量在我看來有極大的意義，因為我們是社會性生物，大腦使我們有能力與他人形成關係，建立支持網絡，幫助我們活下去、幫助我們處理危機、幫助我們撫育下一代，創建安定與相對安全的文化。這種社會聯繫，尤其是在面對疾病時，我認為是一個非常強大的盟友。它幫助我們管理我們對壓力的反應，幫助我們的身體更健康，並且幫助彼此度過危及生命的情況。」[77]

支持群體也會提供一個定期分享與傳播消息的論壇。我曾聽一位患者說，她比較喜歡稱她的病友群體為她的「行動小組」。她告訴我，她與她的「行動夥伴」一起獲得能量提升，使她得以振作起來繼續接受艱苦的治療。對喬許．梅爾門而言，加入病友群體使他接觸到他的罕見癌症的新療法，並根據其他存活者的經驗，幫助他避開潛在的陷阱。對於這位稱她的病友是「行動夥伴」的患者而言，這個支持群體提供深切的同理心的支持，幫助她保持充分的情緒儲備，使她與丈夫和孩子在家的關係變得更有意義。把關注焦點放在教育和行動，使她更有動力去照顧她自己的身心，不管她是在治療或在康復中。

這種癌症病友群體特有的社會支持力量，也反映出我們的朋友桃樂絲P的經歷。桃樂絲是乳癌長期存活者，是一個由一群乳癌倖存者組成的自稱「粉紅族」（Pink Posse）的支持團體成員。這個團體中的女性互相分享有關治療各方面的私密細節，並且只要有人需要，而且她們能夠，她們一定會出現。她們變得非常親密，因此當桃樂絲的丈夫也被診斷出癌症，桃樂絲陷入沮喪後，其中一位姐妹堅持帶她去上禪修課。另一位「被選中的姐妹」發現桃樂絲已在筋疲力盡邊緣，便送她一個禮物，讓她和心理治療師做了幾次面談。桃樂絲相信這些介入措施改變了她的生命，使她的病情持續緩解。而且，她坦言，這些介入措施如果是來自她的家庭成員或她生命中另一個領域的人，她可能不會接受。獲得一些心理治療正是她所需要的，她因此學會放慢腳步，恢復平衡，並增強她的抗癌生活方式。

所有人的健康、幸福與安全

一九七六年，邁可．勒納和兩位同事在北加州崎嶇的太平洋沿岸建立了一個非凡的治療社區，並把他們的努力命名為「公益」（Commonweal），反映他們想創建一個專注三個重點的學習社區的願景。這三個重點是：健康與治療、教育與藝術，以及環境與正義。[78]過去四十年來，勒納已體驗到社區在治療方面的力量，特別是癌症。他的努力之一是讓「公益癌症協助計畫」（Commonweal Cancer Help Program）與一些「治療圈」、提供低費用或免費的團體、中心合作，為那些與癌症搏鬥或面臨其他任何健康挑戰的人，提供一個寧靜與參與活動的社區。這些治療圈的目標是提供一個場所讓人們可以公開交流、分享資訊、互相學習、互相支持鼓勵，目的是使每一個人都能朝完整與健康的方向成長。其中一個「治療圈」的共同發起人就是黛安娜．林賽，我們已在前面分享過她與肺癌長期抗戰的故事。她的「治療圈」社區位於華盛頓州惠德比島的蘭里（Langley）鎮，他們的使命是為當地社區提供一個便利、開放、人人都可以去的場所。自從二〇一五年開辦迄今，平均每個月有六百人次登記造訪，儘管蘭里只是個小鎮（人口大約一千人）。「我的身體恢復之後，我們（黛安娜和她的丈夫凱利）想回饋我們的社區，我們想建立一個我們的社區居民可以獲得他們想要的社會支持與情感支持的地方。我讀過大量的科學文獻，這些文獻指出，強大的情感與社會支持能改善多方面的健康：失智症、心臟病、癌症、心理健康等等。相反的，負面的社會支持有害健康，這在研究婚姻的好壞時已得到證明。」她又說，「我們把『治療圈』看成一個巨大的社區實驗，有意識地努力營造強大的社會支持網路。我認為它意義重大，而且我知道使命感對我的影響很大，它讓我充滿活力。」

線上治療社群

如果謹慎、有意識地加以利用，科技也可以幫助我們與他人保持連結，並且找到夥伴，尤其是當我們罹患癌症時。網路上有許多有用的資訊，但它有個挑戰，就是要知道該相信什麼和不該相信什麼。

深夜隨機瀏覽網站或閱讀部落格，看人家如何只吃一種水果或每天用咖啡灌腸來治療他們的疾病，並建議你也做這種不當的選擇，我認為這種自我診斷是不明智的。你知道有這個點子，但其他還有一些很好的資源可以幫助我們和我們所愛的人保持聯繫，如果我們感到孤立與孤獨，就可以從他們那裡找到支援。

我最喜歡的網站之一是「愛心橋」（CaringBridge），這是一個非營利網路平台。癌症患者可以上去登錄他們的病例，[79] 患者可以邀請朋友加入網站，並上網查看他們的疾病進展或提供種種協助。這樣患者也許在接受嚴苛與耗費體力的治療時，可以不必一一回覆個人電子郵件、電話，或將有限的精力耗費在對其他更廣泛的社群成員一再重複重要的訊息。這個網站最好的一點是，它旨在鼓勵人們接近患者，而不是讓患者加重負擔去接觸其他人。同樣的，也有日曆應用程式可以讓朋友和鄰居成立「送餐隊」（meal brigades），建立向患者家中輪流送餐的時間表。這些網站可以讓患者設定最適當的時間（例如：每個星期一、星期三、星期五……說明飲食需求與偏好，以及家中有幾口人需要餵食等等。這種協助與社區支持極為珍貴，而這些精心設計的數位平台也使每一個參與者感到非常輕鬆。

另外也有專門針對特定類型的癌症而設的網路論壇，患者可以提出問題，社群成員可以互相交流，彼此分享經驗。此外，也有一些醫學研究網站、病患部落格，當然還有許多醫院、醫學中心、癌症中心及大學網站，不僅提供當前的研究資訊與資料，同時也提供以社區為主的支持群體、教育計畫，以及其他外部連結。

有目的的人生

有生命目的的人會比沒有目的的人更快樂、更健康，[80] 他們也會更常和他們的社群聯繫，並與朋友有更多的交流。研究顯示，它對健康的影響深入細胞。[81,82] 對多數人而言，我們與他人的關係和支持是我們的一個重要的人生目的。「哈佛成人發展研究」（Harvard Study of Adult Development）在過去八十年中，持續追蹤數百名哈佛畢業生與工人階級 [83-86]（這是歷來時間最長的研究之一），它有一個重要的發現，就是在這兩個參與研究的族群中，那些一生與他人保持密切關係的人最快樂也最健康。這項研究的負責人羅伯·沃丁格（Robert Waldinger）說：「照顧你的身體很重要，但照顧你的人際關係也是一種自我照顧。我認為這是一個啟示。」

癌症，或任何危及生命的疾病診斷，通常會使人和他們的親人再度聯繫，重新定位他們的人生，並找到一個清晰的生命目的。從疾病中獲得生命意義的患者，會有較好的生活品質和較低的壓力荷爾蒙。[87] 瑜伽和認知行為壓力管理這類身、心練習的好處之一是，它們能提升患者從他們生病的心路歷程中找出生命意義的能力。[88-91] 如同專注積極面和學習感恩一樣，過有目的的生活會直接導向改善社會關係與歸屬感，這是建立你的抗癌團隊的兩個重要成分。

你將從本書看到，那些一面與癌症共處、一面專注於治療的患者，他們的故事中都有這樣一個共同的特質：每一個人都以他或她自己的方式，決心遠離恐懼與絕望，過抗癌生活，並**與他人分享他們學到的東西**，藉此培養更真實的使命感。這些人每天都在培養自己的健康與幸福，並且都在努力維持生命的目的。要在癌症這種危及生命的經歷中看到這種正向的態度極具挑戰性，尤其是那些預後不樂觀的人。著名的維也納精神病學家，也是大屠殺倖存者維克多．弗蘭克在著作《活出意義來》中極具說服力地處理這個問題，他指出：「某種程度上，痛苦在它找到意義的那一刻就不再是痛苦了。」[92]

蘇珊．魯根朵夫和她的愛荷華大學團隊所做的研究，旨在調查兩大類幸福感或快樂的不同生物效應：1. **實現的幸福感**（eudaimonic well-being）：人們的幸福感來自生命中的使命感與意義、從事支持他們的核心價值的活動，並與他們的「真實自我」或「精神」一致（古希臘人稱之為「daimon」──神）。2. **享樂的幸福感**（hedonic well-being）：這種幸福感來自最大化的個人享樂活動。[93]

在健康的個體中，有更深的幸福感（實現的幸福感）的人，與那些報告有高度即時滿意度與物質成就感（享樂的幸福感）的人相較之下，前者與炎症基因信號降低有關，雖然兩種幸福感都與抑鬱值較低有關（請參閱第一三四頁「**你是哪一種幸福？**」）。魯根朵夫和她的研究團隊從卵巢癌患者身上發現，實現的幸福感分數較高的婦女，腫瘤部位的壓力荷爾蒙值比較低，[94]但在報告享樂的幸福感較高的婦女身上沒有明顯看到相同的效應。社會連結這方面會向下調整關鍵性的癌症特徵，包括：**維持增生信號**、**規避生長抑制因子**，**以及發炎反應**。換句話說，與他人建立更深的連結，以及對生命有更深的期許，有助於我們避免或克服癌症。

關於這一點，許多研究顯示社會連結與基因表現之間有相互關係。換言之，我們可以說這些事是相關的，但我們不一定下結論說一件事導致另一件事。不過，加州大學河濱分校的桑雅．呂波密斯基（Sonja Lyubomirsky）與同事（包括史蒂夫．柯爾）在二〇一七年做了一項研究，顯示某種善意會導致啟動的基因表現產生變化。[95] 呂波密斯基與團隊將一百五十九名男性和女性分成四組：（一）為他人行善；（二）為全世界行善；（三）為他們自己行善；（四）中間對照組。在從事指定的任務四週之後，基因表現圖譜差異（相較於對照組）只出現在那些為他人行善的人身上。這些人的基因表現圖譜反映出炎症基因信號減少，而與抗體反應有關的基因增加。這是頭一次有科學證據，證明對他人行善會影響我們的基因，從而預防疾病。作者在結語中說：「這些研究結果顯示親社會行為與白血球基因調控有因果關係，並有助於越來越多文獻報告繪製出親社會行為可能有助於身體健康的分子路徑。」[95]

寵物也有助於治療

史都華・弗雷希曼（Stewart Fleishman）醫學博士曾在紐約市貝斯以色列醫院（Beth Israel Medical Center）的「合併治療癌症中心」（Continuum Cancer Centers）領導一個研究小組，觀察寵物狗在數十名接受密集治療的頭頸癌患者的治療區或病房內是否有任何效益。[96] 這些患者都有疾病引起的嚴重不良反應，如疼痛、疲倦、不能說話，甚至吞嚥困難。這些治療（合併化療與放療）難免使他們的身體狀況變得更糟，而且情緒與社會幸福感的主要指標，通常與身體強烈的不良副作用負面平行進行。患者接受寵物療法結束大約七週的療程後，身體狀況下滑一如預期，但令人驚訝的是，小組報告，患者每天和寵物狗及寵物管理員相處一段時間後，他們的情緒與幸福感指數都升高了。一名患者甚至告訴弗雷希曼，如果不是因為他「想見那隻狗」，他會放棄嚴苛的療程。不但如此，研究進行期間在該中心值班的醫護人員也報告，他們的心情和對工作的滿意度都提高了，並讚揚是由於這些快樂自在的狗狗出現的結果。弗雷希曼在二〇一五年發布這項研究報告後迄今，全國各地的癌症中心已經常見到治療犬在協助病患。寵物無條件的愛與忠誠，對我們人類而言是個有趣的反例——無疑地，這說明了我們又重新欣賞這些我們生活中的四條腿朋友的文化趨勢。

你是哪一種幸福？

在這一類的第一項研究中，加州大學洛杉磯分校卡森心理神經研究中心（UCLA's Cousins Center for Psychoneuroimmunology）及北卡羅萊納大學的研究人員，針對正向心理學如何影響人類基因表現展開研究。[81] 他們發現，你的幸福來源對人類基因組有驚人的影響差異。

有高度實現的幸福感——來自深刻的使命感與生命的意義、對生命中的更大問題的認識，以及參與這些活動所帶來的快樂——的人，具有良好的免疫細胞基因表現和低度的炎症基因表現，以及強大的抗病毒與抗體基因表現。[81,94]

有高度享樂的幸福感——這種幸福來自我們為自己做了享樂、有趣的事時所體驗到的情緒——的人（相對於有高度實現的幸福感的人），有高度炎症基因表現和低度抗病毒與抗體基因表現。

這兩種幸福沒有高下之分，每個人都應該享有這兩種幸福，但其中一種幸福對哪些基因重新開啟比另一種有更正面的影響。

這項研究的作者之一史蒂夫·柯爾指出：「有高度享樂幸福感的人不會比那些有高度實現幸福感的人感覺更差，這兩種人似乎都體驗到相同程度的正向情緒，但他們的基因組反應有很大的差異。」他又指出，「這項研究告訴我們，行善和感覺良好對人類基因的影響有非常大的差異，即使他們心中都生起同樣程度的正向情緒。」可維持更長久的實現的幸福感顯然具有更有益的效果。「人類基因對獲得幸福的不同方式，顯然比我們有意識的心敏感多了。」[97]

談到彼此時，我們或許可以從我們的動物夥伴舉個例子。癌症診斷的嚴重性往往穿透我們的人際關係，它能幫助我們在我們的關係上做重要的、正向的改變，或者促使我們離開那些不支持我們的關係。自滿、宿怨與懷恨、失望，及期待落空，癌症會撼動這些動力，給我們一個機會去檢視我們的所有關係——從親密的到偶然的。脫離我們生活中的「兩條腿的毒素」，或許和選擇我們的抗癌醫療與健康團隊勇往直前一樣重要。我們直覺地知道人們帶給我們什麼感覺，重要的是要調整、尊重這些感覺，並為有助健康與治療的事情努力。

信仰社區的治癒力量

雖然還沒有發現靈性能直接影響癌症結果，但信仰，以及與世界深入連結的感覺，在生活品質、快樂、協助避免抑鬱及社會隔絕這些與疾病和癌症特徵有關的因素中，扮演了重要的角色。我與癌症患者共事時一再看到診斷帶給他們的體悟，有些倖存者甚至認為上帝給他們癌症是有原因的，他們有一種新的使命，就是要面對並克服疾病的挑戰。其他沒有積極宗教或精神信仰的人，也可能藉由他們的癌症經歷而變得更積極。癌症有辦法滌清生命中的枝微末節，使倖存者能充分思考他們更高遠的目的——通常被認為是一種精神上的目的。

當我們的朋友茱莉M在第一次確診腦癌手術後六個月又復發時，她告訴我，她與她的死亡面對面，並以一種奇特、平靜的方式接受第二次手術。「**也許我這一生的時間結束了**」她這樣想。過去這六個月可以說毫無愉快可言，她有一段時間癱瘓，經常感到虛弱，以及（可怕的）癲癇發作。「我記得我心想，『就這樣，這次我逃不了了。』」

但在清晨六點抵達醫院並準備在當天早上接受手術期間，茱莉感覺她的五臟六腑在翻騰，那一刻她清晰地意識到，她不會有事。她叫她的丈夫不要擔心，她一定會活下去。她的丈夫飽受壓力，但為了安慰她，他仍緊緊抱著她。

和第一次手術一樣，她會在手術期間醒來。茱莉要求外科醫師將手術過程拍成錄影帶，好讓她播放給她的生物課學生看。但醫生說她通知得太晚，他沒辦法錄影。手術結束後，茱莉想站起來自己走出手術室，但醫療團隊堅持讓她坐輪椅，後來她只休息幾個鐘頭就離開恢復室了。

茱莉不知道的是，她在等待室準備動手術時，她所教的學校的四百五十名學生都聚集在早晨禮拜的小教堂裡，為她傳送治療能量與禱告。茱莉確信，透過她非常關心的社區來引導她的這股能量，大大改變了她在第二次手術後繼續活下去的能力。「那天我和我的學生之間發生了強烈的治癒力，」她說，「這是最深刻的體驗。我確信它影響了我的生存，它鞏固了我對心靈力量的堅定信念。」

這是茱莉轉向抗癌生活的關鍵時刻，而抗癌生活很可能在她過去十八年半活力充沛的生命中扮演重要的角色。她決定她要盡可能證明醫生是錯的，並且一絲不苟地努力重建她的大腦與身體。她歸功於她的丈夫和一群「天使」——家人、朋友、社工人員、療養院志工、醫院和腦瘤門診的醫療人員、她的草藥醫師及按摩治療師——的協助才有如此令人驚訝的結果。如同茱莉常說的一句話：「奇蹟需要很多工作！」

茉莉有個中心信念，就是有生命就有希望，她還認為我們心中都有治癒的能力。「過抗癌生活最好的方式是擁抱最適合你的治療模式，」她說，「用最適合你的冥想形式集中你的心靈，然後均衡地休息、運動，過健康的有機生活型態和飲食習慣。」透過積極正向的心態提高我們的免疫系統，結合健康的飲食，利用我們祖先在數千年前開發的技術，茉莉相信這樣能抵擋癌症。證據顯示，她可能已超越她的時代，意識到我們的思想與行動如何深刻影響我們的健康。艾莉森和我不斷從她的例子得到啟發，對我們而言，她是體現抗癌生活能改變一切的一個鮮活的實例。

茉莉完全相信她從她的社區接收的治癒能量。對於那些和有組織的宗教密切聯繫的人而言，禮拜場所可以是沒有家庭的人——至少不是可以立即得到支援的地方——的社群來源。拉比、伊瑪目、神父，及牧師，會為他們的教徒提供無條件的愛與支持。六十歲的研究護理師賈娜L被確診乳癌第三期，這導致她更接近她的教會，使教會成為她更重要的社會支持網絡。她的六十歲慶生計畫包括接受訓練，準備和她的女兒與女婿一起參加為期一個月的聖地牙哥朝聖之旅（Camino de Santiago）。他們要徒步穿越西班牙北部，最後抵達目的地聖地牙哥—德孔波斯特拉（Santiago de Compostela），相傳這裡是聖雅各的安葬之地。從我們的觀點，這是個極好的例子，因為它不僅顯示靈性的重要性，並且彰顯出社會支持可以成為改變其他健康生活型態的基礎。在這種情況下，賈娜的身體越來越好，這樣她才能陪她的女兒前往西班牙徒步朝聖。她的信仰和社會支持正在增強她的身體健康。

當然，信仰與療癒已有久遠的歷史，幾乎和人類歷史一樣長，但現代醫藥完全著重資料、統計和科學證據，很難把信仰及其對癌症結果或治療的影響劃上等號，但並非每個人都是如此。

曼菲斯教會健康中心

曼菲斯（Memphis）有一所不同凡響的健康中心，由醫學博士史考特．墨里斯（Scott Morris）領導，他是我所知道的少數幾位同時擁有耶魯大學神學碩士學位的醫生之一。二十五年前，史考特以一年一美元的租金租下一棟老舊的建築，創辦非營利的「教會健康中心」（Church Health），如今他和他的團隊已有七千多名成員。[98]

身為牧師，史考特早已了解健康與信仰有密不可分的關係。「你有想過為什麼這麼多醫院都以聖人或教會來命名嗎？整部《聖經》都是有關治療的召喚，幾乎每一頁都是。我很早就明白，我們的身體是上帝賜給我們的禮物，我們有責任尊重與照顧我們的身體，因為我們的生命仰賴它，而事實上正是如此。」

「教會健康中心」是一個人們互相認識交流的典範，以大部分標準而言，這些人是社區中的「窮人」，但直至今天，墨里斯依然為散播在他的病人、鄰居及朋友間的大量「靈性資本」而驚嘆不已。墨里斯反對柏拉圖所說我們的身體與心靈是分開的。「X光照不出一顆破碎的心，」他告訴我們，「但是，如果我在諮詢或布道時談到什麼使一個人的心生病，他們的血壓可能升高，他們急促的呼吸可能被淨化的淚水取代。藥丸無法觸及人與人之間的交流，但感謝上帝與聖靈可以使人連結。」

談到對抗癌生活價值的認識，墨里斯有他獨到的見解。「首先，保持健康不是為了沒有疾病，」他堅定地告訴我，「它是為了幫助人們過充實的生活，如果你獨自一個人住在養老院，誰在乎你是否多活兩年？我們這裡所做的一切都是圍繞著《歌羅西書》中的一段話而建立的，它說，『你們是上帝的子民，因此做為上帝揀選的子民，你們要有憐憫、慈愛、謙遜、溫柔和忍耐的心。在這一切之上，要加上愛，因為愛聯繫一切，使你們和睦相處。』」我認為這意味著慈悲和愛是墨里斯的實踐核心，他沒有把焦點放在統計資料或「結果」本身，而是專注於處理人的整體健康感，不只是他們的疾病或症狀。

為了實現健康，墨里斯和他的團隊建立了他們所謂的「健康生活模式」（Model for Healthy Living），側重七個同樣重要的成分：醫療保健、信仰／靈性生活、營養、運動、家庭與朋友、情緒以及工作。

墨里斯了解這些成分有協同作用，並且其中大部分在社區內有強大的凝聚力。

「教會——任何教會，不只是一個禮拜的場所，它是地方社區的天堂。我們受洗、結婚、讚頌都在這裡，在我們的親人和左鄰右舍面前。」墨里斯說，「當我們把自己最好的東西與他人分享時，我們是最健康的。在教會健康中心，我們了解，努力過健康的生活是一生的展望，所以我們有針對幼兒、學齡前兒童，一直到年長者的計畫，目的是教育人們，並且把他們聚在一起慶祝和實現健康的生活型態選擇。我到處看到：如果你和你的家人吃得好，你會分享給你的鄰居，他們再分享給別人，依此類推。難道你不會更想和朋友一起走過街區，知道他們如何保持健康，而不是獨自一個人站在健身房內？在我看來，社區才真正能治癒我們，上帝對此也有強烈的感受。」

他想讓我知道的最後一件事，是每一個真正想參與抗癌生活運動的醫生必須知道的。「我需要這些人一如他們需要我，我們對檢測苦苦思索，我們做出艱難的決定，但大部分時候我們禱告。我為他們禱告，他們為我禱告，我們都在一起禱告。我永遠不會離開這裡，因為做這個工作讓我學習如何成為一個更有靈性的人。和我的許多病人一樣，我也正在接受治療。」但他很快又說，「教會健康中心歡迎每一個人。我沒有興趣去改變任何人或對非信徒傳教，但我相信健康的精神層面如果不是更重要，至少也和生理層面一樣重要，我不會羞於分享這一點。無論你相信什麼，我認為承認一個人的神聖完整性只有好處沒有壞處。」

社會協同效應

無論是墨里斯博士的教會健康中心的支持，或是家庭成員在癌症治療期間對你的付出，社會支持都在改變生活型態各方面扮演重要的角色。更重要的是，研究人員發現，在人生中的每個階段，從青春期到老年，社會聯繫與身體健康之間有明確的關係。[28,82-86] 阿尼爾・蘇德、蘇珊・魯根朵夫、史蒂夫・柯爾、芭芭拉・弗雷德里克森，以及其他人的研究結果都顯示，社會支持與壓力關係密切，並且似乎與多種癌症特徵有直接的影響。

你可以從我們分享的一些故事中看到社會支持與其他方面的相互作用。當桃樂絲的「粉紅族」成員發現她承擔過多工作時，她們督促桃樂絲也要多關注她的心理健康，而不只是她的生理健康，這相對改善了桃樂絲的睡眠品質，使她可以不必依賴安眠藥入睡。賈娜加強靈修與深入參與她的教會活動，不僅減輕她的壓力，也使她接受訓練，和她的女兒一起去西班牙朝聖。透過社會支持，她增加她的體力活動，減輕她的壓力，並且更清楚她吃什麼和睡多久才能在受訓期間改善並維持她的體力，以便參加長達一個月的徒步朝聖。如同賈布・卡納萊斯（我們在第一篇〈抗癌時代〉中提到過他）所說，社會支持在責任歸屬與協助維持改變生活型態方面扮演重要的角色：「改變長久以來的習慣是很有挑戰性的，你需要一個強有力的支持體系：一個重要的伴侶、配偶、朋友、同事，或營養師／飲食保健專家，一個支持團體——一個你可以開誠布公告訴他你試圖達成什麼目標的人，一個可以鼓勵你保持正軌的人。」

我們同樣在第一篇〈抗癌時代〉介紹過的「抗癌生活型態計畫」——可以一對一，也可以上網——創始人梅格．赫希柏格，是一個如何將抗癌生活訊息傳遞給廣大群眾的典範。[99] 梅格兩度從癌症中生存下來，她也是已故的大衛．賽文—薛瑞柏的朋友。她這樣描述她設計與領導的群體治癒力量：

當你把一群人聚集在一起時，奇蹟般的事情就發生了，他們開始大笑和交流，這也是我們的計畫中重要的一部分。我們盡一切努力鼓勵培養這種友情。參與者被指定每個星期要給不同的人打電話，這樣他們才能在大群組之外，和班上的每一個成員一對一連結。

剛開始他們有時會抱怨，但最後他們都很歡喜。

這些人都是非常勤奮工作的人，他們有些家人大部分時候有酗酒或吸毒問題，但他們本身都很努力工作，而且已經有嚴重的生活挑戰，現在又遭受癌症診斷的打擊，可以說心力交瘁。但誠如一位曾經上過我們的課的人所說：「當我加入這個課程時，我感覺彷彿有人拋了一艘救生艇給我。」

這種情感上的支持力量多麼強大，又是多麼重要。這些課程和同儕的支持，協助這些人以相當程度的心理健康和生病以前缺少的社會支持，重新計畫他們的未來。親眼看到這種療癒發生能帶給人強大的力量。

團體治療的力量，正迅速地被視為抗癌生活的基石。在我們自己的「綜合生活型態研究」中，我們已目睹許多患者——他們往往是照顧他們家人的人——頭一次體驗到真正的情感與心理上的支持，使他們得以轉化他們的生命——儘管有癌症——不只是存活，而且更加茁壯。

我最近就遇到一個切合這個例子的人。米雪倫是第一期「綜合生活型態研究」的學員，我必須承認，起初我沒有認出她，因為自從我上一次見到她迄今，她至少減了五十磅。但這不是讓她看起來和以前完全不同的唯一原因，她容光煥發，全身充滿正面的能量，她的棕色眼睛閃閃發亮。當我終於認出她的轉變時，她點點頭，彷彿在說：**是的，我是米雪倫**。

米雪倫接受了雙乳房切除術和乳房再造術，已經有三年沒有癌症了。她告訴我，手術那段時間，她利用禪修的呼吸技能控制她的疼痛。她說她現在會檢查食品標示，避免吃含硝酸鹽的食物，並且持續每天禪修和運動。

禪修與運動不是米雪倫生長環境中的常態或日常生活習慣。她是在北費城長大的，家境貧寒，十六歲時就離開充滿暴力的家庭出外尋求更好的生活。她搬到休士頓的部分原因是盡可能遠離她家庭的有毒能量，決心打破凌虐的惡性循環，為她自己的孩子提供更健康的人生。加入「綜合生活型態研究」後，米雪倫學習抗癌生活型態的各個領域，三年後，我看到她現在健康、充滿活力及堅強。

米雪倫目前在一個叫「癌症關懷」（Cancer Connection）的計畫中擔任志工，指導其他和她有一樣診斷——三陰性乳癌第三期——的婦女。本身是三陰性乳癌倖存者的她是一個獨特而鼓舞人心的志工，她告訴其他癌症患者，即使面臨挑戰性的診斷，罹患癌症之後仍然有人生。她的女兒是她在癌症治療期間主要的支持者，親眼目睹她母親的抗癌歷程後受到激勵，又重返學校成為有照護士。我每次見到「綜合生活型態研究」的病人都很高興，因為雖然這項研究仍在進行，但我可以從米雪倫這樣的婦女身上看到我們的模式正在生效。這個人不但在挑戰癌症診斷之後過得很好，而且她持續茁壯。她不僅照顧自己，她還改變了她的體型和精神面貌，她全身都散發出自豪與力量的光芒。米雪倫在得到足夠的信心後又向外幫助別人，最新的研究顯示，這會進一步促進我們的健康與壽命。

但米雪倫冷不防提到另一件事，讓我充分體悟到擁有並維持一個強大的支持網絡的重要性和影響力。在密集的研究課程結束後，在為期六週的種種支持之後，她感到失望，她對我們結束她的社會支持感到沮喪。這個令人驚嘆的團隊指導她如何過健康的生活，然後正當她在教練的指導下逐漸調適新的健康習慣時，這個密集課程卻結束了。她繼續參加第二年的輔導課程，然後那些課程也結束了，接下來只能靠她自己。

的確，米雪倫的失落感很容易理解。誠如她所說，「一路走來，我不會經常意識到我的抗癌歷程有多麼強大，直到想起這一路上的重重阻礙和我所得到的祝福，我不得不掐自己，問……『我真的有癌症嗎？』現在回想起來，我確實曾經想過要放棄，但我堅持盡可能學習過健康的生活型態，這遠遠超越了過去的感覺。研究團隊指導我如何過新生活……比癌症以前更好，我永遠感激！」我們多數人一生中永遠不會參與如此密集的生活型態改變計畫，問題是，你如何在你自己的生活中做到同樣的轉變？

我們從科學和結合這些改變的經驗中學到的是：傳統的生活型態改變模式是有瑕疵的。想藉著改變飲食與參加半馬拉松競賽來改善你的健康，無法觸及影響行為改變的核心問題。在那之前，你需要米雪倫那種失去一個抗癌團隊的強烈失落感。

抗癌生活指南——愛與社會支持

艾莉森和我在全國各地的座談會中遇到的許多人，都跳過建構穩固的支持網絡的重要步驟，直接進入改變飲食或定期運動。但是，沒有社會支持的基礎來支撐他們從事其他的改變，他們正在努力建立的東西很可能在第一次面臨挑戰時就會瓦解。我們現在要把怎樣才能讓我們得到健康並長久維持的思路，改為好好思考我們的朋友、家人、同事、醫療專業人員、我們選擇的社群及輔導老師對我們的影響，他們才是持久的抗癌生活型態的核心。參與可以培養實現的幸福感的活動同樣重要，因為使命感與生命的意義能為你帶來健康。弔詭的是，如同我們在本書中所分享的，它可能來自我們最嚴峻的挑戰。

建立你的抗癌團隊

開始建立一支團隊之前，你必須辨識與評估你周遭的人。如果你加入一個社群已有很長一段時間，也許就可以善用這個廣大的人脈。如果沒有，現在就是你必須審視你擁有什麼，以及如何將你需要的協助和支持整合起來的時候。就健康而言，最重要的關係是那些和我們有足夠的情分，並具有寬大與同理心的人。雖然有人開車送你去醫院回診或代替你照顧孩子十分重要，但最重要的支持者也許是那個能協助你度過健康危機或生命挑戰為你帶來抑鬱情緒的人。

五個支持領域

1. **實際支持：**以真誠而務實的方式支持你的人。在你有困難時可以開車送你去醫院、安排輪流看護、協助膳食計畫與備餐等等。

2. **資訊支持：**你可以從他們那裡獲得正確的資訊與建議、討論選項與決定。你信任他們的意見，而且你知道他們是真的為你好。

3. **鼓勵支持：**支持你的存在價值，看到你正在努力改變的重要性，協助你、鼓勵你繼續保持下去。對於癌症患者而言，這些人能提醒你是一個完整的人，而不只是個病人。

4. **社群支持：**群體關係與社會融合能帶給你歸屬感與幫助別人的能力，從而增強你在這個世間的價值。

5. **情感支持：**你可以跟他們分享你最深沉的苦與樂，他們會給你無條件的愛與安慰。

想一想，你有什麼不同類型的支持協助你繼續往前走。**你有哪一方面的支持不夠穩定？你在哪一方面有足夠的支持，以及你可以從什麼地方得到更多的幫助？**

改善你的弱點

● 尋找可以彌補你的團隊不足、平衡你的支持的人與團體。一個人，即使是親密的伴侶，無論多麼有愛心也無法提供各方面的支持。將你的支持基礎多樣化十分重要，因為照顧者也會疲累，而且每一個人的需要都必須均衡。

- 在社會融合方面，你是否可以加入一個和你喜愛的嗜好、活動，或支持有關的社團？你是否可以加入或更深入參與教會團契、靈性團體、瑜伽中心、圖書館、健行社、音樂社等舉辦的活動？
- 如果你缺乏滋養與成長的感覺，是否可以找到一個你志願服務的地方，透過與人交流和協助他人取得力量，並從中獲得協助？
- 如果你沒有人可以給你情感上的支持，是否可以找到一個治療師協助你克服問題，或者找到一個和你有共同背景或問題的人組成的支持團體？

當你在評估你的社群時，考慮一下你要和誰接觸，以及你有好一陣子、甚至很久沒有和誰聯繫。不要害怕把你過去認識的人或已失去聯絡的人納入你的支持名單，他有可能最終成為你抗癌人際網絡中最重要的人。

增強實現的幸福感：第一步，找出你的核心價值

核心價值是我們用以評估我們在四周看到、感受到，以及聽到的東西的鏡頭，它們不是用來描述我們為生活所做的事情，或我們如何實現目標；它們是我們做什麼、我們如何與人互動、我們所做的選擇背後的價值觀。認清並了解它們是什麼，以及你的日常行動和你的信念有什麼

不一致的地方十分重要，因此這是朝更有目的的生活邁進、使你每天所做的選擇和你想成為的那個人保持一致的重要一步。這個練習——這是我在「史岱根領導力學院」（Stagen Leadership Academy）所學的一部分——是培養實現的幸福感的第一步。[1]

當你在思考自己的核心價值時，要考慮到一些對你來說最重要、並反映你生命中的最優先事項的字詞。

例如，以下是我用來詮釋我的核心價值的字句：

- 專注當下
- 保持健康
- 有慈悲心／同理心
- 誠實／正直
- 有所作為
- 保持驚奇感

我從我想如何在這個世界立足開始，對我來說什麼是重要的，然後轉向我希望如何影響他人。我的核心價值是我所做的工作，以及我努力維持的態度背後的基礎——當我認識新朋友和體驗新事物時，我會以開放的態度接受新的觀念和感覺。

你的核心價值是什麼？

方法：

- 寫下你認為符合你的核心價值的單字／詞。
- 不要超過二十個關鍵字。
- 加以編輯，最後簡化為最多五個或六個關鍵字詞。
- 確保每一個字／詞都契合你的生活方式和世界觀。

將核心價值化為行動

在我們的生活環境中，核心價值會成為我們的行動指導原則，幫助我們忠實於我們所說、所做的每一件事，使我們更接近我們選擇的生活，而不是「驅動」我們的生活。現在，你已確定契合你的核心價值的字／詞，請你造句，說明你如何在你的生活中形塑這些觀念。以下是我根據我的核心價值所寫的一些例子：

價值觀	行動
專注當下	我試著專注當下，檢查是誰或什麼在驅動我的思想與行為。
保持健康	我吃有益健康的食物，把不利於健康的食物減到最低。我每天鍛鍊我的心臟和肌肉。我滋養我的心靈，培養內在的平靜。
慈悲心／同理心	我傾聽，並在當下真誠地與人溝通。我的行動和行為都會考慮到他人。
誠實／正直	我忠於我所說的話。我負責任，並且可靠。
有所作為	我要讓世界變得更好。我每天都積極幫助他人。

你如何體現和表達你的核心價值？

方法：造一、兩個句子說明你的核心價值，它們對你有何意義？以及你計畫如何依據這些價值觀，在未來的生活中採取行動。做決定時請顧及你的核心價值，並試著將你每天所做的選擇與行為和你的核心價值保持一致。

增強實現的幸福感：第二步，為他人提供支持

無論是朋友、家人、同事，或偶然相識的人，我們都需要他們的協助與支持。我們知道，為他人提供支持對受者與施者雙方都是禮物，因為當我們幫助他人時，我們的心理與生理都會得到進一步的益處。扮演傾聽者與支持者的角色，是培養實現的幸福感積極的一步。

志願服務與更長壽、更快樂及更高的滿足感有關。一項針對四十項研究——有關幫助他人對健康的影響——所做的綜合評論發現，定期志願服務使提早死亡率降低百分之二十。[2]不過，你不一定要把志願服務當作人生目的才能影響你的健康。研究人員指出，參與者每個月志願服務一個鐘頭就能影響他們的健康。大衛・賽文—薛瑞柏談到癌症時以地形為譬喻，你要讓你的個人地形盡可能不適合癌症生存，你也要用這種方式去思考你為他人提供支持。當你支持他人時，你是在建立一個正向積極的地形，它會促進你對生命的展望，協助你維持與發展健康的社交網絡，慈善樂捐與幫助他人可說是擴大你的社會支持領域的養分。

線上志願服務：聯合國有各種線上志願服務選項，你可以在這裡和來自其他各國與各大洲的人聯繫，工作項目從翻譯文件到建立視頻或設計資訊圖表等等。國際工作營網站「Idealist」有致力於線上志願服務的「志工人力中心」（Volunteer Resource Center）專欄。另外，「Volunteer Match」網站也列出六千多個「虛擬志工機會」表單。在數位時代，志願服務的可能性是無限的，並且跨越任何國界、宗教、興趣及意識形態。

摘要：抗癌生活指南——社會支持

建立你的抗癌團隊

列出你的支持網絡中符合本章所述的支持類型的人，並考慮你可以從何處，以及如何找到人來建構這個特定的支柱。

確認你的核心價值

思考一下實現的幸福感、明確的人生目的，以及你的不同經歷。用五、六個字／詞來描述你想要的人生，然後造一、兩個句子陳述你的核心價值，以及你如何使它們和你的日常行為保持一致。

給予他人支持

不要低估支持他人及獲得他人的支持對生命與健康的助益，考慮與團隊或社區中的某個人合作，每個月一起做一、兩個鐘頭的志工服務。

第八章——壓力與恢復力

生命中發生的一切——從一個細胞的開始、日常生活中的大小事，到每個生物臨終前的最後一口氣，都是某種摩擦、某種相互作用的結果，我們可以把這種刺激稱作**壓力**。當我們用這種方式——一種互動式的能量，去定義這個字詞時，我們可以中庸地把它看成只是生命中的一個事實（如果不是最重要的事實的話），不要增益任何負面含意。這樣做很重要，因為就短期而言，壓力反應是生活、行動及互動的刺激因子。但是，當壓力變成慢性時，我們所面對的挑戰大於我們有效處理它們的能力，它就會成為我們的心理、情緒及生理健康問題。這時候，壓力會逐漸成為我們身、心、靈的無情重擔，危害我們的健康，加重我們的疾病，並縮短我們的壽命。

壓力和生命結構交織在一起，而我們天生具備一種對壓力的反應，要麼對抗、要麼逃避，用來擺脫迫在眉睫的危險。但是，當壓力事件使我們手足無措，並且從每天的急性發作變成一個慢性問題時，這種改變不但會引發負面的心理與情緒反應，而且會造成精神損傷。越來越多的科學研究顯示壓力如何影響我們的生活型態，以及我們各方面的生理健康。

在壓力與癌症方面，我們現在知道壓力會改變與癌症風險及進展有關的重要生物過程，而且慢性壓力和癌症結果惡化有密切關係。[1]事實上，慢性壓力會使免疫系統失調，降低身體對癌症的自然防禦力，導致炎症加重。[2]同時，壓力會釋放蛋白質與荷爾蒙進入血液中，助長腫瘤謀取身體資源的唯一目的——供癌細胞生長。[3,4]最可怕的是，現在我們知道壓力能改變重要的細胞過程，嚴格說來會深入我們身體每一個細胞的細胞核，並改變基因途徑，使我們的身體更適合癌症生長。[5]

但是，雖然有越來越多研究指出壓力會危害健康，好消息是壓力不是遺傳因子，我們不是天生注定要過有壓力的生活。事實上，我們可以主動控制與管理壓力。加州大學洛杉磯分校的研究人員發現，經常面臨嚴重慢性壓力的照顧者，每天練習十二分鐘特別設計的瑜伽禪修，就能改變他們的炎症特徵。[6] 甚至，比起讓照顧者休息和聽舒緩平靜的音樂，這種定向的瑜伽禪修能對他們的生物標記產生極大的影響。[6]

在我自己對正在接受放射治療的乳癌倖存者所做的研究中，我發現瑜伽確實能對抗疲憊，改善生活品質（這對正在接受化療與放療的癌症倖存者十分重要）。[7] 患者如果能在她們的練習中結合瑜伽的呼吸與放鬆技巧和冥想，不但能降低她們的壓力荷爾蒙，也能改善她們的總體健康。因此，長期壓力雖然帶來嚴重的健康風險，但它是有辦法解決的。它不但免費，而且唯一的副作用是它會讓你有健康的感覺。

癌症獨特的情緒壓力

沒有什麼能比癌症診斷帶來更強烈的心理、情緒及身體壓力，上一分鐘你還在過你的生活，下一分鐘所有的一切都被剝奪了。對許多人而言，尤其是如果被確診為晚期癌症，你會立刻敏感地意識到死亡，生命中很少有其他事情的壓力比這更大。

癌症診斷的震撼甚至會造成相當大的創傷。[8] 它像海嘯般毫無預警地從天而降，以高度的焦慮淹沒患者，這種焦慮會沖垮生活中的各方面：我會活下去嗎？我的孩子會沒事嗎？這會使我們家破產嗎？沒有我，我的配偶或其他重要的人撐得過嗎？我還能工作嗎？我會變醜嗎？誰來照顧我的寵物？一波波的衝擊對著我們襲來，我們可能會陷入一種全面爆發的創傷壓力狀態，至少，我們也許會被一輩子極力避免的感受淹沒，或者我們也許第一次體驗到新的、棘手的感覺。

心理腫瘤學家正開始研究癌症可能帶來的情緒創傷。最初，情緒創傷患者的體驗可能是急性的，《精神疾病診斷與統計手冊》（Diagnostic and Statistical Manual of Mental Disorders，簡稱DSM）將它歸類為「急性壓力疾患」（Acute Stress Disorder，簡稱ASD），如果立刻處理，患者能解決創傷背後的其他感受。但創傷反應往往會拖延，最後轉為慢性的創傷後壓力症候群（PTSD）。[10]研究人員已對黑色素瘤、何杰金氏淋巴瘤、乳癌，及其他癌症患者進行研究。整體而言，這些研究（使用完整的《精神疾病診斷與統計手冊》第四版DSM-IV診斷標準）顯示，百分之三至百分之四的早期患者有某種形式的心理創傷；而高達百分之十至百分之十五的癌症倖存者，可能在治療期間或治療之後患有某種臨床定義的情緒障礙，如抑鬱或焦慮。[11]當使用臨床上比較不保守的心理健康評估方法，例如與生物學結果和生存相關的抑鬱篩檢量表，這些數字會增加，超過百分之三十五的早期患者顯現創傷跡象，而高達八成的癌症復發患者顯示出這種心理壓力跡象。[11-16]

妥善解決癌症創傷是患者的康復之旅中重要的第一步，只有充分認識疾病嚴重的心理情緒壓力並予以治療，患者才能開始建構抗癌生活所需的情緒恢復力。

面對死亡的情緒

我們生活在一個鼓勵壓抑情緒的文化中，堅忍沉默比誠實開放的情緒表達及分享更珍貴。這種觀念在癌症護理方面更顯得真實，患者被鼓勵「對抗」與「戰鬥」疾病，「堅強活下去」。這種備戰與堅強情緒期待，在處理癌症時並非最有利的方法，對那些剛被確診癌症的人更不可能。[16,17] 當然，每一個癌症患者都必須鼓起勇氣面對不可知的未來，但在鼓起勇氣之前必須先接受事實，而在接受事實之前又必須先願意誠實表達與處理癌症帶來的複雜情緒。

重要的是，癌症患者的主治團隊必須了解診斷對患者的情緒與心理影響，這是為什麼整合腫瘤醫學如此重要的原因。

每一個癌症患者都必須被鼓勵與容許表達他或她的恐懼、希望和願望，理想的情況甚至是在做任何治療決策之前。但這並不容易，一個年輕的母親如何表達她對死亡的恐懼而不嚇壞她的孩子？一個單身男子如何在他減少工作接受化療期間向他的父母請求經濟支援？一個女性如何表達她擔心切除雙乳後，她的丈夫不再認為她有吸引力？

這些問題都合理、真實，而且重要。身為癌症護理專業人員，我們的工作就是要了解患者需要找出或開發處理癌症引發的複雜情緒的方法，否則像悲傷這種直接的感覺可能變成長期抑鬱，或者沒有處理的恐懼可能轉為長期焦慮，使人逐漸衰弱。處理浮出表面的這些真實、必然，且非常人性的情緒，不僅可預防嚴重的心理疾病，同時也能使患者更專心接受治療。

首先，我們必須協助癌症患者確認他們正在經歷的情緒，這方面可以讓有同理心的腫瘤醫師或有經驗的護理人員，以及有愛心並支持患者的家人與朋友來做。但有時光是傾聽還不夠，我將在本章討論癌症患者——以及我們每一個人——可以培養的平和心態，這是成功改變生活型態並長久維持的重要成分。當我們確認、表達，以及處理我們的情緒後，我們才能融入我們的「勇氣」，或者我們身體的先天智慧，然後以這種智慧去做決定。這是一個人在處理癌症這種重大疾病時尤其重要的地方。當我們已確認並處理我們的情緒時，我們比較能做出如實反映我們真正的價值觀與願望的決定，而不是根據壓力帶來的恐懼或焦慮而做的決定。情緒上的平衡可以使我們做出健康的生活型態選擇，增強我們的治癒能力。

面對死亡時的情緒

以下所列是一些與癌症診斷或其他使我們面臨死亡的情況有關的常見情緒。無論你是否有癌症，你經歷過哪幾種感覺？

- 焦慮
- 恐懼
- 生氣／憤怒
- 抑鬱
- 否認
- 無助

- 懊悔
- 罪惡感
- 孤單／疏離
- 破碎
- 羞愧
- 困惑
- 手足無措

你有沒有可以分享這些感覺的對象？你是否能辨識、尊重、處理這些感覺，因而更能整合你的情緒，並面對你的真實處境？在你的情感生活方面，你是否有被了解與被尊重的感覺？如果你有癌症，你的醫療團隊是否知道你的感受，並將你的情緒問題納入治療計畫？你的親人也知道你有情緒問題嗎？

生命中的許多感受是艱難而強烈的，但這是自然的，也是必然的。你自己在內心中承認這些情緒，然後將它說出來，你才能做好心理準備去面對人生挑戰中無可避免的壓力源——包括癌症診斷，並為自己帶來長久的利益。

培養寬大的器量對遏制壓力源十分重要，因為這些壓力源能加重癌症及其他疾病。在這一章中，艾莉森和我將討論壓力與癌症擴散關係的突破性研究，我們將提供如何減輕生活壓力的實用技巧，不但有助於控制癌症，同時可以改善你的整體安適感與健康。

值得注意的是，壓力事件本身——壓力源——在當前的文化與形勢下似乎難以避免，但它們不是造成傷害的原因，真正危害我們的是我們對生活中的挑戰所做的反應。為了預防疾病、盡可能過健康的生活，我們勢必要學會管理我們的壓力，意思是我們要管理我們對日常生活中的壓力事件與變化所做的反應。只有當我們能夠適度控制壓力時，我們才能積極改變生活型態，過真正的抗癌生活。

接受事實

有些癌症倖存者形容他們被確診癌症是「發生在我身上的最好的事情」，但茉莉M，前面介紹過的那位與最惡性腦癌共處十八年半的婦女，卻不這樣認為。「得癌症是可怕的，但它使我不得不放慢腳步，真正傾聽我的身體。我必須離開我的學生和我熱愛的教書工作，但諷刺的是，我的新的全職工作卻是教我自己，這樣我才能治好自己並且幫助他人。我絕不會說癌症是發生在我身上最好的事情，但我會這樣說：它使我增長智慧。最低限度，我有一個選擇：我可以讓癌症主導一切，或者由我來主導一切。我的決定是我比癌症更重要，因此現在我每天最重要的事就是專心一意過抗癌生活。」茉莉描述癌症可以從我們身上激發一種強烈的實用主義，癌症診斷或其他改變生命的事件能使我們堅定意志，有目的地走上抗癌生活之路。但首先，我們必須處理我們的情緒，找到一些平衡，這樣我們才能堅定地抗拒生命企圖拋給我們的不可避免的干擾。當我們培養出遏制壓力的技巧時，我們就可以開始做以健康與安適感為優先的生活型態選擇。

正向積極的態度有幫助嗎？

我聽到癌症患者討論到的一個令人非常驚訝的壓力源，是他們從善意的家人或朋友，甚至陌生人那裡感受到的壓力。被告知要「保持積極！」，或用「你可以的！」這句話來駁斥你，或者更糟，說：「我讀過報導，這種病很容易治癒。」這類的話，反而給癌症患者帶來不必要的壓力，使他們有被駁斥或貶低的感覺——儘管說者無心，但聽者有意。被要求採取充滿能量的心態，和被鼓勵去找尋樂觀的前景，這兩種是不同的。我知道這種區分有些微妙，但我看到太多癌症患者——尤其是癌症復發的患者——責怪自己沒有正確的「積極」態度。身為心理學家，我知道不是每個人都了解應該對癌症患者說什麼樣的話，而且有些人，即使是親密的朋友與家人，也沒有能力像我們希望的那樣提供支持與陪伴。對癌症患者而言，重要的是把可以在情感上更支持他們、並且更有同理心的人帶入他們的生活中。

邁可．勒納博士一直在探討，當我們認為我們是在支持與提醒癌症患者「如果你保持正向與積極，你就能擊敗它」時，我們所傳達的微妙訊息事實上是錯誤的重點。它會使患者將注意力集中在癌症上，而不是在罹患癌症的情況下，建立一種愉快而有目的的健康生活型態。[18]「人必須體驗他正在經歷的事，」他不久前告訴我，「無論它是恐懼、焦慮、沮喪，還是擁抱世界或愛。」他又說，「當一個人喜悅、快樂、與這個世界奇異的美接觸時，這種體驗是相當有建設性的，並且可能帶來極大的轉變。我知道有人即使在罹患癌症垂危之際，仍有生以來第一次瘋狂熱戀中。我想，沒有比這更積極的人生經歷了。」

和許多站在抗癌生活運動前線的人一樣，勒納也強調強迫性的樂觀是有毒的，目標應該放在輕鬆而有技巧地處理我們的情緒。他相信，這樣做自然會導向對生命有更正向積極的展望，和我們這些同是凡人的人有更好的親密關係，以及更熱中於此時此地的生活。

脫離籠罩我們的世界的巨大壓力雲層（或者如同伊麗莎・艾波——著名的健康心理學家，及《端粒效應》（The Telomere Effect）一書共同作者——所說，離開「我們都生活在其中的壓力之家」），是踏上健康生活之路的關鍵一步[19]。它牽涉到向內轉（轉向我們每個人內心都具備的平靜的認知中心），有意識地接受我們的道德良知在我們心中喚醒的一切感受。如同大衛・賽文—薛瑞柏在他的回憶錄《不是最後的道別》（Not the Last Goodbye: Reflections on Life, Death, Healing, and Cancer）中所說，「對抗癌症最好的防禦之一就是找到一個內在平靜的地方。」[20]

我們在本書第一篇〈抗癌時代〉中介紹的癌症倖存者格倫・沙賓，也把他找到內在的平靜歸功於他能夠轉移第一次確診後的情緒。「把心靜下來，我才能在內心中更深入發掘如何有意義地處理我的疾病的答案，我如何才能在生病的情況下維持身體健康。我的健康的基礎是無憂無慮的心態。」

值得注意的是，這些了不起的人在面對強大的生命不確定性的情況下，每個人都決心保持希望，而且我相信它有力量為癌症診斷灌注極大的「機會」。這種希望能讓一個人（無論有沒有癌症）擺脫恐懼並採取行動。從過去的恐懼走出來能讓我們以新的覺察力和好奇心去接近生命，並專注於生命持續帶給我們更深層的獎勵，無論我們的預後如何。當我們臣服於我們的真實（健康）現狀，轉向內心尋找答案時，我們才能融入我們天生具有的強大治癒之源。

不久前我問黛安娜・林賽神奇地恢復健康的關鍵是什麼。「我必須說我不知道，」她回答，

「我進入一個我不了解的世界，而且我現在對這個世界仍一無所知。但如果要我試著說清楚，我會說：『當你得到一個像我這樣的預後時，首先，你必須從地上爬起來，而且你必須願意抱著希望，願意冒抱著希望的風險。』我許下一定要康復的諾言，放下一切，全心全意去做。我學會傾聽我的身體，辨別它需要什麼，現在我盡我所能協助我的身體維持健康。」

修行人的心智控制能力

長期以來，西方醫生對於心智能顯著影響我們的身體與健康的說法一直感到好奇與懷疑。一九七〇年代初期，哈佛醫師賀伯．班森（Herbert Benson）帶領一組科學家前往印度北部，他聽說那裡有一群西藏僧侶宣稱他們可以透過禪修控制他們的生理。當時西方普遍認為心率、血壓、表皮溫度這些生理過程是不受我們的大腦控制的，但班森醫師的發現使他大吃一驚。這些僧侶確實能控制他們的生理，僅僅透過禪修，他們就能使他們的心率和血壓降低，並降低或升高他們身上特定部位的體溫。[21]

後來，威斯康辛大學的理查．戴維森（Richard Davidson）博士將這幾位僧侶和其他人帶到實驗室，研究他們的大腦如何運作[22]。他發現，有長期禪修經驗的僧侶，腦部功能和其他一般人有顯著的不同。他們對壓力源的反應與不曾禪修或禪修新手相較之下有極大的差異，他們的心率、新陳代謝、呼吸，都比常人更低[21,23,24]。他們更能控制他們的反應、生理與心理，即使在有壓力的情況下也能保持平靜狀態。

大約四十年前，麻州大學醫學院減壓門診（Stress Reduction Clinic）創辦人喬．卡巴金（Jon

Kabat- Zinn）展開一項臨床研究計畫，形成他命名為「正念減壓」（MBSR）的身心練習方法。正念減壓通常設計為為期八週的練習課程，融入東方傳統不同的實踐方法，並強調內觀禪修（Vipassana）——正念禪修的一種。經過數十年的研究，卡巴金和他的團隊發現，即使只練習八週的正念減壓，患者的腦部電波活動也呈現明顯的變化。[26]處理正面情緒的腦部區域活動增加了，處理負面情緒的腦部區域活動減少了。他們的研究同時顯示，因為冥想而使腦部活動改變，同時改善免疫系統功能，兩者間有直接的關係。卡巴金、戴維森，以及他們的團隊，在二〇〇三年進行一項研究，讓沒有受過禪修訓練的受試者參加為期八週的減壓課程之後，將他們的腦部電波活動與另一組正在等待參加課程的對照組相互比較。八週課程結束後，兩組人都接受流感疫苗注射，結果發現接受過兩個月正念減壓訓練的人免疫功能增強了，使他們的身體更能適應流感疫苗。尤有甚者，研究人員從這個關係中發現劑量反應效應（dose-response effect）。換句話說，禪修經驗越多的人，注射疫苗就越有效。[26]

禪修

禪修有很多種類，但常見的包括專注與控制呼吸節律，以及某種程度的控制一個人的念頭與覺受。它不是傳統觀念上的「控制」，目的是容許你的種種雜念和覺受浮現，但不容許它們使你的注意力偏離正軌。

專注禪修（Focused-Attention Meditation）

專注禪修通常從呼吸開始，也可以在呼吸穩定之後持誦一個音節或短句，或一句簡單的祈禱詞。你也可以將你的注意力集中在一根燃燒的蠟燭火焰，或一個對你有意義的圖像上。

正念禪修（Mindfulness Meditation）

進行正念禪修時，雜念、覺受和情緒可能來來去去，但關鍵是不要去關注它們，而是讓它們自由來去。這是需要練習的，而且比專注禪修更有挑戰性。如果你的注意力分散了，或開始專注在一個念頭或目標上，不要洩氣，只要把注意力再拉回到你的呼吸上，然後重新嘗試。

慈悲禪修（Compassion-Based Meditation，又稱「慈心觀」）

慈心觀對培養愛心十分重要。開始時先培養你對某個親人的愛與慈悲的感覺，然後將這種慈愛傳送給你自己，並對自己生起慈悲心。其次，將慈悲傳送給家人、朋友及親近的人。第三階段，你可以選擇傳送給曾經與你發生過衝突或爭執的仇人。最後轉向陌生人，將慈悲傳送給宇宙間的一切有情眾生。

哈佛大學的莎拉・拉薩爾博士（Dr. Sara Lazar）在卡巴金的研究基礎上又更進一步，在為期八週的正念減壓課程之後，利用磁振造影（MRI）衡量學員大腦的實際結構有無改變。[27] 她發現大腦負責戰或逃的杏仁核區縮小了，而與記憶有關的海馬迴區增大了。因此，就像我們以運動來改善我們的心臟功能、增強肌肉一樣，身心練習也可以做相同的事，我們可以鍛鍊我們的大腦來改變它的運作方式。

禪修有令人意想不到的好處

過去十年來的研究明白顯示，禪修不僅能改變我們的人生，同時能改變我們的大腦功能與結構，降低炎症，深入細胞核調節重要的生物過程，改變基因表現，減輕焦慮，改善記憶，並降低血流中的壓力荷爾蒙。[28-33] 威克森林大學（Wake Forest University）的研究人員發現，如果訓練人們禪修，可以使他們經歷的疼痛（在這個例子中，是將一個一百二十度的熱包貼在他們的右小腿肚上六分鐘）降低百分之四十。[34] 相較之下，嗎啡與其他止痛藥通常只能使疼痛減輕百分之二十五。心理學家目前在訓練美國海軍陸戰隊練習禪修，使他們在作戰地區能保持專注與警覺。研究人員發現，海軍陸戰隊員一天禪修至少十二分鐘，就能增強他們保持專注的能力，並在面對生死緊要關頭時仍保有工作記憶。[35] 一些遭受創傷後壓力的非洲難民，在學習禪修技能後都能大幅度減低他們的焦慮，這與先前的研究顯示，禪修協助越戰退伍軍人減輕抑鬱、失眠及酗酒的效益如出一轍。[36,37]

我從我自己的經驗知道，對於接受「綜合生活型態研究」的乳癌倖存者來說，她們經常表示，學習身心練習是她們從這個介入療法獲得的改變生命的最大助益。[38] 在這項研究中，患者學習靜坐禪修和一種瑜伽動作——練習「流瑜伽」（Vinyasa yoga）的人都熟知的「拜日式」（sun salutations）。她們被要求在六週期間每天練習拜日式——一種短暫的放鬆技巧——並逐漸增加到十二次，然後將定向禪修時間增加到二十分鐘。在課程結束的訪談中患者不斷表示，壓力管理部分是協助她們改變對未來的展望、改善她們的生活品質，採取健康的飲食、運動、睡眠習慣，以及她們的關係獲得改善的關鍵。

這些婦女都不是來自特權階級，她們沒有逃避生活或辭去工作來追求內心的祥和寧靜，她們只是改變面對日常生活壓力所做的反應。以布魯絲特 M 為例，她是休士頓的售貨員，在商店展售商品，大部分時間都站著，回家後又要忙著做家事，家中有個結褵十六年的丈夫，有兩個已成年和兩個未成年的孩子。她被診斷出乳癌第二期時才四十三歲。對布魯絲特，以及我遇到的其他許多人而言，找到一種方法來管理她的壓力是她在罹癌之後長期存活與享受生活的關鍵。她的性格傾向逆來順受——白天遇到的人，和她粗魯無禮的孩子交談，有時她很想說什麼卻未能說出——但禪修使她更能覺察到她自己，更意識到她對壓力的反應。她對我敘述她的改變：「我不知道別人是否有這種感覺，有這麼多的疑問，但心中的答案卻淤塞不通。我長久以來一直有這種感覺，但現在我明白了，透過禪修和深度放鬆，答案自然就暢通了。我可以老實說，我從未如此深刻地思考我的人生。」

瑜伽、身心練習，及宗教

許多身心練習來自東方國家，如印度、西藏、日本，以及已有數千年之久的宗教實踐（如印度教或佛教）。西方的基督教傳統也有這類實踐，如祈禱。地球上每個地方的人類都已找到向內關注自己、關注自己與他人的關係、關注更高的力量，以及與世界合而為一的方法。我們從事身心練習就是尋求平靜的時候，這時我們才能慢下來，把意識專注在當下。培養與擴展一個人的靈性與人生目標，是獲得最佳健康與福祉的重要的一面。人們可以改變這些方法來滿足他們的個人需要，並確保他們與自己的宗教實踐保持一致。實際上，我們經常和我們的病人一起解決這些問題。例如，一位篤信基督教的「綜合生活型態研究」患者，最初擔心她練習瑜伽與禪修會不會和她的宗教實踐與信仰衝突。事實上結果正相反，對瑜伽與禪修的用語稍加改變之後，這位患者後來表示，她在身心練習的課程上感覺到她比以前更接近她的上帝了。

布魯絲特的轉變和越來越多的研究明確指出，我們的心智力量能幫助我們度過壓力時期（如癌症診斷），使我們保持清晰度與決心去度過每一個挑戰。我唯一的疑問是：禪修的好處似乎廣泛而多樣，為什麼我們不能每天花十五至二十分鐘專注在我們的呼吸上，使我們的身、心、靈恢復活力？

壓力與癌症擴散的惡性循環

雖然沒有科學資料顯示壓力導致癌症疾病發病，但越來越多的研究明確指出慢性壓力與癌症生長及癌細胞擴散之間的關係。

阿尼爾．蘇德，我任職於ＭＤ安德森癌症中心婦科腫瘤部門的同事，近二十年來一直在從事開創性的研究，探討慢性壓力，包括長期抑鬱、焦慮，及社會隔絕等心理社會因素如何直接影響癌症的生長與擴散能力。[39-41]

所有癌症死亡的主因都是轉移——癌症從體內的原始部位擴散。當轉移發生時，癌細胞會脫離原始腫瘤，經由血液系統進入身體的不同區域，停留、適應、吸收新的血液供應，然後不斷增生。當癌症進展到這個過程時，治療會變得極其困難。轉移的步驟包括血管生成、癌細胞增生、侵入、栓塞、規避有效的免疫系統監視。研究結果顯示，患者的長期負面影響與持續（或長期）啟動這些增生過程有關。[3,39]

蘇德最有說服力的實驗之一，是他給一群小鼠注射特定劑量的卵巢癌細胞[42]，然後讓其中一部分小鼠每天承受兩個小時的束縛壓力（小鼠不能動彈時會產生壓力），為期三週，另一部分小鼠則任其自由活動。結果被限制自由的小鼠癌細胞大量增生，並擴散到全身。

蘇德發現，造成腫瘤生長與擴散的罪魁禍首是壓力荷爾蒙「去甲腎上腺素」（norepinephrine）。當他阻斷去甲腎上腺素的作用時，使用一種常見的β受體阻斷劑「普潘奈」（propranolol），又名「心律錠」，但人類可以利用禪修或其他壓力管理技巧，壓力對腫瘤生長的影響完全消失了。去甲腎上腺素受阻且暴露在壓力中的小鼠，與沒有暴露在壓力中的小鼠有相同的結果。[42]

這些有關壓力影響癌症生長的研究目前已被複製到其他動物實驗上，並且明確顯示壓力導致生物學變化，使腫瘤微環境適合癌症生長。[3,43-45] 蘇德與其他研究人員已證明，長期壓力與隨之產生的一連串壓力荷爾蒙，能影響**所有**與癌症生長有關的壓力特徵和其他生物過程。[1-4,31,42,46-49]

此外，令人震驚的是，阿尼爾·蘇德和其他人發現，隨著癌細胞增生與擴散，腫瘤會分泌一種叫細胞激素（cytokines）的炎症產物，能實際影響腦部。[50] 蘇德最近說道：「你想，我們現在知道，經歷過度壓力的人有更高的發炎反應，同時，一個活躍、增生的腫瘤也會釋放同樣的炎症因子，實際刺激我們腦部的壓力反應，改變患者的生物行為狀態，這可能導致抑鬱症狀增加。」換句話說，癌症不僅造成心理上的壓力，還能透過它在我們身上引發的生理變化，實際影響我們的心情。如同蘇德的解釋：「這裡有一種雙向性，在有關慢性壓力及癌症行為方面，它打破了我們認為我們的情感（我們自以為的情緒狀態）與它無關的迷思。」現在還有來自蘇德的實驗室和其他人的證據，顯示腫瘤不僅能建立它們自己的血管系統，使它們從血液中汲取養分增強它的過程，同時腫瘤還會形成它們自己的神經分布。同樣的，這種來自腫瘤的神經生成也是由長期壓力和釋放壓力荷爾促成的。[3,41] 毫無疑問，這項研究向我們展示了慢性壓力和癌症會產生雙向循環，支持癌症擴散，並可能影響患者的心境。[1-4,42,49]

另一個重要的研究領域顯示，慢性壓力可以深入每個細胞的細胞核而造成損傷，這點我們在本書第四章〈細胞對不死的追求〉端粒與端粒酶中談到過。端粒位於染色體末端，我們身體每個細胞的細胞核中都有端粒，負責保護染色體結構完整。當端粒縮短時，會形成我們所謂的染色體不穩定性，當染色體不穩定的細胞繁殖時，有可能導致突變。如果不加以限制，染色體不穩定可能導致癌症。我們的細胞的細胞核內還有一種酶（酵素）叫端粒酶，負責協助維持端粒的「健康」。每一個細胞分裂時，端粒的長度都會微微縮短，我們稱之為端粒磨損（telomere attrition）。當年齡增長時，我們的端粒酶會減少，並且端粒會縮短。事實上，端粒磨損是正常老化過程的一部分，因此端粒長度被認為可以反映一個人的生理年齡。

研究人員伊麗莎．艾波與伊莉莎白．布雷克本曾追蹤健康子女的母親，並將她們的端粒長度和照顧罹患慢性病子女的母親的端粒長度相互比較。照顧患病子女的母親，端粒長度較短，端粒酶的水平也較低。[49] 此外，她們照顧罹病子女的時間長度也可以從她們的端粒長度反映出來，照顧時間越久，她們的端粒就越短。慢性壓力確實在加速她們的老化過程。

照顧好自己才能照顧別人

由於我們現在普遍壽命延長了，許多沒有受過護理或護佐訓練的人被迫擔負照護者的角色。在美國，非正規護理人員在長期提供照護者當中占百分之八十。照護者面對沉重的負擔，重要的是，他們無法單

獨承擔這個重擔。[51] 照顧親人的壓力可能成為慢性的，導致免疫功能下降、炎症增加、生病和早逝。[52-55]

如果你正在照顧親友，這裡有一些步驟可以用來管理並控制你自己的壓力，這樣你才不會生病：

1. 不要獨自承擔。社會支持是讓你保持明智與健康的關鍵。這意味著，你可能要向朋友和其他親人求助，並且／或者加入照護者支持團體，那裡的人能夠跟你的經歷產生共鳴。支持團體有個額外的好處是，他們可以告訴你如何與其他資源聯繫，協助你減輕成為某個人的健康與福祉的主要負責人的強大壓力。

2. 認清你的極限。你不可能是完美的助手。如果你試圖提供一切、你所有的時間，最終你會崩潰。想辦法從長時間的照顧中給自己找休息時間，即使這表示請別人每天過來幾分鐘，或一週來幾次都行。充分利用這段時間，不要用它來購物或替你在照顧的人做其他家務。把時間用在你自己身上做身心練習。

3. 為自己設定目標。把任務分成幾個小步驟，建立每天的例行工作。不要承擔額外的負擔，對那些要求你在照顧職責之外幫其他忙的人說不。做有限的承諾，並且要注意照顧你自己。

4. 接受幫助。減輕你的負擔的唯一方法是接受他人的幫助，即使他們不知道你的照顧方式，或他們沒有完全按照你的方式做。盡可能學會放手，這樣才能幫助你保持強壯和避免生病。

5. 看醫生。不要為了保護他人的性命而犧牲你自己的健康與幸福。如果你把自己放在第一位，對你們雙方都好。

6. 每天做健康的行為。照顧者面臨的最大問題之一，是他們往往不會照顧自己的身心。想辦法維持你自己的健康，即使這意味著在你家中播放運動ＤＶＤ，或者把蔬菜切成小塊取代餅乾當點心吃。每天做健康的選擇，保持健康的飲食、運動、壓力管理及良好的睡眠習慣，維持你的健康。

壓力與身體

在思考壓力對我們健康的危險時，了解慢性壓力與急性壓力的差異十分重要。當我們感受到壓力時，意思是當我們覺得我們處於迫在眉睫的危險，或感知到危險的時候，會觸發一連串貫穿全身的化學過程。我們都知道當我們受到驚嚇時會怎樣：我們會大量分泌壓力荷爾蒙皮質醇、腎上腺素和去甲腎上腺素，我們的心跳加快，我們的呼吸急促，接著可能開始冒汗，這些都是我們準備行動的生理信號！促使我們採取行動最主要的是釋放壓力荷爾蒙，如皮質醇。由於我們高效率的血液運輸系統，這些壓力荷爾蒙會控制我們的調節系統，直到危險過去。

但是，當我們無法關閉戰或逃反應，皮質醇釋放的時間過長時會怎樣？這時我們的身體會開始受到正常運作中斷——那些重要的調節系統通常會下指令將正常運作調整為「閒置」——的影響。這裡有個比喻，也許能幫助你了解。試想，當你開車上班途中聽到後面有警笛聲，你瞥一眼後視鏡，看到一輛救護車閃著燈對著你衝過來。你會怎麼做？你會減慢車速，然後開到路邊停下來，等緊急情況——那輛救護車——過去，你再回到路上繼續往前走。

這是急性、短暫的壓力爆發。這是無可避免的，它對我們重要的生理系統的整體健康功能無害。但是，萬一你重回道路上時，發現你有個輪胎扁掉了呢？緊急情況持續發生（雖然與先前的緊急情況有點不同）。當你下車換輪胎時，天上開始下起冰雹，你想像一下那個畫面，短暫的壓力變成至少眼前看不到盡頭的壓力（你不得不等待公路救援、你有個重要的會議遲到了等等）。皮質醇、腎上腺素、去甲腎上腺素等壓力荷爾蒙釋放的時間越長——為了引起你的注意——它們就會持續在你的靜脈中循環。你的消化系統、免疫系統，以及其他調節系統會停頓，或者更糟，會開始衰弱。這是處於慢性壓力的情況，它會從頭到腳削弱我們。

你有沒有想過，為什麼你在經過一段工作壓力很大的時間後，開始度假的第一天就生病，或者當你考完大學期末考後立刻虛脫？俄亥俄州立大學心理學家珍妮絲．凱寇爾特—葛拉瑟（Janice Keicolt-Glaser）與她的夫婿免疫學—病毒學家隆恩．葛拉瑟（Ron Glaser）想了解他們的預感是否正確：亦即這種壓力會導致免疫系統減弱，以致俄亥俄州立大學醫學院的學生似乎在每次期末考之後都會有感冒、喉嚨痛及咳嗽現象，如同發條裝置一樣。[56]於是他們招募學生長期追蹤研究，這項研究更持續了數十年。他們觀察到可預測的壓力荷爾蒙上升與免疫系統破壞，使這些學生更容易受到病毒與感染的侵害。

在二〇一三年所做的另一項吸引人的研究中，俄亥俄州立大學的研究人員測量高度關注負面事件——這次是令人不悅的求職面試——是否令健康的年輕婦女體內的炎症增加。這項實驗被設計為虛假的求職面試。雖然每位年輕女性（她們都是三十多歲）都盡量展現她們的才能，但「招聘」的實驗室人員穿著筆挺的白袍，雙手抱胸，面無表情地凝視她們，並且毫無反應。（我想到都會緊張！）「面試」結束後，半數「求職者」被要求回憶剛剛發生的情況，並在一小時後抽血檢驗；其他「求職者」（對照組）則被要求回憶比較中庸的事，然後抽血檢驗。驗血結果顯示，被要求回憶壓力的女性C－反應蛋白的水平增加了（它會促進炎症，並與損傷、疾病、增加死亡率，及癌症結果不良有關）[58-60]；而沒有被要求回憶求職壓力的女性，沒有顯示促進炎症與抑制免疫力的蛋白質升高。

就壓力對癌症結果的影響而言，在我自己的研究中，我發現在診斷時表現更沮喪並體驗到更多壓力的腎臟癌患者，有壓力荷爾蒙皮質醇調節異常及關鍵性的炎症基因路徑更加活絡的跡象。[61] 值得注意的是，這些壓力沉重的腎臟癌患者，比壓力較少、較不抑鬱的腎臟癌患者存活時間更短。

壓力與基因表現的相互作用

我在前面提到人類社會基因組學（Social Genomics）——研究社會與心理因素和我們的基因運作方式的關係——這個新領域的突破性發現。有關生活型態如何影響疾病進展的多方面重大研究都匯聚在這門科學中，我們現在才能設想基因表現方式——控制所有細胞與生物學過程的行為——是受到生活型態的正面或負面影響。

加州大學洛杉磯分校的史蒂夫·柯爾（Steve Cole）在研究慢性壓力因素——如貧窮、孤獨、寂寞、憂傷、接觸犯罪，或癌症這類重大疾病的診斷——如何深入我們的細胞、影響我們的健康這個領域，位居最顯要的地位。他比大多數生物學家（和腫瘤學家）了解得更多。[62,63] 柯爾首開先鋒，了解像壓力與孤獨這種有害的健康行為與心理歷程，雖然在任何一天看起來沒那麼糟糕，但長期下來仍然能引發嚴重的健康問題。[64]

在這個領域工作的研究人員知道，長期的社會行為會導致不健康與疾病，但我們同時知道，這些負面的影響是可以改變的，它們造成的傷害也可能逆轉或甚至停止。我相信這種命運的逆轉，就是我們在長期倖存者，如：大衛·賽文—薛瑞柏，或茉莉M、梅格·赫希柏格、賈布·卡納萊斯，以及其他許多人身上看到的現象。為了幫助我們讓醫學界的其他人了解這一點，柯爾一直在繪製基因功能圖譜，檢測基因如何對抗壓力、孤獨和其他健康行為。[65]柯爾指出，由於近年來繪製人類基因組圖譜的完成，學界才有可能展開這方面的研究。現在，研究人員可以精確指出特定的基因在特定的外在壓力因素下如何反應。現今我們已可以實質看到外部世界與內心世界如何一起隨著壓力的節拍「共舞」，這在抗癌醫學上是個顯著的進步。柯爾與其他人如今已有明確的研究報告指出，慢性壓力能實質侵入我們的細胞，促進各方面的基因表現，使我們更容易受疾病的侵害，同時減少有助於維持我們的健康的重要基因路徑。[65]這些基因分析為研究身心練習（如：瑜伽、太極、氣功）的生理影響，提供新的科學合理性。在二〇一四年由加州大學洛杉磯分校的研究人員（包括史蒂夫．柯爾）所做的一項研究中，發現一項為期十二週的瑜伽介入療法，使患有持續性疲勞的乳癌倖存者降低了與炎症相關的基因表現。[66]在另一項研究中（柯爾也有參與）又發現，罹患乳癌的女性在練習太極三個月之後，她們與炎症相關的基因表現也降低了。[67]這些相似的有利於基因表現的改變，如今已連同其他瑜伽介入療法，以及氣功、禪修、行為療法計畫，一起被寫入文獻中。[31,66,68]

處理未解決的問題

我們在童年時的遭遇會影響我們日後的健康，特別是如果我們的童年經驗有高度的壓力與不幸。針對童年不良經驗（簡稱ＡＣＥ）的影響所做的研究，顯示高度的童年不幸與日後的多種疾病、行為問題、藥物濫用與成癮，以及肥胖症等有直接的影響。[69-71]

以下是美國疾病管制與預防中心定義的童年不良經驗類別：[72]

1. 虐待

a. 情緒虐待

b. 身體虐待

c. 性虐待

2. 家庭問題

a. 家暴

b. 家人濫用藥物

c. 家人罹患精神疾病

d. 父母分居或離異

e. 家人犯罪

3. 忽視

a. 情緒忽視

b. 身體忽視

如果你曾經歷以上一種或多種不良經驗，你並不孤單。疾病管制與預防中心和凱薩醫療機構合作，對虐待與忽略兒童的長期影響進行了一項大規模的調查。這項研究發現，一萬七千多名受訪者中，幾乎有三分之二報告他們至少經歷過一種童年不良經驗；[73,74] 五分之一報告經歷三種或三種以上；而比例最高的是肉體虐待與濫用藥物。同時，一項同樣在疾病管制與預防中心權限範圍內的廣泛的健康電話調查，訪問了五萬五千多名來自三十二州的居民，也發現有類似情況，有五分之一經歷過三種或更多負面的童年經驗。[75]

最新的研究顯示，接觸有毒的壓力，尤其是幼年時期，不但會影響腦部結構與機能，還會影響免疫系統、荷爾蒙系統的形成，甚至影響我們的DNA被讀取和轉錄的方式。[76,77]越來越多的證據顯示，我們早期經歷的童年創傷，和我們形成癌症、心臟病突發與中風、糖尿病、肝臟疾病的風險，以及成年人的成癮、心理健康問題和行為問題之間有劑量—反應關係。[78]

醫學博士娜汀·勃克·哈里斯（Nadine Burke Harris）一直站在童年不良經驗公共教育運動的最前線，她和她在舊金山青年健康中心（Center of Youth Wellness）的團隊檢測每一個患者的童年創傷並予以評分，以更全面的方式協助評估他們的健康。在二〇一一年所做的一項研究中，娜汀·勃克·哈里斯發現，她在她的診所評估的七百個病人中，有三分之二曾經歷過至少一種童年不良經驗。評分為四或以上的兒童，導致學習與行為問題的機率（與評分為零的兒童相較之下）是三十倍，導致肥胖的機率是兩倍。[79]

「我告訴我的病人，因為是發生在你身上的事，所以你的身體製造出比一般病人更多的壓力荷爾蒙。」娜汀·勃克·哈里斯解釋，「我們正在協助這些人控制他們的壓力反應。」

酗酒的人對酒精有不同的反應，同樣的，童年不良經驗評分高的人對壓力與刺激（包括癌症診斷）的反應也會不一樣。事實上，許多研究結果發現，有童年創傷經驗的乳癌患者，往往在治療期間報告她們感到疲倦、憂鬱、壓力，並且生活品質不佳。[80-83]更重要的是，有早期創傷的女性免疫功能下降，發炎標誌物增加，與炎症有關的基因表現也提高了。就癌症預防與生存而言，這表示對於那些有大量童年壓力的人，採取並維持一種修養身心的方法，以及建立一個安全與支持的網絡，可能是他們的抗癌生活型態中最重要的部分。

「沒有藥，」娜汀・勃克・哈里斯說，「如果你有受創的童年，你的壓力反應會更快、更強烈。從來沒有一個人會說：『喔，那完全過去了，結束了。』」她在最近出版的著作《深井效應：治療童年逆境傷害的長期影響》（The Deepest Well: Healing the Long-Term Effects of Childhood Adversity）中提供一個處理有毒壓力的方法。它沒有結束，但它可以被管理與緩解。

你在上一章認識的米雪倫H就是經歷三種或更多不良童年經驗的五分之一受訪者中的一個。小時候，米雪倫遭受情緒與身體虐待，情緒與身體忽視，以及父母離異。十六歲離開家後，幾經周折，米雪倫明白如果她要成功地讓自己處於最健康的狀態，她必須處理這些過去的問題。她走過一段漫漫長路才到達今日的處境：她是家中唯一讀完中學與大學的孩子，並感覺她比罹患乳癌前更健康。她說：「我終於逐漸接受，並且明白儘管我曾經被虐待，但那不表示我必須過一種被虐待的生活，而且我絕不會虐待我的孩子。」逐漸接受這些早年的經驗需要時間，但她必須面對和處理這些問題，才能獲得她今天感受到的健康。

不良的經驗，如同壞習慣一樣，如果不加以處理，它們會緊跟著我們。雖然我們通常會忽視或否認太艱難或太痛苦的事，但勇敢面對並理解我們的童年創傷，對我們的健康至為重要。

培養正向積極的心態

擁有正向積極的心態和我們建立一個更健全的社會的能力有著獨特而密切的關係，但這需要從我們的過去做一百八十度的大轉變。在早期的人類中，意識到危險與逃避危險是一個重要的生存技能，但研究顯示，老是抱著負面的想法對我們的健康有害，並且不利於我們為建立持久的抗癌生活型態所做的努力。[84,85] 我們通常傾向做避免不良後果的決定，但比起正面消息，我們更容易受負面消息的影響；我們甚至認為那些說負面言論的人，比說正面言論的人更聰明。研究同時顯示，當我們閒著沒事時，我們的心通常關注負面——無論是過去或未來——並處於「憂慮」狀態。[86] 過度關注負面可能增強壓力反應，觸發生理性發炎過程。[87] 除了影響我們的健康外，我們的心態和展望也會影響我們利用社會支援、建立以信任與同情為基礎的友誼與關係的能力。同理心始於認識與相信你的自我價值，相信你自己意味著看到並欣賞四周一切美好的事物。相對的，它會使你更快樂，更容易相處，並可能與他人建立更穩固、更深厚的關係。建立你的抗癌團隊始於你有意識與無意識地對他人展現的態度。

我們的朋友茉莉 M 在第二次腦部手術出院後，展開為期一年半的腦癌治療，這是北美洲二十多年來首度批准的新療法。她告訴她的醫生，她會繼續服藥，直到不是她死就是癌細胞死。她利用一種名為「精確療法」（AccuTherapy）的電子刺激治療法增加她的白血球數量，醫生才同意讓她持續接受化療。在這過程中，她努力培養正向積極的心態，她的父親做了許多正面肯定的卡片鼓勵她，茉莉自己也寫了許多便條紙貼在抽屜、鏡子、櫥櫃、冰箱上。它們不是「保持微笑」這類陳腔濫調，而是傳達積極正向、有意義的訊息來提醒她，如：「你是健康的」或「這種疾病不是你」，或者「保持積極」——這些都是對癌症以及茉莉正在嘗試管理的可怕的化療副作用的直接挑戰。她說：「我沒有任何幻想，我也不要幻想，我要腳踏實地面對現實，面對生命。我要恢復平衡（當你動腦部手術時，它會把你擊倒），並且想辦法保持平衡。我必須想辦法建立希望感，這樣我才能努力自我教育，找出擺脫疾病的可怕壓力的方法。所以我現在要開始盡量減輕所有外來的壓力，包括看、聽或讀新聞，這些新聞只會使我更難過。」這些字條是一種重新導向她的思維，使她的心遠離可能導致焦慮、抑鬱或絕望的思維模式的方法。此外，她還培養，並虔誠地每天維持身心練習，使她保持專注並肯定她所選擇的道路。

培養感恩心

我們在日常生活中從負面轉向正面思考的方法之一，就是專注在我們感恩的事物上。研究顯示，感恩和我們傳統上認為「只是在腦子裡」的許多想法一樣，實際上能對我們的身心健康產生可衡量的影響。[88]在二〇一三年的一項研究中，加州大學戴維斯分校的研究人員讓受試者每週寫幾個句子，其中一組專注於他們感恩的事情，第二組專注於他們不滿的事情，最後一組專注於既不正面也不負面的中庸經驗。[89]十週之後，專注於感恩那一組人報告他們比以前更樂觀、更有自信，這組人同時報告他們經過幾次練習後，看醫生的次數減少了。

我自己在幾年前也做過一次類似的實驗。我必須承認，起初我發現這個練習既困難又令人洩氣。我明白，身為一個學人與科學家，我已積極訓練我的大腦去關注負面。我大部分時候都在尋找需要解決的問題，無論是研究、補助，或論文，或某種需要處理和研究的不良結果。我花了很大力氣才把自己轉向另一面，而它們事實上就發生在我身邊。我的努力也以我從未預料到的方式回報我，當我日復一日持續確認與記錄正向的一面——街上的陌生人互相幫助，我的同事在走廊上開懷大笑，我的孩子們相處融洽——時，我發現我能夠朝向身邊發生的美好事物了，而我自己的行為與觀點也開始改變。

這項為期十週的感恩研究的領導人之一，加州大學戴維斯分校的羅伯特・埃蒙斯（Robert Emmons），已從他自己的研究和其他有關感恩的研究，彙編了一份健康數據點列表。研究發現，積極練習感恩能降低壓力荷爾蒙皮質醇水平，並減少炎症，這兩項是與癌症等多種疾病相關的生物指標。[90,91] 研究同時顯示，感恩能降低抑鬱，並改善睡眠品質。[89,92,93]

壓力管理如何促進康復？

和卡巴金一樣，心理神經免疫學家邁可・安東尼博士（Mike Antoni）也站在第一線。他不僅研究壓力如何影響我們的健康，同時力謀找出能幫助我們維持健康與平靜的壓力管理計畫，即使是在面對創傷與疾病的情況下。數十年來，安東尼一直領導一支研究團隊進行一系列隨機試驗，評估在治療早期接受認知行為壓力管理（CBSM）訓練的乳癌患者的長期表現。[94] 這項計畫包括指導患者放鬆技巧（如肌肉放鬆與深呼吸），以及減少負面思考的技能，這些方法都在為期十週、每週一次的群組聚會中指導她們。安東尼想測試此一壓力管理計畫是否能改善生活品質，影響生理過程，及長期降低疾病進展與死亡的風險。果然，參加這項計畫的患者在一次十一年的中間追蹤中，都顯示存活率升高與緩解期延長。[95] 這項研究顯示，學習有效管理壓力能促進調節壓力荷爾蒙與增強免疫功能，近年來更顯示能改善基因表現——控制炎症的基因調降，而免疫功能的基因調升——這些都有助於控制癌症的轉移過程。[96]

此外，參與認知行為壓力管理計畫的患者報告她們的生活品質獲得改善，抑鬱與焦慮的程度低於沒有接受治療的對照組，而且都能長期維持這些正面的利益。[97]

這項研究令人振奮的是，就應用在抗癌生活上而言，早期壓力介入對這些癌症患者的長期生存與生活品質的影響能持續多久，而目前正在進行的研究顯示，每一個參與壓力管理的人都能從中獲得利益。

展開抗癌生活就是終結壓力

壓力的存在會破壞我們的良好意圖，以及我們為正確的飲食、睡眠、適當運動，或從事其他增強健康的改變，最重要的是，為改善我們對生活的整體滿意度所做的努力，壓力不僅抑制我們採取正確行動的能力，而且往往使我們反其道而行，例如飲酒過量，或吸菸、發脾氣，或遠離我們的親人。[98,99]

壓力會實質破壞我們的所有健康意圖，如果你帶著工作上的壓力與疲憊回家，你會比較不想花時間去做飯。壓力會使你振振有詞地說：「我今天不想運動。」或者說：「我們出去吃披薩吧。」它也可能使你失眠，以睡眠不足的方式進一步危害你的健康。

新聞快報：壓力抵銷飲食的益處！

這裡舉一個壓力如何破壞我們對健康飲食的良好意圖的例子。俄亥俄州立大學一個團隊發現，前一天的壓力會抵銷吃一頓高飽和脂肪餐與低飽和脂肪餐之間的生理反應差異。[100] 換句話說，如果沒有管理壓力，無論吃什麼都沒有差別——健康與不健康的飲食效果都一樣。參與這項研究的所有女性——三十八名乳癌倖存者和二十名非癌症患者——吃一頓高飽和脂肪餐後，第二天吃一頓低飽和脂肪餐。研究人員從研究期間多次採取的血液樣本中檢驗兩種炎症標誌物（C-反應蛋白和血清類澱粉蛋白）、與動脈中的斑塊形成有關的細胞黏附、脂肪與碳水化合物、胰島素、葡萄糖、三酸甘油脂，以及一種評估靜態能量消耗（你在休息時燃燒多少卡路里）的有趣評量方法。

他們首先發現，前一天經歷更多壓力因素後，會導致飯後靜態能量消耗降低、脂肪氧化降低、胰島素水平升高。[100] 而前一天沒有經歷任何壓力因素的婦女，高飽和脂肪餐導致炎症反應與細胞黏附分子標記增加，低飽和脂肪餐則沒有，但前一天經歷壓力因素的婦女對低飽和脂肪餐的身體反應沒有差異。她們在兩種餐後都同樣有發炎反應與細胞黏附分子標記升高的現象，換句話說，她們的身體對更健康的飲食的反應一樣，彷彿她們吃的是不健康的食物。[100] 在這項研究中，壓力與飲食之間的關係顯示無論我們吃什麼，壓力都會以促進肥胖與增加發炎反應的方式改變我們的新陳代謝。這就是為什麼壓力管理比飲食與其他健康的改變更重要，因為如果你不控制你的壓力，你的其他生活型態改善計畫都會徒勞無功。

然而，我們同時也看到生活型態因素能降低壓力的傷害。二〇一四年的一項研究發現，保持健康生活型態的婦女，她們的端粒長度不會受到壓力的影響，因而得到保護。[101] 這項研究——伊麗莎．艾波與伊莉莎白．布雷克本均有參與——檢視二百三十九名停經一年以上的女性的端粒磨損情況，發現如果女性從事健康行為，包括以植物為主的飲食，規律的運動，以及充足的睡眠，則壓力導致端粒縮短的現象會減低。這項研究與先前的研究結果相同，顯示健康的生活型態能緩衝壓力造成的傷害，並且與較長的端粒有關。[102-104]

健康的飲食、運動與睡眠
能防止壓力造成端粒縮短

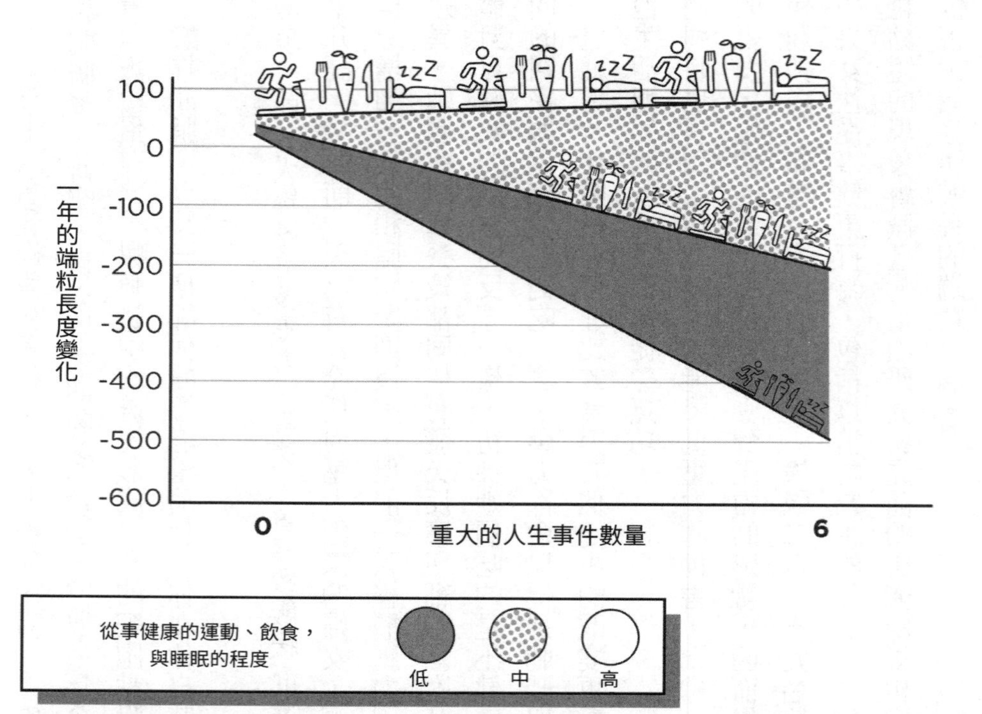

雖然研究結果發現，在一年期間內經歷更多重大人生事件會使人的端粒縮短，但健康的生活型態會降低與壓力有關的端粒縮短。上圖中最上一行代表女性從事高度運動、飲食與睡眠等健康行為，無論經歷多少重大的人生事件，她們的端粒仍維持不變。但是，對於那些從事中度或低度健康生活型態的女性，當重大的人生事件數量累積越多時，端粒縮短就越大。

獲准改寫與複印自 Macmillan Publishers Ltd: E. Puterman, J. Lin, J. Krauss, E. H. Blackburn, E. S. Epel, “Determinants of telomere attrition over one year in healthy older women: Stress and health behaviors matter,” Molecular Psychiatry 20, no. 4 (July 2015): 529–35.
與蘿拉・貝克曼共同改編

我們開始看到控制壓力的重要性，從它對我們健康的直接影響，以及它對睡眠、飲食以至運動等其他方面的間接影響。這項研究指出，我們每天必須花點時間放鬆與隔離生活需求及責任，是十分重要的。專注在當下那一刻，即使只是一天當中的短短幾分鐘，也能改變你的觀點並大幅度影響你的健康。減輕與管理壓力，是你成功改變生活的其他方面，並長久維持這些改變的關鍵。

你如何選擇減少生活中的慢性壓力，和抗癌生活的各方面一樣，決定權主要還是在你手上。當你聽從你的直覺，傾聽身體的需求時，你可能會驚訝地意識到，你不再願意被追蹤新聞或觀賞你的朋友發布在臉書上的迷人生活照觸動或增加壓力。你也許會意識到，放棄這件耗時費力的事、放棄不健康的飲食的時候終於到了。或者，你也許會決定結束一段不快樂的婚姻或關係的時候到了。或者，如果你像我們多數人一樣，只需要學習如何放鬆，並在我們這個忙碌的世界中體驗太多人無法體驗到的一種祥和的自在。

我自己知道，我過去常把承受巨大的壓力與做更多的承諾，或比別人更成功相提並論（是的，我明白這毫無意義）。但我害怕如果我停下來，我可能無法完成我的工作，或者我會在這個競爭激烈的癌症研究世界中落後。我花了很長時間才下決心減少被壓力（以及恐懼）驅動，並決定如果放慢腳步，我會有更多健康的收穫。我不知道的是，雖然我花在實驗室的時數減少了，但照顧好自己不但使我減輕工作焦慮，而且使我的工作更有成效與更專注。

快樂方案

黛安娜．林賽是一個獨特地協調她的身、心、靈的人，但她告訴我她並非總是如此。「當我第一次被確診癌症時，我不知道如何治癒自己，我的醫生也不知道。」她說，「就在我得知我罹患第四期癌症之後，一天晚上我做了個夢。第二天早上，我邀請所有朋友來我們家。從實際層面上，我不想一個個打電話告訴他們我生病了，這麼做似乎有困難。於是我的朋友都來了，我們唱歌、跳舞、暢笑，非常開心。這當然不是一種覺悟什麼的，只是一群我喜愛的人聚在一起開開心心。第二天，我去詢問我的治療方案時，我問：『那麼快樂呢？』我想知道。因為儘管病得這麼重，我顯然還有快樂的能力。我決心遵從我心目中的快樂方案，我著手研究當你感到極度快樂時，你的身體會有什麼變化。我發現，你會分泌大量的腦內啡、催產素和多巴胺，這些都是大腦內的天然化學物質，當你放下你的憂慮並且感到快樂時，它們會讓你有美好的感覺。接著我發現，這些物質都能刺激免疫系統，於是我便非常認真的地到處尋找快樂。我確信這是為什麼我能長期挑戰機率的主要原因，畢竟要打擊一個享受人生的人是困難的。」

林賽勇敢接受她的處境，並在面對癌症的情況下仍決心尋求快樂，這足以作為抗癌生活的例證。這是為什麼我們這些在整合腫瘤醫學領域工作的人要處理癌症疾病的心理與情緒問題，幫助患者培養能促進他們康復的心理與情緒恢復力是如此重要的原因。當我們專注於減輕壓力時，憂慮和恐懼會被一種**平靜**感取代，並且往往會對生命的美與喜悅產生新的感激之情。

在癌症診斷之前或之後，正面思想與負面思想都在我們的健康中扮演重要的角色。管理我們的負面思想，採取正向積極的心態，培養希望與喜悅，並且專注當下——這些都需要練習。和我們訓練我們的身體游得更遠或跑得更快一樣，我們也必須花時間去訓練我們的心。

目標：一天三十分鐘

展開身心練習和展開運動習慣一樣，起初你會感到有挑戰性，甚至感到痛苦，但一段時間之後，你會喜歡這種寂靜，並渴望這一段和你自己相處與放鬆的時間。關鍵是要跨越最初的障礙。如果你只是練習一、兩次，你不會看到任何成果，而且你可能會想：「這不適合我。」在最初階段，請牢記你的更大目標。你將發現經過一、兩週的每天練習，你會感到更踏實，你不會再像以前那樣對一些小事情耿耿於懷。記住，你每次練習管理你的壓力，就是在提升你的免疫系統，減緩老化過程，並改善你的心境。

身心練習的目標

- 讓自己感到有更多控制能力，減少被小事情困擾，更能妥善處理大事情。
- 擺脫壓力沉重的感覺。
- 每天體驗幾分鐘無負擔、自由自在與輕鬆的感覺。
- 開始過一種更多主動、更少被動的生活。

抗癌減壓技術

我們在MD安德森癌症中心與癌症患者合作時，使用一系列技術，如：認知行為療法（CBT）、禪修、瑜伽、按摩、太極、氣功及其他減壓模式，為患者提供做各種健康的生活型態改變時所需的一般減壓方法。如同我在前面提過，參加「綜合生活型態研究」計畫的人往往表示，課程結束後，身心練習對他們的生活和他們繼續維持抗癌生活型態的能力影響最大。

減壓技術簡介

認知行為療法（CBT）：這種短期療法指導患者如何以正面思想取代負面思想，有意識地改變他們的思維模式，並改變他們的認知設定。從史蒂夫．柯爾的熱圖和長期存活者的縱向研究中，可以看

出它對患者的長期正面影響。[1,2]

禪修：十多年來，我們的朋友茉莉M一直根據加拿大的「療養之旅計畫」（Healing Journey Program），以她自己設計的身心練習法展開她的每一天。每天的練習有助於她清除前一天可能帶來的任何壓力，清除負面思想。她的練習結合放鬆、影像與觀想。但茉莉指出，屬於她個人的視覺影像不適合每一個人，[3]重要的是要找到一種適合你自己的放鬆形式，才能每天維持下去。

腹式深呼吸：這個可以非常正式地練習，或者在飛行途中，當我們需要藉著補充氧氣的鎮定效果來取代壓力荷爾蒙造成的耳鳴時也可以練習。做幾次清空腹部的深呼吸能讓我們保持平靜，專注當下，尤其是在我們處於不可避免的緊張狀態時。[4]

太極與氣功（以及其他正規運動練習）：結合禪修與呼吸練習，使身、心保持專注與平靜。我對近一百名接受放射治療的中國乳癌女性患者做過有關氣功影響的臨床研究。[5]練氣功的女性患者的報告顯示，與對照組相比，她們的抑鬱、疲倦減少了，且整體生活品質提高。這些成果和認知行為療法及其他減壓技術一樣，都有長期效益。[6]

瑜伽：我的祖母芳達．史卡拉維利（Vanda Scaravelli）是瑜伽界的一位傳奇人物。她很晚才開始學瑜伽，我為了學習瑜伽曾經跟她共同生活了一年，因此我最了解瑜伽的治癒能力，它甚至是我早期開始研究的基礎。從我的研究與其他人的研究顯示，瑜伽能賦予身體覺察力與靈活度，能幫助癌症患者改善睡眠、改善心情、減少疲勞、增強身體機能，並有助於調節血液中的壓力荷爾蒙，以及其他種種好處。[7-10]在更深的層次上，瑜伽能增強我們從疾病經歷找到生命意義的能力，幫助我們改變生命。[11-12]祖母常叫我要「保持專注」，這可以從兩方面來解釋：（一）小心謹慎。（二）細心。許多人會認為身為義大利祖母，她指的是前者，指點她的孫子凡事要小心謹慎。但，她當然是指後者。現今，我們用「正念」

這個術語來取代「專注」，但祖母的意思是要深入關注生活各方面。瑜伽是一種協助我們更專注的媒介，誠如她在她的著作《喚醒脊椎：健康、活力與能量的瑜伽》（Awakening the Spine: Yoga for Health, Vitality, and Energy）中指出：「它（瑜伽）是一種分分秒秒都在改變的生活歷程，觀察我們什麼時候吃、怎麼吃、我們怎麼走、我們說什麼，以及我們怎麼說。所有這些事情都必須清楚明白，而且我們必須對這一切充滿濃厚的興趣。」[13]

擁抱大自然：走出去，感受陽光投射在你肌膚上的感覺。大自然是最好的治療師，最溫柔的伴侶。給自己一個療癒的禮物，當你走出去探索戶外時，花點時間專注在當下。即使是少量的自然界也能為我們的健康與幸福帶來神奇的效果。[14]

三種最理想的抗癌減壓方法：

1. 養成每天禪修的習慣，讓它引導你進入深刻的反思與分享。
2. 利用一天當中的禪修時刻，將平靜帶入你的生活。
3. 每天寫日記反映你的心境。

1. 養成每天禪修的習慣

每天練習禪修可以減輕壓力，降低疾病風險，改善健康，並有助於重新訓練我們的大腦。這種效果不只限於成年人，最近的許多研究發現，禪修可以提高九歲兒童的思考與學習技能。[15]韓國小學生經過八週的禪修練習後減少了攻擊性，降低社會焦慮，並且壓力也減輕了。[16]

對於癌症患者，禪修顯示能減輕化療副作用，降低皮質醇，並降低炎症。研究顯示，透過禪修讓心平靜下來，對你的身體與整體健康會有顯著的下游效應。

腹式呼吸法

雖然我們每個人都呼吸，但大部分人在日常生活中幾乎不會去注意我們的呼吸。這個練習將幫助你做深呼吸，使你在一天當中的任何時刻都能夠更放鬆與平靜，尤其是在你感到有壓力、焦慮，或憤怒時。當你用你的胸部呼吸時，呼吸通常淺而急促；當你用你的腹部呼吸時，呼吸會更飽滿、更深、更徐緩。

各種不同的禪修方法有個重要的共通點，就是專注呼吸。所有練習都鼓勵徐緩而深長的腹式呼吸法——又稱橫隔膜呼吸法（Diaphragmatic Breathing）。

方法：坐在椅子上，或躺在地板上或墊子上。剛開始最好先練習躺著深呼吸，因為這個姿勢能讓你更明確知道你是從胸部呼吸或從腹部呼吸。

- 為了更確切監測你的呼吸，請將一隻手放在你的肋骨正下方的腹部上。
- 從你的鼻子深深吸氣，感覺空氣進入你的肺葉底部；換句話說，就是盡量把空氣深深吸進去。
- 如果你是用腹部呼吸，你的手應該在吸氣時隨著腹部上升，你的胸部則應該保持不動。
- 用力吸氣後暫停，然後緩緩地從鼻子呼氣。如果用鼻子呼氣挑戰性太高，你可以用嘴巴吐氣，但要微微噘起你的嘴唇，讓空氣緩慢地釋出。把空氣完全吐出，騰出更多的空間讓你的肺部再一次吸飽空氣。

● 吸氣五秒，然後緩而深地吐氣六秒。你的吐氣時間可以比吸氣時間略長。

這是你每天早晨醒來和夜晚就寢前一個很好的練習方法。花幾分鐘做深呼吸，嘗試練習至少五分鐘。白天在公司或在家遇到困難的工作時，不妨暫時停下來做三次腹式呼吸，集中精神，讓自己平靜一下再繼續工作。如果你有子女，不妨鼓勵他們在睡前或心情沮喪時採用這種方法。這是將你的深呼吸融入你的生活、和你的孩子一起度過安靜的時光，以及讓他們開始把這種有效而簡單的管理壓力的終身技能裝入他們的抗癌工具箱的一種絕佳方式。

從專注禪修開始

現在你了解腹式呼吸法了，下一步是開始專注禪修（focused meditation）。專注禪修就是將個人的注意力保持在一個目標上，無論是實質的或象徵性的目標。

方法：

● 坐在地板上或椅子上，或是找一個能讓你專注在你選定的目標上的舒適地點。

● 開始做腹式呼吸，花五分鐘先將你的注意力集中在你的呼吸上。

● 即使在不經意間，你的注意力從呼吸轉移到你選定的目標上，你仍然要持續做腹式呼吸。

我們建議從專注呼吸的禪修開始，但你也可以把注意力集中在一根蠟燭的火焰上或一個聲音上（例如：持誦「嗡」這個音節；重複吟誦「平靜」、「喜悅」、「健康」這類強而有力的字詞；

或諸如「我堅強……我值得……我是完整的」這些強有力的句子）。禪修過程中，每當你發現你的注意力分散，或者被雜念或生活問題所覆蓋時，請將你的注意力輕輕地帶回到你的呼吸上，然後把焦點放在你專注的目標。

其次開展為正念禪修

一旦你的專注禪修練習堅固、你已養成每天禪修二十分鐘的習慣後，你可以嘗試轉向正念禪修（mindfulness meditation）。這種定向的坐禪有助於你學習安定你的心，並以平等心觀察自己和他人。研究顯示，修習正念禪修能促進免疫系統，減少抑鬱，改善整體健康。

方法：

- 一開始先做五分鐘的腹式呼吸專注禪修。
- 把焦點放在你的呼吸上，注意空氣進入你的身體，然後徐徐離開你的身體的感官覺受。
- 每次發現你的注意力已離開呼吸時，平緩地將它帶回到當下這一刻，繼續觀察並注意你的呼吸吐息。
- 當你在觀察你的呼吸時，你可能會不時發現你慢慢察覺到你的身體覺受。當你持續察覺到身體的覺受時，看是否能擴大你的覺察範圍，把你對整個身體的感覺也納入觀察，去了解你正在體會的感受。
- 只要觀察這些感覺與感官覺受，不要判斷也不要回應它們。
- 不要隨順你的念頭，靜靜坐著，只是冷靜地觀察這些雜念來了又去，讓它們像浮雲從天上飄過，或鳥兒從你頭上掠過一般。

● 結束禪坐時，讓意識緩緩回到你的四周環境，並嘗試讓你在禪修時體驗到的平靜與祥和的感覺延續到這一天結束。

最後擴展為慈悲／慈愛禪修

理想的抗癌禪修練習從專注禪修開始，接著進入正念禪修，最後以觀修慈悲或慈愛結束。觀修慈愛主要是培養與分享愛，如果你覺得聽起來有點肉麻，不妨考慮一下：研究顯示，觀修慈悲對我們的健康、幸福感、展望、自信心，以及我們與他人的關係，有短期與長期的影響。[17-19] 觀修慈愛目前已被用來協助有創傷後壓力症候群的退役軍人減輕抑鬱和其他症狀，減少偏頭痛與腰背疼痛，以及改善迷走神經張力——幸福感的生理標誌。[20]

方法：

● 先從做幾分鐘腹式呼吸開始。
● 接著轉為正念禪修，繼續做五分鐘。
● 現在將你的注意力轉移到你的親人身上，觀想這個人，並注意你的身體對他們產生的感受。
● 在你的觀想中放下這個人，但仍保持他們帶給你的感受，用同樣的愛觀想你自己。當你把這種愛的感覺轉移到自己身上時，請大聲複述或默唸以下這段話（或者你想告訴自己的話）：

願我幸福與快樂
願我健康

願我以平靜與專注的態度參與生活

願我安居樂業

● 注意你的感官覺受和感覺，讓這些覺受生起，但不要以任何方式判斷它們。

● 接著，嘗試將愛送給支持你、經常「在你左右」的人。將這個人放在你心上，想像他們在你面前，然後大聲複述或默唸以下這些句子：

願你幸福與快樂

願你健康

願你以平靜與專注的態度參與生活

願你安居樂業

● 接著將你的關愛轉向朋友與熟人。

● 將你的愛送給你居住的廣大社區。你可以觀想你的朋友、你的同事，或你的鄰居。對他們說出，或者在心中默唸以下句子：

願你們幸福與快樂

願你們健康

願你們以平靜與專注的態度參與生活

願你們安居樂業

● 在你即將結束這次禪修之前，請將愛送給你居住的廣大世界，讓你的愛從家人、朋友、同事，擴大到地球上的所有人類與生物，當然也包括你在內，然後複述：

願我們幸福與快樂

願我們健康

願我們以平靜與專注的態度參與生活

願我們安居樂業

- 用一點時間去感受來自你內心的分享，感受你寬廣的內心世界，你光明的覺知，你溫暖的愛與慈悲，以及內心的喜悅。
- 當你的注意力回到房間時，徐徐地感知你的周遭，讓這個練習的益處擴展到你生活的各方面。

理想：有關禪修效應的研究大多數是每天練習至少二十分鐘，但有些研究發現，即使每天禪修十二分鐘也有益處，包括影響你的端粒酶。如果你用更短的時間開始練習，很難安頓下來並感受到或衡量它的效益。一旦養成每天禪修二十分鐘的習慣，即使是短期禪修也會有較大的影響。

如果你需要更多指導：如果有人指導，你會發現禪修容易得多。你可以在我們的網站上找到我們在本章推薦的定向禪修。

2. 短暫的禪修

當你開始建立每天的禪修練習時，重要的是你要把這種新的平靜與祥和的感覺融入你的生活，和你的呼吸重新連結，並增強你的覺知。我們的好友與同事亞歷杭德羅．喬爾博士（Alejandro Chaoul）向我們介紹幾種短暫的禪修。你可以從日常生活中抽出短暫的時間專注在你的呼吸上，使你穩定踏實地度過一整天：

- **在家中或辦公室內：**將你的雙臂往上伸舉，拉長你的背部，然後從你的鼻子把空氣深深吸入你的腹部，再從鼻子呼出。接著放下手臂，合掌，手心向上擱在你的腿上，閉上眼睛，做幾次緩慢、平靜的深呼吸。
- **洗手、淨心：**在浴室鏡子上貼一張便條紙，提醒自己每次洗手時專心呼吸，同時淨化你的心。當你專心洗手、呼吸時，要感覺你也同時在清洗你的心。
- **開車時找出平靜的心：**我們每天花很多時間在開車，因此在道路上找禪修時刻十分重要。美國汽車協會有一項報告指出，美國人一天花在車上的時間超過一百分鐘，一年下來相當於七個工作週（每週工作四十小時）。[21]無論是開車送孩子去赴約、練習、上課，或自己去上班、上學，我們都需要在開車時找到內心的平靜。當你遇到紅燈時，花一點時間和你自己連結：放下你的手機，關掉車上的收音機，然後平靜地呼吸。當你吐氣時，同時釋出你的念頭與焦慮。只要紅燈仍亮著，你就持續將平靜祥和的念頭吸進去，然後將不安、煩躁與負面的感覺吐出來。
- **行禪：**走路時，用一、兩分鐘專注在步行上——只專注與你走路有關的一切：身體動作、感受兩腳與地面接觸的感覺等等。

3. 寫下你的反思

根據以下提示，用十分鐘至十五分鐘寫下你的反思內容。不要擔心拼字、文法或句子結構正確與否，利用這個屬於你自己的時間，盡量深入反思你的生活。

禪修反思：禪修結束時，反思你的禪修練習。你注意到什麼？它比上一次更容易專注嗎？你的思緒飄向何處？你的思緒飄向正面的思想與情緒，抑或負面的感覺與焦慮？探索你在禪修時經歷的一些念頭與情緒。

核心價值反思：反思第七章〈以愛與社會支持為基礎〉中所提的你的核心價值。你如何與你的核心價值保持一致？你在什麼地方偏離方向？你的身心練習如何幫助你的信念與價值保持一致？你需要改變什麼使你保持一致？

觸發與解決的反思：探索什麼會觸發你的壓力。寫下你對管理每一個觸發點的想法。探索你找到的管理壓力的成功策略。你如何才能將你的壓力管理練習列為優先？

摘要：抗癌生活指南——減輕壓力

1. **每天禪修：**養成每天至少禪修二十分鐘的習慣。這個練習應該貫穿三種不同類型的禪修：專注、正念與慈悲。
2. **寫下你的反思：**寫下你的禪修練習、核心價值，及觸發與管理壓力的方法。
3. **每天找出短暫的禪修時刻：**高舉你的雙臂，然後做腹式深呼吸。專注在當下——洗手、刷牙、等紅燈，或幾分鐘的行禪。

壓力管理也許最有挑戰性，但它的回報也最大。我們的建議獲得健康者與癌症患者及倖存者的相關研究的支持，這在前面已經說過了，但仍值得一再重複：最好的身心練習是你每天做的練習。

第九章——休息與恢復

如同生命的自然節律一樣，健康與康復也有自然節律。人體的設計像發條裝置的運作，事實上，身體包含若干內部調節系統，以休息來平衡生理期活動，使我們的器官（如：肝臟、胰臟、腎臟、肺和腸）與免疫、荷爾蒙及基因調控系統按照一定的節奏運作。負責管理這些複雜過程的是一種實際的結構，我們稱之為「生理時鐘」（body clock），或主宰系統。它調節身體的「次要」計時系統並與它們相互作用，其中有幾個我在前面提到過。[1]

生理時鐘實際上是兩個結構，它們位於大腦左右兩半球的前腦的下視丘區。[1]這兩個結構內的許多微小的神經元群調節我們的睡眠—清醒週期，與地球圍繞太陽運行的二十四小時週期大致相同。事實上，這些神經元群中的每一個神經元似乎也以大約二十四小時的節律在運作，因此，我們的生理時鐘實際上是被成千上萬個微小的「時鐘」以和地球的白天與黑夜自然狀態協同運作的方式驅動。[1]我們整個身體的組織也有時鐘，[2]本質上，大腦內的時鐘就如同交響樂團的指揮，而組織內的時鐘則保持各自的節律，如同樂團中的弦樂或管樂部分，與樂團協調運作。這些小時鐘與生理時鐘合作，形成我們所謂的晝夜節律（circadian rhythm）。[2]

我們都知道，當我們沒有得到足夠的夜間休息時會怎樣：我們第二天會感覺很糟糕。這也難怪，因為當我們睡得太少而感到疲倦時，我們容易受負面的生物學結果的連鎖效應影響。3我們的心理與生理可能會變得遲鈍而嚴重影響我們的生活品質，使我們更容易發生意外或生病，包括

慢性疾病。[4-7]

由於我們的生理時鐘調控所有的一切，從睡眠與飲食提示、核心體溫、製造荷爾蒙、調控胰島素與葡萄糖代謝、細胞再生、腦波活動，多得不計其數，忽視它的提示將使我們付出極大的代價：經濟上會造成工資損失；社交上造成溝通不良與人際壓力；精神上會促進一切，從抑鬱到精神疾病（視我們的生理時鐘「失調」的程度而定）；以及生理上會抑制免疫系統，削弱身體防禦疾病與恢復健康的整體能力。[8]

因此，學習辨識與尊重我們獨特的晝夜節律，對我們的健康與疾病防禦極為重要。我們只需要願意去傾聽我們的生理時鐘一整天給我們的細微，以及不那麼細微的提示，調整我們的生活型態選擇，讓它們去認識並支持這些自然訊號。當你調整到你自己身體的獨特節律時，你會發現這種同步的美。當你聽從暗示去行動或休息時，你就有機會以深刻的治癒方式調整你的身心。你將體驗到一種平衡狀態，並且由於你的身體更能適應治癒和疾病預防，你會更關注眼前並獲得更多的生命力。這是抗癌生活的目標——為你提供做選擇時所需的訊息，使你的生物作用同步化，並獲得最大程度的健康。

休息與恢復活力是抗癌生活的主要部分，而調整我們的生活型態，為健康而主動休息，將使我們能過更好、更健康的生活，無論我們有沒有癌症。誠如伊莉莎白女王時代的劇作家湯瑪斯·德克（Thomas Dekker）在他的著作中所說：**「睡眠就像一條金鍊子，把健康和我們的身體聯繫在一起。」**[9]

我在改變我的抗癌生活型態時，一開始我低估了睡眠的重要性。我改變我的飲食，然後考慮加強我的鍛鍊，但我想不出如何將它納入我的日常時間表。於是我決定提早一小時起床，先運動一小時再做其他的晨間例行活動。我計畫每週這樣進行六天，至少維持六個月，看我是否能享受到我所預期的促進健康。於是我每天（星期日除外）清晨五點醒來，運動、淋浴，然後帶著一種我已認真在過抗癌生活的感覺出門。起初，我承認，我對自己如此輕易就能轉變感到自豪，直到……幾個月後，我開始接到家人與同事的關懷。我在工作時變得更焦躁，而且不容易溝通；在家時我的脾氣暴躁與倔強，再加上我的工作開始受到影響。我記得清晨通常是我的「大腦」最有效率的時刻，現在這個解決問題的重要時刻已被橢圓運動機取代。最後，在一個壓力特別大的晚上，艾莉森注視著我，說：「你的臉色蒼白，氣色不好，我想你需要多一點睡眠。」當然，她是對的。我沒有調整我的時間表讓我有七小時的充分睡眠，相反的，我削減一小時睡眠，把這個鐘頭讓給了清醒時的生活。真是大錯特錯。

為了多運動而犧牲睡眠，結果反而為我的整體健康帶來反效果：我少做了很多事，為此我的壓力增加了。因為有壓力，我更容易激動，也少了一點幽默。才短短幾個月，我就從感覺良好變成感覺很糟糕，與過去判若兩人。我當時不知道的是，晚上少睡一個鐘頭對我的細胞也會有不良的影響，炎症增加、免疫功能下降，並且改變我的基因功能。於是我決定取消早晨五點起床，改而在清醒的時間運動，這點我會在後面再分享。我要說的重點是，一旦我讓我的身體得到它真正需要的睡眠後，我立即感覺好多了，並且在家庭、工作與生活其他方面也更順利了。

晝夜節律之美

我們的身體被設計成當我們處於平衡——甚至和諧——狀態時，我們的內部系統會以消長的方式發揮最大的功能並避免疾病。白天，我們主要受「晝夜節律喚醒系統」（circadian arousal system）的影響，它的特徵是在大約清晨五點、或黎明時釋放荷爾蒙皮質醇。[10]隨著早晨時間推進與皮質醇水平上升，我們的器官與細胞開始消耗燃料，我們的荷爾蒙流動，我們的大腦變得警覺。從生物學的角度，白天是我們最有活力的時候，並且在理想的狀況下，我們的身心最活躍。當白天過去，太陽開始落下時，它就由「恆定睡眠過程」（homeostatic sleep process）接手，並且在我們的皮質醇水平開始下降時，我們很自然地會想在下午小睡片刻或休息（大約在下午一點至三點間）。這時許多人會喝咖啡或吃糖，或其他刺激性的東西來提神——至少在美國是這樣。（在我的祖國義大利地中海文化中，這種生理減緩現象在同一時間被確認，人人都停下來，離開他們的工作去午休）。當這一天進入傍晚時，我們開始果決地從刺激與光照的循環轉入休息與黑暗，因為我們的身體停止製造皮質醇，開始產生天然的鬆弛劑褪黑激素。當黑暗降臨時，我們的新陳代謝系統開始變慢，我們的心開始安靜，我們的身體開始放鬆。我們的體溫下降，我們的呼吸變慢，然後當我們可以時，我們就會睡著。在我們閉上眼睛真正睡著，心沒有專注在手邊工作的這段期間，大量的癒合與修補發生了。我們不再把能量用在對外，現在所有的能量都用在身體內部。

被干擾的生理時鐘

你上一次因感到「疲倦」而上床睡覺是在什麼時候？你上一次醒來時感到神清氣爽是在什麼時候？很多人都很難記得。

我們的行為演變成和晝夜節律相反的原因有很多。我們生活在電氣化的時代，很少經歷到如今只能在地球偏遠地區才能看到的真正黑暗。電力不僅打破我們身體渴望獲得最佳睡眠所需的黑暗，並且使我們從事進一步削減我們亟需的休息時間的行為。這包括日夜工作的能力（我們在輪班工人身上看到嚴重的健康問題，包括一些更高比例的癌症）；電子設備侵入過去沒有藍光的環境，例如我們的臥室，現在都安裝了電視機、電腦、閱讀平板電腦，以及無所不在的手機充電器。事實上，電子設備發出的光線能抑制褪黑激素，干擾我們入睡和熟睡的能力。[11] 隨著電力而來的是科技，資訊容易取得，於是我們改而坐在辦公桌前工作，但我們久坐不動的方式可能縮短我們的壽命。諷刺的是，坐著不動也會干擾我們獲得充分睡眠的能力[12]。當你傾向坐在沙發上長時間觀看你喜愛的二十四小時串流節目，或者你把手機放在床頭，半夜來電與通知使手機震動或發出聲音時，你很難獲得足夠的睡眠。

除了在光線明亮的世界生活受到干擾外，我們的飲食習慣（理想的情況是由我們的生理時鐘調控）也受到影響。這又會對我們的睡眠造成不良影響，進而影響我們在工作時保持專心或身體敏捷的能力，並相對影響我們的體重和我們的整體健康。[13-15] 我們的生理時鐘如今被我們的野心與發明所支配，研究顯示，當我們尊重我們的晝夜節律，在我們需要休息時休息，在我們需要活動時活動，我們才能得到最佳的健康。[16-20]

睡眠的治癒力量

我們**一生大約三分之一的時間**都花在睡眠上，這意味著，如果我們活到七十五歲（大多數美國人的平均壽命），我們至少有二十五年是在睡覺。

歷代以來，詩人與哲學家被神秘、甚至浪漫的睡眠所吸引，但直到近五十年左右，研究睡眠現象才成為一種醫學專科。現在有越來越多令人信服的研究機構與資料，證實我們的身體一直都知道的：充足、健康的睡眠對整體健康與保健至關重要。[21]

但，我們不得不承認，我們多數人都沒有良好的睡眠。[22,23]有五分之四的人說，他們每週至少有一次因為睡得不好，醒來後感到精疲力竭。[24]整整百分之三十五美國成年人將他們的睡眠描述為「尚可」或「不佳」。[24]在全世界，超過百分之二十人口報告他們有某種睡眠問題。[25]簡單來說，我們大多數人都沒有獲得真正的恢復性休息的質與量，以便我們的身心維持最佳功能。

日常生活對我們的身體與心智都是一種消耗。夜晚，我們的身體應該退出外界的壓力，著手處理這些壓力源對我們的器官與細胞的影響。多數人都知道，睡眠本身有一定的節律，整個晚上會規律地發生不同階段的睡眠深度與活動，但很少人了解每天晚上睡覺期間，我們會經歷幾個睡眠週期。在夜間修復的高峰期，人類生長荷爾蒙（HGH，又稱人類生長激素）被釋放，（有趣的是，兒童的骨骼主要是在睡眠期間生長），蛋白質被合成，脂肪被分解用來修復組織。[26-28]人類生長荷爾蒙（在睡眠最深階段分泌）刺激細胞分裂與修復。[29]時間生物學家和其他科學家甚至能確定最大量的修復時間是在晚上十一點至凌晨一點——俗話說「早睡早起身體好，財富、智慧、沒煩惱」大概就是這樣來的。因為，如果我們想從這扇夜間修復的黃金之窗得到好處，我們就必須在夜晚十一點以前睡著，以便進入這個迫切需要的深度睡眠週期階段。

當我們的身體在進行自我修復時，我們的免疫系統經過白天努力工作維持我們的健康之後，此刻也在恢復平衡。我們的免疫系統是身體自然的防衛系統，它只有在我們得到充分休息時才能發揮最大功效。當我們沒有得到充分休息時，會對一些重要的癌症特徵產生負面的影響，包括**炎**

症升高與免疫功能下降，使我們容易受到感染，有些研究還顯示腫瘤生長惡化。[3,30,31] 新興的研究同時發現，睡眠障礙與重要的生理時鐘基因及其他癌症特徵——包括：**啟動癌細胞增生信號、使癌細胞能夠永遠複製**，以及**啟動腫瘤侵襲與轉移**——之間的調變有一些關係。[32-38] 從我的實驗室和其他實驗室的證據也顯示，皮質醇的二十四小時節律失調——應該在睡醒時升高，並在白天和傍晚時逐漸下降，直到下一次睡醒時才又再度升高——和許多癌症（包括乳癌、腎臟癌，及肺癌）的死亡率增加有關。[39-41]

我們也會因為有足夠的睡眠而降低白天發生事故的風險，使壽命延長；保護我們免受精神健康問題的發作或惡化，如抑鬱和焦慮；使我們更能妥善處理與回應我們的日常壓力；控制我們的體重，使許多與體重過重有關的健康問題風險（包括某些癌症的發病）降到最低；以及抑制器官與細胞衰退。[7,26,42-48]

我們睡覺的時候，不僅我們的器官和細胞得到休息，我們的整個肌肉骨骼系統也能放鬆與恢復活力。在我們睡眠的做夢階段——我們所謂的快速動眼期（REM）——我們會變得有點癱瘓，我們的肌肉會放鬆。[49] 一些睡眠專家假設，這種鬆弛狀態旨在使大腦進行補充之際，讓我們保持原狀。在更實際的層面上，保持靜止不動是為了停止不必要的荷爾蒙的產生，減低能量被導入與修復無關的代謝過程。

因此，當你在睡覺時，你正在進行一輪全面性的恢復與治療。自由基被清除，避免和氧氣結合造成細胞受損。[50] 由於這個過程大部分集中發生在我們休息期間，有些科學家甚至把睡眠稱為天然抗氧化劑。[51] 事實上，睡眠現在被醫學界視為成功阻斷自由基破壞與細胞修復不可或缺的東西，以致有些科學家開始將睡眠障礙——尤其是長期的輪班工作——歸類為「可能的」致癌物，

因為它與增加炎症和危害免疫功能有關。我們知道這兩者都與癌症的形成與增長有關。[3,52-56]

這一切都導致一個重要的，以及無可否認的事實：長期睡眠不足（成年人每晚睡眠時間平均少於六點五小時）和死亡率增加有關[6]。而且目前正在研究，它可能是個癌症風險因子。

在二〇一三年一項特別令人關注的研究中，英國薩里大學的研究人員採集二十多名在一週內每晚睡足八點五小時的受試者的全血ＲＮＡ（核糖核酸）樣本，研究他們的基因表現概況。[38]他們將這些血液樣本，和同樣這些受試者被限制每晚只睡五點七小時、為期一週之後的血液採樣做比較。結果發現，睡眠不足會影響數以百計與新陳代謝、炎症及免疫反應——這些都是重要的癌症特徵——的基因。

其他研究同時發現，長期睡眠不足與端粒縮短有關。我們前面提過，已知端粒縮短是個癌症風險因子。英國的研究人員在二〇一二年所做的一項研究發現，每晚睡五小時或更少的人，和每晚睡七小時以上的人相較之下，平均端粒縮短百分之六。[57]這項研究調查兩百多名健康中、老年男性（平均年齡六十三歲）的睡眠習慣與對應的端粒長度，發現即使將年齡、體重、吸菸習慣、教育程度、就業狀況，以及受試者報告有無抑鬱等差異納入考量，其影響依舊相同。他們的生理年齡似乎受到他們的睡眠多寡的直接影響。

此外，睡眠現在已成為若干研究的主題，這些研究正在探討睡眠不足或過度睡眠與腫瘤生長的因果關係。[58,59]

睡眠與巔峰表現

癌症醫學一個不斷演進的焦點，是努力為人們嚴苛的治療挑戰提早做準備。相對於傳統的復健或**治療**模式——等到不好的事情發生之後才介入醫療——這種新的「術前復健」（prehabilitation）模式與**預防**哲學一致。術前復健旨在預防不好的事情發生，以癌症治療為例，目的是改善癌症結果、減少副作用。

優秀的運動員都知道要對精神與身體高度要求的事件預作準備，訓練的主要項目集中在飲食、鍛鍊與情緒平衡。體育界許多偉大的運動員也非常重視他們的睡眠，一個很好的例子是美國泳將麥可・菲爾普斯（Michael Phelps）——世上拿到最多奧運金牌，堪稱有史以來最偉大的運動員之一——他在積極受訓期間，每週練習七天，在泳池中的紀錄是七萬碼至十萬碼。[60]這意味著他每天待在水中三至五小時——接近一份全職工作的時間——進行最嚴謹的訓練。為了增強體力和耐力訓練，菲爾普斯吃高營養、高熱量的飲食（營養學家估計，他每小時的訓練需要大約一千卡路里的食物熱量，或每天六千卡路里）。[61]但最重要的是他睡覺，並且是大量的睡眠。受訓期間他每晚睡八小時，每天下午再睡二至三小時，[60]這表示菲爾普斯在受訓期間一天睡十至十二小時。「我不能說這樣足夠了，我認為人們都不重視睡眠是一件多麼重要的事。」菲爾普斯說。而且，不是只有他這樣。據報導，籃球名將勒布朗・詹姆斯（LeBron James）在ＮＢＡ球季比賽期間每天晚上睡十二小時；網球明星羅傑・費德勒（Roger Federer）每晚也要睡十二小時左右；全世界跑得最快的人尤塞恩・博爾特（Usain Bolt），每晚至少睡十小時；網球天后大威廉絲（Venus Williams）也是如此。[62]

最近的研究顯示，這些表現優異的人得到足夠的睡眠，能改善他們的反應時間、他們的敏捷度和準確度，減少可能的傷害與疾病，延長他們的競爭壽命，還能增進他們的心理強度。[63,64] 研究顯示，睡眠對運動員的成就至關重要。

「如果你告訴一個運動員，你有一種療法能減少與壓力有關的化學作用，增加人類天然的生長激素，增強恢復率，並促進表現，他們都會接受。睡眠就是在做所有這些事情。」達拉斯獨行俠隊（Dallas Mavericks）的首席運動保健師凱西．史密斯（Casey Smith）說。[65] 因此，如同運動員利用睡眠支持健康，使他們展現最好的成績一樣，我們也需要培養高品質的睡眠，使我們的身體保持巔峰狀態，維持我們的健康並預防癌症，或為癌症治療與恢復的挑戰預作準備。

睡眠不足的副作用

如果我們以運動員為例來證明睡眠是成果表現的預測器，那麼大多數美國成年人都在苦苦掙扎。二〇一三年，一項蓋洛普民意調查發現，美國成年人平均每晚只睡六點八小時，比過去七十年的平均率減少一個多小時。[66] 一九四二年，蓋洛普這項分析的檢測年，百分之八十四的美國人每晚睡七至九小時——這是睡眠專家至今仍然一致建議的最佳健康與福祉的睡眠量。[67,68] 但現今達到這個目標的只有百分之五十九，意思是百分之四十以上的美國人沒有足夠的睡眠。[66]

這對兒童——尤其是青少年——更是一大挑戰。這是因為青少年正在進行龐大的神經塑成與發展過程，在這過程當中，青少年的大腦與獨特的晝夜節律同步運作，它會改變青少年的生理時鐘，使睡眠提示（被荷爾蒙與其他線索驅動）比我們多數人更晚，大約在晚上十一點左右。[69,70]

這表示，一個在晚上十一點左右或午夜自然入睡的青少年，最低限度必須睡到第二天早上七點至九點，才能達到最佳健康的睡眠建議量。但不幸的是，在晚上十一點至次日上午八點這段時間睡覺，對大多數青少年來說不符實際，因為學校的上課時間表與這個自然生理時鐘衝突。研究顯示，只有百分之十五的美國青少年達到這個八至十小時目標，而對於那些沒有達到目標的青少年，在生理、心理、情緒，以及學業表現方面都付出了代價。[71] 事實上，二〇一四年的一項調查顯示，超過百分之九十的美國中學生都被剝奪睡眠。[72] 知道有這麼多疾病在它們顯現之前已孕育了許多、許多年——尤其是癌症，它們的種子能「播種在身體內」長達四十年才被檢測出來——這個事實讓我這個不僅是癌症照護與預防專業人員，同時也身兼幾個青少年的父親格外無法忍受。布朗大學沃倫阿爾伯特醫學院（Warren Alpert Medical School）的睡眠研究員及精神病學及人類行為教授瑪莉·卡斯克敦（Mary Carskadon），將青少年熬夜的生理驅動與必須早起上學的衝突形容為「完美的風暴」。[69] 簡而言之，學校上課時間的社會規範與青少年的生理時鐘是衝突的。

二〇一五年二月在《少年與青年期刊》（Journal of Youth and Adolescence）發布的一項研究，調查維吉尼亞州近兩萬八千名中學生的多種樣本。[73] 這群青少年中，只有百分之三報告每晚達成九小時的良好睡眠目標，百分之二十稱他們每晚睡不到五小時，而他們每晚的平均睡眠時間是六點五小時。研究人員從這些問卷推斷，每減少一小時睡眠，悲傷或絕望感就增加百分之三十八，想自殺的感覺增加百分之四十二，藥物濫用增加百分之二十三。當然，我們不能從這種調查下結論說睡眠剝奪是心理健康問題的唯一原因，但由於我們知道青少年已面臨高比例的抑鬱、失眠及其他心理健康問題風險，這些調查發現值得被注意。

那麼，如果睡眠不足對我們所有人都會造成如此大量的心理與生理問題，我們都怎麼做？

當我們睡眠不足時，我們會變得遲鈍，而為了振作精神，我們會求助於提神的東西，如咖啡、香菸、食物、酒精，或藥物——這些都能為我們提供短暫的好處，但我們卻得付出長期健康的嚴重代價。當我們沒有得到足夠的睡眠時，我們會進入一種慢性壓力狀態，並可能引發不良生活型態選擇的骨牌效應，例如暴飲暴食、活動太少、精神抑鬱與焦慮，以及最重要的，使我們的身體容易受到感染、發炎和生病。

睡眠不足的高昂代價

睡眠醫學成為一門專科始於一九七〇年代，科學家開始發現睡眠不足是美國人意外死亡的一個主要原因。大多數交通意外死亡都與駕駛人打瞌睡有關，調查人員並認為一連串嚴重災難事故——包括三哩島與車諾比核子反應爐爐心熔毀、埃克森油輪「瓦迪茲號」漏油事件，以及「挑戰者號」太空梭爆炸——與睡眠限制，以及在生理時鐘驅動睡覺的時刻工作有關。[74] 最近，在紐約與紐澤西發生的火車事故，包括二〇一三年一起造成四人死亡的車禍，都被認為與睡眠受到限制的工程人員有關。[75] 今天，估計有四千七百萬美國人——遠超過總人口的百分之十，有睡眠障礙。[76] 服用助眠處方藥試圖補救的將近九百萬人。[77]

二〇一六年，據估計，睡眠不足造成的生產力下降與工作場所事故，造成美國經濟損失四千一百一十億美元，[78] 遠高過世上其他任何國家。

缺乏睡眠也改變了我們代謝食物的方式。由於改變我們的身體調節胰島素與其他重要荷爾蒙的方式，造成目前舉世流行的肥胖症和第二型糖尿病。[79]研究同時顯示，在一生當中，每晚睡眠不足六小時的人比較容易肥胖，即使他們有定期運動也一樣。[80]研究同時顯示，缺乏足夠的睡眠會影響荷爾蒙分泌，第二天會增加飢餓感。[81]二〇一三年在一項對近一千四百名費城郊區中學生所做的研究中，研究人員發現，每增加一小時睡眠與身體質量指數降低有關，尤以最肥胖的青少年降低幅度最大。[82]在成年人方面，睡眠不足與糖尿病、中風、心臟疾病等多種疾病有關。[83,84]

睡眠不足最好的補救方法是……睡覺，但是有一種方法可以讓你睡得好，而且不是平常睡覺偷工減料，到了週末才睡懶覺；週末睡懶覺實際上會造成「社交時差」（social jet lag），和跨越時區旅行沒什麼兩樣。[91]睡眠節律是規律的，而且有點固定，但每個人都不一樣，你要學會傾聽，當你的身體和心靈暗示你睡覺時間到了，聽從它們就對了。

睡眠對抗癌生活的益處

- 睡眠調節我們的食慾。睡得好、吃得好，我們比較能維持健康的體重。[81]
- 睡眠調節與肥胖相關的重要生物學過程。[79]
- 睡眠對保持身體最佳狀態至關重要。我們的肌肉和細胞需要靠睡眠來再生、排毒及康復。[26]
- 睡眠有助於維持正向積極的情緒。[85]有充分的休息，我們才能有效反映生活中的壓力源，並維持健康的關係。[86,87]
- 睡眠對心智的表現至關重要。[88,89]我們需要充分休息來應對與避免意外和受傷。[4,90]
- 睡眠是我們健康的守護者：如果睡得好，我們更能預防疾病和得到更好的結果，包括癌症。[23]

睡多少才夠？

由於我們習慣認為睡覺不是一個有意義的行為，所以我們總是設法減少睡眠，但我們這些過來人都知道，這是行不通的。睡眠是一個複雜的過程，它是一連串需要足夠的時間去展開與完成的生理過程。我們可以用某種方法破壞這種過程並且抄捷徑的想法是不可取的。睡眠研究人員對我們睡覺時的生理過程知道得越多，他們就越能訓練與調整他們對最佳睡眠時間的了解。

我們附上以下的建議，顯示我們對睡眠時數的重要性的理解正在改變。科學家正逐步了解休息的高峰期與睡眠的特定生物學過程。我們的生活是不固定的，所以我們的生物週期多少也不固定，這說明了為什麼最佳睡眠時間被設定在一個範圍內——但不是因為大多數人都這麼認為，事實上，有可能是睡得太多或睡得太少。據估計，高達百分之三十的美國人睡得太多，[92] 如果我們將健康的睡眠時數以曲線來表示，則有百分之四十在目標範圍之下，另外百分之三十在目標範圍之上，只有我們這一小部分人——大約百分之三十——得到適度的睡眠。[92,93]

二〇一五年，美國國家睡眠基金會（ＮＳＦ）針對各年齡群的睡眠時數目標發布新的建議，[87] 新建議如下：

年齡	建議睡眠量
新生兒（0～3個月）	每天14～17小時（從12～18小時縮小範圍）
嬰兒（4～11個月）	每天12～15小時（從14～15小時擴大範圍）
幼兒（1～2歲）	每天11～14小時（從12～14小時擴大範圍）
學齡前（3～5歲）	10～13小時（從11～13小時擴大範圍）
學齡兒童（6～13歲）	9～11小時（從10～11小時擴大範圍）
青少年（14～17歲）	8～10小時（從8.5～9.5小時擴大範圍）
青年（18～25歲）	7～9小時*（*此為新的類別）
成年人（26～64歲）	7～9小時（不變）
老年人（65歲以上）	7～8小時*（*此為新的類別）

過猶不及

加州大學洛杉磯分校賽梅爾神經科學研究所（Semel Institute for Neuroscience）的麥可・歐文（Michael Irwin）博士是研究睡眠與疾病關係的世界頂尖科學家之一。他強烈意識到我們以每晚八小時的甜蜜睡眠為真正目標，是一件多麼重要的事。

歐文表示，睡眠超過八小時的人通常沒有享受到高品質的睡眠。長時間睡眠的人特別容易生病，例如，睡太久可能使心臟疾病風險增加近百分之三十五。[94] 還有令人信服的科學證據顯示，睡太久會導致其他與死亡有關的情況，如肥胖、抑鬱，以及糖尿病與癌症這類慢性疾病。[6] 我們不知道哪一種會先發生：健康問題，還是睡眠不佳問題。但孰是因、孰是果的問題都不如改變動力來得重要。「睡眠品質不佳，無論是睡太多或太少，都和炎症增加有關。我們已知炎症是涉及一系列健康問題的途徑，包括癌症這種重大疾病的發作或惡化。」我們將在本章稍後討論如何調整你需要的生活型態來獲得最佳的睡眠。

大腦的瘋狂夜生活

當我們想到睡眠時，我們會想到做夢與榮格，以及心是空靈、虛無縹緲、抽象的。而且直到最近我們都沒有真正思考過，當我們睡著的時候，組成大腦這個神奇器官的大量細胞與神經元和血管到底在做什麼。

即使大腦只占身體總質量的百分之二點五左右，它卻占用百分之二十五我們產生的能量，和百分之二十五我們呼吸的氧氣。[95,96] 大腦由神經組織組成，依賴身體其他部分產生的葡萄糖供給來發揮功能。作為整個身體的指揮中心，可以說身體其他部分所處理的能量主要是為大腦提供燃料。

那麼，當我們睡覺時會發生什麼？我們知道深度睡眠使我們恢復活力，思路清晰，為我們的身體提供它需要的其他東西。但大腦呢？

二〇一三年，紐約州羅徹斯特大學（University of Rochester）的一個研究團隊探索一個看似簡單的問題：大腦晚上都在做什麼？由醫學博士梅根．內德加（Maiken Nedergaard）領導的這個研究團隊發現，當我們睡覺的時候，大腦實際上在進行重要的清理過程。[97]

內德加與她的團隊觀察小鼠睡覺時的大腦，結果使他們大為震驚。小鼠的腦細胞收縮，使神經膠質細胞擴大，將神經血管團團圍住，然後透由腦脊髓液將細胞廢物送出大腦。內德加將此一膠質細胞網路及驚人的排除神經毒素與廢物的系統命名為「腦部類淋巴系統」（glymphatic system，又稱「膠質細胞淋巴系統」），因為它與人體淋巴系統基本的清理性質相似。她的團隊發現小鼠睡覺中的大腦完全沒有在休息，當快速移動的腦脊髓液經由獨特的管道網路在安靜的腦細胞與神經元中流動時，從螢光追蹤劑可以看出它們是活絡的。[97]

最令人吃驚的是，內德加的團隊注意到這個膠質淋巴系統在白天是不活動的，而只有在夜間才發生的這個沖走神經毒素的現象，引出一個終極問題：大腦這種卓越的清理過程是我們睡覺的真正重要原因之一嗎？

我們當然知道有多少批判性思考、判斷、回憶及其他處理過程，會因為睡眠不足而受到危害，也許是我們擾亂了此一自然的清理過程的緣故。研究人員現在正在積極研究腦部類淋巴系統的工作與蛋白斑塊（β-類澱粉蛋白）存在——已知與認知失能症及阿茲海默症有關——之間的關係，[98-100]這將有助於詮釋睡眠與認知功能之間有直接關係，以及睡眠不足是導致失智症與阿茲海默症早期發病的危險因子的研究結果。[101-103]事實上，最近的研究顯示，即使是沒有睡眠障礙或罹患任何形式失智症的人，那些睡得最不好的人大腦中的β-類澱粉蛋白濃度最高。另一項研究發現，如果受試者的深度睡眠受到實驗者的干擾，即使只是一個晚上的睡眠干擾，結果也會導致β-類澱粉蛋白增加。[104]那麼，像阿茲海默症這種情況有可能是功能不全的神經清理系統的副產品嗎？它會不會是睡眠不佳的結果？如果是，是否還有其他疾病（包括癌症）也和夜間大腦清理過程不完全有關？

這項研究最重要的是，它凸顯大腦不僅是個電腦，還是一組能夠開啟與關閉的神經元。它是一個脆弱的器官，需要照顧與維護，最好的方法是建立支持它的健康習慣，其中最重要的是能得到充分休息的睡眠。

睡眠與身體

只要四十分鐘。每晚只要減少四十分鐘，就會使我們的身體容易受到各種疾病相關的情況影響。[105]充分的研究顯示，睡眠不足七小時（最低範圍的成年人健康睡眠建議量）會導致死亡率增加。這包括糖尿病發病率提高、可測量的體重增加，以及最顯著的：心臟疾病。[106,107]

癌症與睡眠

除了和體重增加、糖尿病、心血管疾病及阿茲海默症有關外，許多研究也顯示睡眠不足會導致癌症風險增加、癌症倖存者預後不良。二〇一二年，克里夫蘭凱斯西儲大學（Case Western Reserve University）研究人員所做的一項研究發現，停經後的婦女若長期睡眠不足，更容易形成具有侵略性的乳癌，增加復發的風險。[108]這項研究調查一百多名新近被確診乳癌的患者在診斷前的睡眠習慣，發現長期睡眠不足與早期激素受體陽性乳癌復發有關。受試者睡眠的時數越少，癌症復發的可能性就越高。經過調整年齡、吸菸史、身體活動，及受試者是否體重過重或肥胖等因素後，其相關性依然顯著。

在結腸癌方面，同一組凱斯西儲大學研究人員發現，報告每晚睡眠少於六小時的患者，與那些報告多睡一小時（每晚至少睡七小時）的患者相較之下，前者的大腸直腸腺瘤——結腸癌的前兆——風險增加百分之五十。[109]二〇一一年所做的這項研究涉及一千兩百多名受試者，他們在完成睡眠調查後接受大腸鏡檢查。

雖然睡眠不足沒有被直接確認為致癌原因，但現在普遍認為在確診癌症後睡眠不佳會導致更嚴重的結果。因此，醫學界大多將重點放在協助癌症患者獲得充分的休息，以改善他們存活的機會，並降低復發的風險。

在迄今為止一項更令人矚目的研究中，歐洲的研究人員發現，罹患晚期結腸直腸癌的患者如果在化療期間晝夜節律受干擾（一種常見的副作用），患者可能提早死亡。研究人員追蹤七十七名接受化療患者的晝夜節律，發現那些能維持正常睡眠模式的人，比治療期間睡眠中斷的人存活期明顯更長。研究人員推測，在化療期間防止晝夜節律中斷可減少治療產生的毒素，促進治療功效，以及改善死亡率。

雖然這個領域的科學仍在持續發展，我們已經了解最重要的結果——良好的睡眠與休息是高品質生活與總體健康不可或缺的要素，無論有沒有癌症。

減少壓力，增加睡眠

按理說，我們大多數人睡眠不足的首要原因是心理壓力。當我們放慢速度把燈光熄滅時，我們通常會反芻我們的問題，社交方面的、財務的、工作上的，林林總總的問題。但對於那些正在與癌症搏鬥的人，有可能因為心理壓力或存活壓力，加上身體壓力與疼痛等症狀而使壓力倍增。

我和許多癌症患者交談過，他們告訴我，他們最煩惱的問題，並可能拖很久的問題，是放鬆與優質的睡眠。

其原因有心理的，也有實際的。當然，知道一個人的身體藏有某種可能致命的東西，這種存活的壓力可能是壓倒性的。到了夜晚，癌症患者別無選擇，只能與他或她的身體保持一種和平關係，儘管知道癌症本身不會停下來休息。

醫療壓力往往促使我們與我們的死亡面對面，按理說，這是最可能導致失眠的原因之一。當我們休息時，我們的心理與情緒防衛會降低，使我們更容易觸及我們天生的生物脆弱性。

瑪蒂卡・霍爾博士（Martica Hall，PhD）過去二十年來一直在匹茲堡大學研究壓力與睡眠之間的關係。她專研壓力事件之間的關係，例如癌症診斷或失去親人，以及睡眠中斷。[47,111,112] 霍爾與她的同事的研究顯示，睡眠是壓力與健康狀況不佳之間的一個環節。[113-115] 此外，睡眠不佳似乎會使壓力實質侵入我們的皮膚，然後進入我們的細胞，使我們更容易生病，並可能導致不良的結果。我們不可能消除我們生活中的所有壓力源（但我們當然可以果斷地努力減少它們），但改善我們的睡眠或許能減少壓力對我們的身體帶來的傷害。

我親眼目睹我們的「綜合生活型態研究」如何協助乳癌患者改善睡眠，從而使她們減輕壓力，恢復活力。當布魯絲特Ｍ（我們在第八章〈壓力與恢復力〉中分享過她的故事）剛加入這項研究時，她平均每晚只睡四至五小時。她將此歸因為她「天生憂慮」，而且她還憂慮她被診斷出癌症，因此更無法入睡。但我們與她密切合作，指導她學習如何管理她的壓力，並看著她逐漸改善睡眠。治療後四年過去了，現在她依然睡得很好，並感受到睡眠是她康復的一個重要因素。「老實說，我不像以前那樣有壓力了，」她最近告訴我，「我不會只是躺在床上瞪著天花板，我會立刻去睡。」

當我們盡可能放鬆並放下一切時，我們的心智和身體才能有更好的發揮——治癒和增強我們。然後睡眠才可能成為一種信念：我們學會相信在我們睡眠過程中發生的一切，並開始感謝治療與疾病預防的晝夜性質。

服藥與改變習慣

我強烈主張癌症患者與其他人避免服用安眠藥。當然，有時在醫生的指導下服用安眠藥來協助打破一個不良的睡眠週期，或在有限的時間內幫助解決時差問題，這是適當的。但重要的是要了解，安眠藥不能解決導致睡眠障礙的根本問題，而且，以藥物輔助睡眠不是真正的恢復性睡眠。雖然安眠藥會讓你入睡，但苯二氮平類（benzodiazepines）和其他藥物不會讓你經歷所有睡眠階段。事實上，市面上沒有任何藥物能增加最深度的睡眠階段——這是睡眠的恢復部分，對維持健康至為重要。因此，你也許覺得你好像睡了一夜好覺，但改善健康所需的真正恢復仍然缺乏。誠如麥可．歐文所說：「使用苯二氮平類藥物會使睡眠結構產生重大變化，包括失去慢波睡眠。這些發現對於使用苯二氮平類藥物治療失眠的影響、緩解失眠相關的發炎反應，或幫助失眠的人恢復正常的生理穩態，都發出真正的質疑。」服用安眠藥的老年人還可能在半夜醒來，並因為協調問題跌倒而發生危險。[116] 還有對使用安眠藥後白天功能問題的關切。如同歐文所說：「我們從許多研究知道，鎮靜安眠藥會影響白天的功能，如認知、記憶，及視覺空間能力等問題。」

改善睡眠的方法

有幾種抗癌生活方法可以解決抑制健康睡眠的壓力源，其中包括：

失眠認知行為治療（CBT-I）

這種簡短、專注的談話療法對於治療失眠非常有效。短短幾週內，患者就能學會改變他們的睡眠習慣，而且研究顯示，在提供長期療效方面，它比開處方藥更有效。[112-119] 失眠認知行為治療

可以以個人或團體形式透過電話或網路治療，並且已被證明對改善癌症患者的睡眠有長期助益。[120-124]

太極

麥可．歐文在加州大學洛杉磯分校做了卓越的研究，觀察太極對協助患失眠症的乳癌患者的成效。結果顯示，與失眠認知行為治療相較之下，太極能「強力」改善睡眠持續時間和品質，並有減少抑鬱及日間疲勞的額外功效。[125]這是一個卓越的發現，因為失眠認知行為治療一直是失眠的非藥物治療的黃金標準，但它的費用可能比較高昂。另一方面，太極通常在社區、老人中心、公共圖書館或戶外公園提供，且費用極低，甚至免費。此外，加入團體還有一個額外的好處，它可以提供與社交群體或網路連結的健康益處。歐文指出，太極細微、有節奏的動作能使身體放鬆，減緩呼吸，降低與癌症復發有關的炎症。

歐文的研究招募了九十名年齡自四十二歲至八十三歲不等的乳癌倖存者，其中半數被編組為每週接受失眠認知行為治療，另一半每週練習太極，為期三個月。兩組人每個月都被密切觀測，過了十五個月後，兩組人都報告睡眠持續改善及減少疲勞。太極在改善睡眠結果方面不僅和失眠認知行為治療一樣有效，歐文還發現太極減少的炎症標誌物比失眠認知行為治療減少的更多。研究還顯示，練習太極使她們的炎症基因表現概況降低——一種預防疾病發病或進展的關鍵因子，包括癌症。[126]

歐文認為，這項研究指出睡眠在總體健康與體內平衡上的重要性。「我們知道優質睡眠對我們的內分泌系統、交感神經系統及免疫系統的調節十分重要，這三個系統都必須平衡才能防止重大疾病，包括癌症。改變生活型態，例如練太極，能重新平衡一個人的生理時鐘，恢復並增強健康的睡眠結構。咸認這對促進健康十分重要，甚至可能預防癌症復發。」

禪修

禪修也被證明能促進修復性睡眠。歐文和他的團隊指導一小群五十五歲以上抱怨有中度睡眠中斷的人練習禪修[註127]並將這組人與另一群同年齡但只給予基本睡眠指導的對照組比較，結果發現禪修者不僅睡得更好，並且報告抑鬱與日間疲勞減少。同樣重要的是，在這項研究之後所做的後續研究中，我們發現參加禪修也使他們的褪黑激素水平升高，而褪黑激素是幫助我們啟動與維持睡眠所需的荷爾蒙。

瑜伽

在羅徹斯特大學所做的一項研究中，四百名有睡眠障礙的癌症倖存者在每週上兩次瑜伽課、短短四週之後，便提出主觀與客觀睡眠品質都獲得改善。[128]此外，我們在MD安德森癌症中心對接受放射治療的乳癌女性所做的研究中發現，在放療期間每週練習三次瑜伽的女性，在治療結束及一個月之後，她們的皮質醇調節比另一組只做輕度伸展操的對照組更好。[129]事實上，瑜伽組女性皮質醇水平每日下降的幅度大於對照組，這使她們的身體更能放鬆準備睡覺。我們同時發現，正在接受化療、每週至少練習兩次或更多次瑜伽的女性也報告睡眠結果改善。[130] 雖然有待更多的研究證明太極、禪修、瑜伽，或其他身心練習是否對睡眠品質與健康結果具有長期影響力，但從我們目前已蒐集的資料來看，顯然前途看好。

癌症與疲憊

對於癌症患者——即使是那些已治療或「痊癒」多年的人——伴隨疾病而產生的疲憊也可能是有害的，以致它有個屬於自己的名稱：癌因性疲憊症（CRF）。它是一種複雜的症候群，是癌症治療的結果，也是疾病與治療對我們的身體造成高度壓力的結果。美國國家癌症資訊網（National Comprehensive Cancer Network，簡稱NCCN）對它的定義是：「與癌症或癌症治療有關的一種令人痛心、持久、主觀的身體、情緒與（或）認知疲勞或疲憊的感覺。這種感覺與最近的活動不成比例，而且干擾正常運作。」[131]

我們知道，強烈的醫療，尤其是化學治療與藥物療法，更別提手術（特別是所用的麻醉劑和鎮靜劑）會擾亂我們的生理時鐘，干擾細胞修復過程、內分泌調節及神經功能。[132-134] 這些被干擾的生物系統可能引發疼痛、失眠、熱紅潮等生理症狀。這一切都可能使我們幾乎無法熟睡。事實上，有癌因性疲憊的患者炎症標誌物水平升高會導致疲勞與睡眠品質惡化。因此，當睡眠使我們變得不舒服時，我們能做什麼？

癌因性疲憊症[135]

- 百分之二十五至百分之九十九的癌症患者受癌因性疲憊症影響。
- 完成治療後，癌因性疲憊仍可能持續五年，或更久。
- 癌因性疲憊症不能靠休息來緩解（這是此一症候群特別殘酷的地方）。
- 癌因性疲憊症與治療期間和治療後的生活品質受損有關。
- 癌因性疲憊症和癌症復發及總體存活率降低有關。

光療法

除了專為改善睡眠健康而設計的行為療法之外，光療法（使用全光譜或高亮度LED燈箱照射，或暴露在自然陽光下）是一種前景看好的技術，正被研究用以改善化療期間的睡眠與減少癌因性疲憊症。光療法甚至比練太極費用更低。事實上，你只要走出門享受陽光（不要戴太陽眼鏡）就行了。

在這個領域領銜的研究人員之一桑妮雅・安科利—以色列（Sonia Ancoli-Israel）——聖地牙哥加州大學醫學院精神病學教授兼「紀林睡眠與時間生物學研究中心」（Gillin Sleep and Chronobiology Research Center）主任。在安科利—以色列教授的研究中，她發現，在化療之前及化療期間短時間暴露在明亮光線下的乳癌患者報告疲勞程度減低。[136]「我的假設是接受化療的患者因為疲憊而從不出門，她們進入這個疲憊的週期，睡眠節律受到干擾，而且老是坐在屋子裡，缺乏光線使這些情況變得更糟糕。」

安科利－以色列和她的同事做了一項研究，她們每天早上安排婦女在明亮的光線下照射三十分鐘，研究她們在化療期間對疲憊的影響。[136] 暴露在明亮光線下的婦女疲勞沒有增加，而那些每天早晨在強度較低的紅光下同樣暴露三十分鐘的婦女則疲勞明顯增加。明亮光線組的患者同時也從破壞性的影響中恢復得更好、更快。

安科利－以色列和她的團隊現在已完成一項有關癌症倖存者的類似研究，發現暴露在明亮的光線下會降低白天嗜睡，減少抑鬱症狀，改善生活品質。[137] 最近，她又將注意力轉向光療法對「化療腦」（化療可能導致認知功能下降）的影響，我們拭目以待這項重要研究的結果。

經過二十年致力研究睡眠與晝夜節律對疾病進展的影響後，安科利－以色列毫不懷疑睡眠對那些有癌症及希望避免癌症診斷的人的重要性：「這就跟你必須吃飯和必須喝水一樣，你也必須睡覺。沒有良好的睡眠，其他的一切都免談。如果你沒有好好睡覺，一切都會瓦解。」

傾聽我們的身體

要克服癌因性疲憊症必須願意放棄我們可以在短時間內做什麼的期待，真正傾聽我們的身體——也許是有生以來第一次。最重要的是，癌症會令人精疲力竭，但學會如何在癌症治療後調節你的能量，能讓你走上真正的抗癌生活之路。疲勞是個強大的信使，學習傾聽它就是學習傾聽身體需要什麼才能康復。我們都知道，當我們生病時，休息是最好的藥，但對所有人——

包括癌症患者——來說，休息雖然重要，卻不能過多。認真並謹慎地對待你的睡眠—清醒週期，將能幫助你更快、更有效地恢復。

白天保持身體活動非常重要，晚上才能休息得好，這也有助於緩解癌因性疲憊症。[138]當然，我們不建議你做了癌症治療（或任何疾病治療）之後去健身房或重返你的壘球隊，因為你的身體已承受巨大的壓力，但散散步、做做伸展操或溫和的瑜伽動作是很好的。事實上，很多研究發現，癌因性疲憊症患者因為參加瑜伽、太極和正念減壓（ＭＢＳＲ）而獲益匪淺，[139-141]目標是要重新激起肌肉記憶，重新活化你的呼吸與循環系統，溫和有序地重新參與這個世界。等你的力量增加時，你會知道什麼時候可以更充分投入。談到力量，癌症患者需要調整的地方，主要是學習如何照顧自己，而不是去照顧他人。這種改變很難，但是當你力量不足時，明智地利用有限的能量，學會將你自己的健康與康復擺在第一位十分重要。對許多人來說，重新導向能量是一大轉變。

加州大學洛杉磯分校的麥可・歐文與加州大學聖地牙哥分校的桑妮雅・安科利—以色列這些專家，畢生致力於研究與尋找睡眠障礙和癌因性疲憊症的解決方案，因為他們知道當身體持續處於睡眠限制時，不可能康復。荷蘭的研究人員追蹤十五名年輕男性的白血球計數，將他們睡八小時後的白血球計數與剝奪二十九小時睡眠後的白血球計數相比較，[142]發現睡眠剝奪的結果顯現身體處於急性壓力下的反應，導致一種幫助免疫系統對抗病毒與細菌的白血球增加。雖然免疫細胞增加聽起來好像是一件好事，但如果沒有這種反應必須對抗的病原體，單單白血球增加並不是好事。事實上，研究人員發現，在回應這些一再重複的假攻擊後，免疫細胞最後會失去它們正常的節律——它們自然的晝夜節律。換句話說，和睡眠不足使一個人的功能下降一樣，他們的白血球也一樣受到影響，而且一段時間之後，睡眠不足會導致免疫系統抑制和炎症增加。

我們的目標是要打破這種惡性循環，恢復我們的生理時鐘，使我們的睡眠—清醒週期與它同步，這樣我們的身體才能發揮最佳功能，產生健康與安適感。

我認為重新建構對睡眠的看法，將睡眠視為促進健康的重要活動而非消極的暫時停止活動，對我們最有幫助。沒有睡眠，我們會變得功能低下，痛苦不堪，而且生病。我希望看到我們都開始重視睡眠，就像我們重視體育、學術或工作成就，對睡眠健康多一點重視與關心。一旦你將優質睡眠列為優先，其他一切努力的品質也會提高，包括你在「六合一」生活型態各方面的改變能力。你的人生會越來越好。

抗癌生活指南——改善睡眠

抗癌行動步驟

1. 評估你的睡眠健康。
2. 確認你的睡眠模式及挑戰。
3. 了解你是否需要諮詢醫療保健專家。
4. 改善你的白天才能改善你的夜晚。
5. 利用你的「感官」獲取最佳睡眠健康。

一、評估你的睡眠健康

睡眠障礙分為六大類：

- 難以入睡
- 難以熟睡
- 太早醒來
- 睡得不夠久

- 睡覺時間不定
- 整體睡眠品質不佳

花點時間評估你的睡眠健康情況。你有多種睡眠障礙，還是你有特定的地方需要注意？你每天晚上都有睡眠問題，還是間歇性的睡眠障礙？

如果你想更進一步了解你的睡眠問題，可以考慮寫睡眠日記來了解你的睡眠模式，或睡覺時手上戴一個行動監測器，然後下載資料，這樣你就能有系統地了解你的睡眠模式。

誠實追蹤以下這幾點：

- 你的就寢時間
- 你的清醒時間（你會在必須起床之前醒來嗎？）
- 睡覺的總時數
- 入睡所需的時間
- 你在半夜總共醒來多久
- 以〇至十的等級評估你的整體睡眠品質

七至三十天連續追蹤你的睡眠模式

你的睡眠模式可能需要一段時間才能顯現，包括你的睡眠模式是否規律。記錄你的睡眠模式，直到你清楚了解你的睡眠健康狀況。

二、確認你的睡眠模式與挑戰

請參閱第二一二頁，檢視適合你的年齡的睡眠建議量，看你的夜間睡眠建議量是否與你的年齡相符？

你的第一個目標是每晚至少睡足六點五小時，最好是七至八小時。一旦你有足夠的睡眠，下一個問題是，你是否有優質的睡眠？換句話說，你睡得好嗎？判斷你的睡眠是否良好是一種主觀的衡量，但它同時也很容易評估。你在白天會感到疲倦嗎？如果會，那麼你可能沒有得到足夠的睡眠，或者你的睡眠品質不佳。常見的問題（以及太少的睡眠）包括需要很長時間才能入睡、太早醒來，以及半夜醒來好幾次。你有規律的睡眠模式嗎？如果你有足夠的睡眠，但白天仍然感到疲倦，很可能你有一個或更多這些問題。雖然睡眠時間足夠，但效率不佳。

如果你發現自己難以入睡，或半夜醒來無法再繼續睡，你可以嘗試禪修呼吸。用鼻子深深吸氣，感受吸氣時你的腹部鼓起，停留幾秒鐘後再從嘴巴徐徐吐氣。重複幾次，直到讓你平靜與放鬆。禪修呼吸能同時減慢心律和血壓，能幫助你消除可能存在的任何壓力或焦慮。盡量保持規律的睡眠模式，入睡時間避免差距一小時，不要在正常狀況下造成時差。

三、了解你是否需要諮詢醫療保健專家

你的睡眠問題可能需要醫生評估你的症狀與提出建議，考慮一下你是否需要專家的協助。睡

眠專家會以下列方式陳述更正式的睡眠障礙：如果連續三個月每週發生三次睡眠問題，它在臨床上就算是明顯的睡眠問題。如果你有這種情況，不妨考慮找專家諮詢。現在都建議以失眠認知行為療法作為失眠的第一線治療。失眠認知行為療法有持續性的療效，因為它教你如何優化你的睡眠。在你的醫生開安眠藥處方之前，先問他有什麼選項。我們不只是治療症狀，還要治療問題。其他非藥物方法，如太極、瑜伽，或壓力管理技能也都很有效。

四、改善你的白晝才能改善你的夜晚

- **光療法**：每天早上第一次醒來時，不要戴太陽眼鏡，到戶外停留半小時。你可以在戶外吃早餐，若能散散步更好。如果你沒有力氣出門活動，就坐在陽台或後院（或坐在燈箱旁邊），讓自己暴露在早晨明亮的光線中，可以降低你的疲勞，增加一整天的能量。
- **臥室**：如果晚上難以入眠，應該確保臥室僅用於睡覺和親密行為。如果你想用筆電，請窩在沙發上，但一定要限制接觸燈光的時間。如果你想看電視或聽新聞，請到客廳。如果你發現自己在打瞌睡，請站起來立刻上床睡覺。一旦你開始刻意將臥室和睡眠形成連結，當你進入臥室休息時，你的身心會更容易接受睡眠。
- **養成習慣**：每晚在同一時間就寢。在同一時間睡覺能幫助你改善睡眠品質和生理時鐘，你會覺得你像完美和諧的交響樂團！
- **午睡**：如果必須午睡，請將時間限制在三十分鐘或更少，並且不要在下午五點以後。更長的午睡時間可能打亂你的生理時鐘，使你無法在夜間入睡並保持熟睡。

● **活動身體：**每天做至少十分鐘的有氧活動，能顯著改善睡眠品質。瑜伽和太極也被證明能改善睡眠品質與持續睡眠時間，但要避免在接近睡覺時間做激烈的活動和鍛鍊。

五、利用你的「五感」獲取最佳睡眠健康

在嘗試改善睡眠持續時間或睡眠品質時，首先要注意的是對你的睡眠環境與睡眠習慣進行誠實的評估。艾莉森和我在睡眠品質與如何改善睡眠方面，首先考慮的是我們的五種感官——嗅覺、視覺、聽覺、味覺，及觸覺。這是一種讓我們記住所有影響睡眠與家庭事務的直接方式，我們可以做什麼去改善睡眠健康，以及讓我們家三個青少年每晚獲得深度恢復性睡眠的機會。

善用你的鼻子

● 深呼吸。一整天都要做你從上一章學到的腹式深呼吸十分重要，尤其是在睡前做。
● 禪修適用於「六合一」生活型態中的每一種。睡前禪修能使你有效摒除雜念、攝心，然後放下。它也是能幫你在半夜醒來後重新入睡的有效工具。
● 使用薰衣草等精油來幫助入睡。你可以考慮在枕頭上噴一點有機的薰衣草精油，能讓你有清新的感覺，有助入眠。你也可以用芳香器讓臥室充滿令人放鬆的氣味。

降低光害

● 減少臥室LED燈、戶外燈等環境光線的照射。

● 睡前看電視與使用電子裝置的時間限制在三十分鐘內。它們會散發藍光，使你的松果體難以開始釋放展開睡眠週期所需的褪黑激素。

● 你的手機不該放在你的臥室內。手機放在床邊會引誘你在半夜察看它，尤其是當你睡不著，或忽然想到要把某個任務從你的清單上刪除時。在這個時代，你很難把手機放在另一個房間。家有年邁的父母或在外面過夜的青少年，我們都希望他們能隨時找到我們。除非有人發明「非急勿擾」的應用程式，否則我們會發現這是很難做到的事。考慮將手機放在一段距離之外，你聽得到電話鈴聲，但聽不到半夜兩點惱人的簡訊與電子郵件通知聲。艾莉森和我在九點或十點以後就不再看手機或電腦。老實說，讓我們的孩子遵守這條規定很難，但我們總是鼓勵他們在接近就寢時間時關燈、關機，停止做任何事。

● 我信賴眼罩。我戴立體型的眼罩，這樣才不會壓迫眼球，阻礙眼球在快速動眼期的活動。全黑的窗簾很好，但也貴得出奇。有一種便宜的替代品，我們有朋友買了厚泡棉，剪成窗戶的形狀和大小貼上去。

● 旅行時帶電器膠帶將飯店房間的LED燈蓋起來。你絕對想不到電視機的紅色LED燈會發出多麼亮的光，如果你半夜睜開眼睛，燈光照到你的視網膜，可能會擾亂睡眠模式。

摒除雜音

- 聲音——鄰居說話、伴侶打鼾、外面的噪音等。一個簡單的解決辦法是用耳塞，頭上覆蓋一個輕型枕頭也可以解決問題。
- 聲音機器——使用製造白噪音的聲音機器是一種熱門的選項，它以產生穩定的白噪音來掩蓋四周環境的噪音。
- 打鼾是伴侶關係中的一個挑戰——鼓勵側睡或趴睡通常有效，也可以考慮分房睡，或用枕頭將打鼾者那邊的床墊高。

味覺障礙

- 注意你的飲酒量。酒精雖然有受人歡迎的鎮靜作用，也可能有助於引人入睡，但是當酒精在下半夜被代謝之後，它會轉變成興奮劑，使你醒來或無法熟睡。」
- 注意白天的咖啡攝取量。不要在下午喝咖啡或含咖啡因的飲料。巧克力雖然好吃，但因含有咖啡因，也會影響睡眠，尤其是我們都知道對健康有益的黑巧克力。
- 接近就寢時間吃東西意味著當你應該入睡時，你的身體卻忙著在消化。如果你同時吃進高蛋白質食物、酒精和糖，有可能使你無法入睡。胃灼熱是導致人們無法入睡或熟睡的常見原因，這裡有個容易解決的辦法：不要在接近就寢時間吃高蛋白質食物、柑橘類水果，或碳酸飲料。

有睡意

溫度對於入睡和維持睡眠十分重要。

你的睡衣太溫暖或太清涼？令人驚訝的是，這在休士頓竟然大有關係——因為氣溫變化大，從輕質棉布到溫暖的法蘭絨睡衣都必須準備，有時第二天晚上就得換上不同材質的睡衣。你蓋的被褥質量（以及如果你的伴侶半夜會把你的被褥拉走）也有影響。

你需要在睡前調整恆溫器嗎？我們在涼爽的房間會睡得比較好，溫度差一度就會影響你是否睡得好。在這點上，一台電扇是個不貴的解決辦法。

你的體溫會在夜間自然波動。[2]當你進入熟睡時，你的體溫會下降，所以不要使用會干擾這種自然過程的寢具，如電毯。羽絨被這一類被褥比較理想，因為它們會在你的體溫下降時保持涼爽，在你的體溫升高時保持溫暖。

你的床和枕頭舒適嗎，還是必須更換了？若有以下跡象，表示你有必要汰換一個更合適的枕頭或床墊——脖子落枕、躺在床上身體會下陷，或你的床墊已使用十年以上。

在你優化你的睡眠健康之前，你不可能知道為什麼你會有某種狀況或生活其他方面的困擾。只有在你有了穩定的睡眠時間並獲得良好的夜間休息後，你才能進一步處理其他更明顯的生活型態選擇，譬如你的飲食和運動量。

摘要：抗癌生活指南——解決睡眠問題

對於那些經歷睡眠問題的人，以下總結幾個讓你的睡眠步入正軌的方法：

白天

- 接觸光線：不要戴太陽眼鏡，每天早晨醒來先到戶外待半個鐘頭。
- 臥室環境：臥室應該只用來睡覺與親密行為。
- 固定的就寢時間：每天晚上在同一時間就寢。
- 午睡時間：如果你必須午睡，限定在下午早一點小睡三十分鐘。
- 活動身體：一天至少運動十分鐘。

利用你的感官誘導睡眠

1. 嗅覺

- 利用腹部深呼吸

- 睡前禪修
- 芳香療法——薰衣草

2. 視覺

- 安置一間沒有各種光線的黑暗臥室，也可以考慮戴有襯墊的眼罩睡覺。
- 睡前三十分鐘關閉藍光（筆記型電腦與平板電腦）。
- 晚上將你的手機放在臥室外。
- 旅行時攜帶電器膠帶遮蓋飯店房間的ＬＥＤ燈。

3. 聽覺

- 使用耳塞或輕型枕頭
- 聲音機器
- 打鼾——鼓勵側睡或趴睡、分房睡，或將打鼾者那邊的床墊高。

4. 味覺

- 控制與注意你的酒精攝取量，尤其是在睡前。

● 不要在下午或晚上喝含咖啡因的飲料。
● 限制巧克力與糖的攝取量，尤其是晚上。

5. 觸覺

● 溫度對入睡和保持熟睡十分重要——睡衣也要考量到溫度。
● 控制你的臥室溫度——以涼爽最好。
● 夜間體溫會波動——羽絨被最能幫助調節體溫。
● 考慮汰換你的床墊和枕頭。

第十章——為健康而動

當你讀到這裡時，我敢說大部分人都是坐著，也許有少數人坐在健身腳踏車上，有的人甚至躺著。閱讀是只有安靜坐著才能做的極少數活動之一，但由於現代科技奇蹟，我們已可以一邊慢跑一邊聽有聲書；或者當我們在健身房一邊計算我們的卡路里和步數的同時，也可以一邊從豎立在眼前的手提裝置閱讀。但大部分情況下，我們一生中大部分時間都是坐著的。[1] 我想，這是科技使我們（至少目前如此）進退兩難的地方。我們坐著工作，坐著吃飯（這是當然的），坐在電視機前追連續劇（每天比歷史上其他任何時代花更多的時間做這件事）。我們坐車、坐飛機、坐火車，這便是為什麼科學家發現「坐」這件事正成為一大健康風險，它和吸菸、飲食不良，或其他任何不健康的生活型態選擇一樣，會危害我們的健康，使我們容易生病。[2]

人體是一個生物工程演化的傑作，它的設計旨在用來活動。試想：我們是由肌肉、骨骼、肌腱、器官及液體組成的一個容器，能夠在一念之間敏捷、快速地移動。我們可以精確地在一個範圍內彎曲、伸展、觸摸、拉抬，大部分人還能跑步、游水、投擲東西，而且非常準確，尤其是經過練習的話。難怪我們喜歡看年輕的奧運體操選手以優雅、強壯的力量對抗重力，而這種喜悅與自信的程度是我們在日常生活中很少看到的。但假如我說你只要站起來跨出一步就能得到這種個人的滿足感呢？事實上的確如此。

多活動有利於協同效應

在「六合一」生活型態方面，活動是終極強化劑。身體活動包含的不只是運動。**身體活動的定義是任何骨骼肌肉的運動，它比休息時消耗更多的能量。另一方面，運動的定義是以結構化、重複性、有組織的方式進行的一種身體活動，目的是改變生理或心理健康，或與健康相關的結果。**[3]根據這個定義，我們知道只要是移動就被視為身體活動。當我們活動時，我們通常會與他人的路徑交會，而且當我們活動時，我們不但增強我們的身、心，同時也增強社交，這讓我們保持健康。活動使我們從身、心兩方面參與他人，使我們以非語言方式體驗到共同的喜悅和滿足。

減輕壓力，促進心理健康：運動已被證明可顯著增加和精神與視覺敏銳度、心律調節、情緒調節，及其他認知功能有關的特定神經傳導物質的輸出，[4-8]這些都是保護我們、使我們不會有抑鬱或焦慮等心理健康問題的神經傳導物質（促進身體與大腦之間聯繫的化學傳導物質）。醫學博士理查．麥道克（Richard Maddock）——加州大學爾灣分校精神病學及行為科學教授——在最近撰寫的一篇研究報告中指出，激烈運動能釋放神經傳導物質，促進生理與心理健康[4]。「從代謝的角度來看，激烈運動最需要用到大腦的活動，比微積分或下棋更需要腦力，但沒有人知道那些能量會發生什麼，」麥道克說，「顯然，它所做的事情之一是製造神經傳導物質。」[9]而更多神經傳導物質意味著更健康的大腦與身體。珍妮佛．凱特博士（Jennifer Carter）——俄亥俄州立大學運動醫學課程首席運動心理學家及助理教授，認為將規律、均衡的運動納入一個人的日常生活，對於治療心理健康問題十分重要：「如果是抑鬱的患者，我會教他們兩個最好的自救策略是

運動和社會支持；對於焦慮的患者，我教他們運動有助於減輕憂慮、恐慌及其他症狀。」[10,11]

改善睡眠：二〇一一年，一個由奧勒岡州立大學研究人員領導的團隊，分析一項全國性的取樣研究。在這項研究中，兩千六百名年齡自十八歲至八十五歲不等的男女，每週從事一百五十分鐘（美國衛生及公共服務部建議的運動量）中度至激烈的活動，結果發現這些人報告白天嗜睡時間比沒有運動的人更少。[12]身體活動會重置我們的晝夜節律，幫助我們在晚上睡得更好，白天更警醒與精神煥發。[13]奧勒岡州立大學運動科學教授，也是這項報告的撰稿人之一布萊德．卡迪納（Brad Cardinal）說：「越來越多令人鼓舞的科學證據顯示，規律的身體活動可作為改善睡眠的非藥物治療。」[14]值得注意的是，這項研究的受試者不在那百分之四十、無法獲得足夠睡眠並在白天保持警醒的美國人口之列。而對於那些失眠的人，研究顯示規律的身體活動也能改善他們的睡眠——雖然可能需要花更長的時間（數週或更多）才能看出正面的效果。

肥胖率降低：史丹佛大學研究人員分析一九八八年至二〇一〇年間的全國調查結果，發現肥胖率與不活動比例同步上升——儘管卡路里消耗維持不變。[15]雖然謹慎地將這種現象視為相關而非因果關係（相關性不一定是因果關係），但研究人員仍對不活動比例大幅增加感到震驚。女性方面，在這二十二年當中，不活動比例從百分之十九增加到百分之五十以上（而肥胖率則從百分之二十五增加到百分之三十五）；男性方面，不活動比例從百分之十一大幅上升至百分之四十三（肥胖率則從百分之二十增加到百分之三十五）。事實上，我們活動時會比我們久坐不動時燃燒更多的卡路里。所以，如果我們的飲食維持不變，當我們想提高卡路里燃燒率時，透過身體活動，我們可以燃燒儲存在脂肪中的能量。此外，楊百翰大學所做的研究顯示，每天運動可以作為一種天然的食慾抑制劑，因為它會釋放荷爾蒙，促進一種「飽足感」。[16]但是，激烈的身體活動也可能使人食慾大增，因此在從事身體活動時，維持理智的飲食計畫十分重要，這樣體脂肪才可能被更瘦、更節省能量的肌塊取代。

把時間用在戶外：在健身房鍛鍊身體是一件很好的事，但對多數人來說，沒有什麼比到戶外享受陽光和新鮮空氣更好。有關「綠色環境」對運動功效的健康研究雖然是新興的，但觀察研究顯示，在戶外消磨時間——任何時數——的人報告，他們有更多精力充沛與積極參與的感覺。[17,18]這些研究顯示，心情和自尊感也會上升（尤其是在參與的頭幾分鐘）。遺憾的是，無論室內或室外，全球近百分之三十一點一的成年人不愛移動身體。[19]當然，這主要是因為科技進步，特別是電腦與數位連結。隨著工作明顯地移到室內，運動似乎也在所難免，雖然這種轉變不一定是好事。這些研究顯示，當我們把時間用在大自然的綠色環境中時，不僅可以改善心情或影響，生理反應也會受益。日本人監測在真實的森林環境中步行（**森林浴**）的生理效應的相關研究，也提出類似的報告。[20]與城市環境的同類活動相比，在森林環境中僅僅觀賞或散步都能顯著降低血管收縮壓與舒張壓。在大自然中，我們可以放鬆，讓我們的心自在地徜徉。此外，研究結果顯示，相對於室內的實驗環境，在室外運動可能讓人感到更輕鬆，並且更努力發揮。[21]置身於大自然——在城市化與工業化之前，人類都在大自然中度過清醒的時間——使我們平靜、放鬆，但也會鼓舞我們，喚醒身體活動的衝動。

活動你的身體，促進你的健康

除了與肥胖有關外，**久坐不動**還會導致一連串嚴重但可預防的健康問題，包括以下幾點：

- 增加胰島素抗性，這是第二型糖尿病的前兆，在美國、印度、中國、墨西哥、巴西，和其他許多國家都有流行性的比例。[22] 美國疾病防治中心估計，超過三分之一的美國人患有不明的胰島素抗性。[23]
- 心臟病發作和其他與心血管相關的疾病比例較高。[24]《護士健康研究》（Nurses' Health Study）發現，每週身體活動三至四小時的女性，心臟病突發與中風的風險降低百分之五十。[25] 活動的男性中風風險降低三分之二，心臟病突發風險降低三分之一。[26]
- 免疫缺陷問題和難以抵抗空氣傳染疾病，如傷風和流行性感冒。[27]
- 抑鬱和其他心理健康問題的風險較大。[28]
- 如果沒有定期運動、維持足夠的礦物質含量與強度，骨骼健康就會衰退，[29] 肌肉健康也一樣。[30,31] 比起活動的人，久坐不動的人這兩種都衰退得更快。[32]
- 認知衰退與疾病發病，如失智症和阿茲海默症。[33]
- 各方面的一般生理老化，從細胞與血管到器官都會加速惡化。[34]

當我們習慣於久坐不動時，會發生一種幾近麻木的現象。物理定律——特別是慣性——主導一切，我們會開始覺得我們的身體似乎生來就是不動的。但這不是真的！我們必須把我們的注意力集中在活動上，幫助身體實現它的真正目的，亦即積極地獲得滋養，以控制疾病和發揮最大功能。

以我自己而言，在嘗試將運動加入我已過度飽和的工作時間表並減少睡眠最終失敗後，我決定嘗試新的方法。我沒有把身體活動視為麻煩的添加物，相反的，我開始從我已經在做的事項中去檢視它。

我開始不去管它「方便」與否（這個字詞等於暗示我們，它會破壞我們的抗癌生活目標），而是將更多的活動融入我的日常生活習慣。早晨上班時，我不再尋找離電梯最近的停車位，反而越停越遠（遠一點當然會有更多空位），直到我必須走過整座停車場。我也開始停到立體停車場的最頂層，然後從七樓走樓梯下去。進了辦公大樓，我不搭電梯，又走了幾層樓梯到我的辦公室。我決定只有跟同事在一起的時候才搭電梯，或者勸他們也跟我一起走樓梯。堅持一段時間之後，現在搭電梯對我來說已感覺不習慣和不自然了。

有一段時候，我用計步器追蹤每天的步行活動。讓我驚訝的是，上班日單單走路而不搭電梯，我就輕而易舉地走了一萬步。我還發現，我一天平均爬了五十層樓梯——這當然累積不少步數。老實說，就算我在燈火通明的健身房內都達不到這個成果。

這個數據刺激我更進一步，我開始把每一座停車場視為步行的場所，只要時間許可，我會盡可能把車子停在離我的目的地最遠的角落。每當參加孩子們的足球賽時，艾莉森和我會圍繞球場四周的草地步行，不再枯坐在球場邊觀戰兩小時。不久，其他家長也陸續跟進。因此，當孩子們在運動之際，這些成年人也在運動。

好處呢？我不需要苛扣一小時的睡眠時間，偷偷地逃避工作，或犧牲與家人相處的時間。我所獲得的好處開始以意想不到的方式呈現。我感到更平靜、更平衡、更警覺，我還發現，即使我坐在辦公桌的時間少了很多，但我的工作質量卻比以前更好。我的睡眠和飲食也在我的生理時鐘更穩定之後受益良多。

我明白這只是一個開始，但除了從一個會議室走到另一個會議室之外，我的工作主要還是坐著的，這該怎麼辦？於是我買了一張站立式辦公桌在工作時使用，還買了幾張筆記電腦桌給家人在家使用。雖然我們都知道站著比坐著好，但有沒有什麼方法可以讓我同時可以站又可以動？我想到健走辦公桌。當我向高層詢問MD安德森癌症中心有沒有可能買一張這樣的辦公桌時，他們對這種設備的風險與責任表示關切。我了解他們的憂慮，於是我改而要求一台室內健身腳踏車，但也被拒絕了（理由是：「如果我們允許你，就得允許每一個人都弄一台。」後來想，這或許不是一件壞事）。於是我不再尋求公司同意，改而自作主張。

我找到一台售價一百五十美元的半臥式腳踏車，尺寸剛好可以放在我的站立式辦公桌底下，然後安裝好，這樣我就可以一邊工作一邊踩腳踏車。現在我每天平均在我自製的「腳踏車辦公桌」踩一或兩小時，我把張力調整得剛好讓我感到有點阻力但又不致太費力或流太多汗，目標是讓我感覺有更多活力，而不是讓我感到疲倦。當我不踩腳踏車時，我問我的同事——尤其是一對一討論時——是否可以邊走邊談，如果可以，我們就走到戶外。我發現，當我們並肩走而不是隔著桌子面對面時，我們更容易溝通。而且身體在移動時，我們的大腦似乎更能迸發創意。我從這些邊走邊談的時間找出許多解決問題的方法，但如果我只是一個人坐在那裡「苦苦思索」，我懷疑是否能想得出來。從陽光獲取一些天然的維生素D和其他營養，這種在其他任何地方都找不到的方式讓我感覺精神抖擻。我明白將戶外活動融入我的工作時間不但使我的工作更有效率，同時讓我成為一個更好相處的同事。

當我知道如何在我的一天當中融入更多運動與活動，並且不會造成不便與花費（時間與金錢）後，現在我都邊走邊談。它已成為一種全新的工作模式——同時工作與「運動」。這並不是說去健身房鍛鍊不好或不利於健康（同樣的，除非它很貴，或占用你的睡眠時間，為你的生活帶來更多壓力），如果它適合你，那很好！你只要確認，當你不在健身房時，你也要離開你的椅子，盡量多動，盡量少坐。二〇一六年在《體育運動醫學》雜誌（Medicine & Science in Sports & Exercise）發布的一項研究報告指出，即使是有在運動的人，以某種活動來取代坐在沙發上或辦公椅上幾分鐘，也和降低死亡率有關。[36] 這項研究將三千名五十歲至七十九歲的受試者的資料繪製成表，這項報告的主要撰稿人埃茲拉・費希曼（Ezra Fishman）——賓州大學人口研究中心的研究員——說，即使是站起來洗盤子或掃地，似乎都能降低死亡率。在八年的時間內，活動度最低的人的死亡率可能是活動度最高的人的五倍。

確診癌症之後，身體活動也同樣重要。加拿大研究人員長期追蹤八百多名攝護腺癌患者達十七年，研究他們的日常活動，36 活動量最多的男性死亡率降低達百分之四十。你不需要成為傑出運動員也能在確診癌症後，從運動中獲得益處。在這項加拿大的研究中，研究人員發現攝護腺癌倖存者即使每天步行三十分鐘，對健康都有益處。一份在《美國醫學會雜誌》（Journal of the American Medical Association）期刊上發表的研究報告指出，適度運動的乳癌倖存者復發風險率降低百分之五十，甚至比運動更多的人更好。[37] 研究人員發現，規律的運動為乳癌與攝護腺癌倖存者的腫瘤生成創造不利的環境，有氧運動則使腫瘤更容易受化療影響。[38-42]

缺乏運動會導致癌症嗎？

當然，癌症預防的聖杯之一就是以足夠的科學證據來確認運動是否真能預防癌症疾病發生。

和飲食一樣，現階段研究主要是著重在流行病學與觀察上，因此它們還沒有達到建立科學證據所需的標準。然而，已有足夠證據，由國家癌症研究所（NCI）總結大量資料的整合分析與追蹤研究結果得來，顯示從事身體活動與降低某些癌症風險的形成有關。[43,44] 即使只是適度的運動，對疾病風險都有正面的影響：

結腸癌：二〇〇九年對五十二項流行病學研究所做的一項分析發現，積極從事身體活動的人比起那些最不愛活動的人，形成結腸癌的風險降低百分之二十四。[45] 對另一組從事「休閒」活動的人所做的研究分析，顯示發病風險降低百分之十六。身體活動同時也與降低結腸瘜肉發生率有關，結腸瘜肉被認為是結腸癌的前兆。根據美國癌症研究學院的資料，美國每一年有四萬三千宗結腸癌病例與缺乏身體活動有關。[46]

乳癌：二〇一三年對三十一項研究所做的一項分析顯示，從事身體活動的女性發病風險降低百分之十二。[47] 有趣的是，這在停經後的女性中最明顯，顯示在癌症預防方面，運動對年長女性的重要性不亞於年輕女性。[48-50]

子宮內膜癌：在一項對三十三項研究的數據所做的分析中，高度身體活動的人與低度身體活動的人相較之下，前者發病風險降低了百分之二十。[51] 由於子宮內膜癌與肥胖有密切關係，因此低度身體活動與肥胖之間的關係也值得注意。[52,53]

此外，在一項追蹤一百多萬人的研究中，發現「休閒」活動與降低更多種癌症的發病風險有關，包括肝癌、腎臟癌、食道癌，及膀胱癌。這些結果也獲得其他大型研究與世界各國數據集的整合分析的支持。[43]

因此，雖然我們無法以科學精確性說久坐不動會使一個人增加形成癌症疾病的潛在風險，但我們迄今蒐集到的壓倒性證據明確地指向這個方向。

增加身體活動對癌症治療方案的價值

加拿大艾德蒙頓市亞伯達大學教授凱瑞・柯內亞博士（Kerry Courneya），是研究運動對癌症疾病的正面影響的領先專家之一。當柯內亞在二十多年前展開他的研究時，在研究運動對大多數癌症患者總體生活品質的影響方面，運動幾乎沒有被人注意到。柯內亞在分析追蹤癌症患者治療前、治療中和治療後的運動模式圖表時，發現大多數患者在診斷之後到積極治療期間，有一段時期很明顯不活動，[54,55]即便在診斷前有運動的患者也是如此。他指出，即使治療結束後恢復身體活動，也很少有人達到癌症前的運動程度。[56]換句話說，癌症似乎對一個人的身體活動造成極負面的影響。

柯內亞開始對患者身體活動圖表的平坦區產生興趣，他心想：「如果患者在診斷後與接受治療這段期間立即採行有系統的運動計畫，不知會有什麼結果？它會對治療功效產生任何影響嗎？會對患者未來的總體生活品質產生任何影響嗎？」他的發現不僅讓他感到意外，並且從根本上改變了我們對運動與活動如何增強傳統癌症治療方案的看法。「多年來，一般人都認為在接受癌症治療期間應該放輕鬆休息，但研究顯示，休息會使癌症治療（從手術、化療到放療與免疫療法）的副作用——包括神經病變（神經痛）、癌因性疲憊、全身疼痛、腦霧，以及其他許多症狀——

更加嚴重。」**此外，最近一項對多項研究所做的綜合分析指出，癌因性疲憊最好的治療方法是身體活動，證據顯示身體活動優於任何藥物治療。**[57]

當柯內亞與他的同事在正式的臨床實驗中研究運動對治療效果的影響時，結果雖然與直覺相違，但仍保持一致。患者若在接受化療與放療期間運動，比較能按時接受所有治療；自尊與身體功能提高；疲勞減少，睡眠改善；噁心情況減少，食慾增加；減少神經痛和四肢發麻；縮短住院時間，減少就醫次數；以及最重要的，生活品質提高。[40,58,59]

柯內亞也參與二〇一六年一項對二十多項研究所做的綜合分析，發現從事身體活動的乳癌、大腸直腸癌及攝護腺癌患者，癌症死亡率減少了三分之一以上。[59] 在《臨床癌症研究》（Clinical Cancer Research）期刊上發表的這項研究報告同時指出，運動量最大的受試者與運動量最少的受試者相較之下，前者的復發率降低了。

柯內亞的研究中最有意思的發現之一是，身體活動似乎是癌症治療功效的真正主要因素，此一發現引起全世界腫瘤學家的關注。它引發這個顯著的問題：如果從事身體活動有助於我們目前用來治療或控制癌症的療法，那麼我們是否應該讓我們的患者接受運動益處的相關教育，並在我們的工作事項中多增加一項追蹤他們的身體活動？

隨著蒐集到的資料越來越多，運動已被證明與降低癌症復發率和降低多種不同癌症的死亡率有關，包括乳癌、攝護腺癌、大腸直腸癌、子宮內膜癌，及其他癌症。[37,60-63]

但重要的是，我們已知道運動有諸多好處，且證據顯示癌症倖存者仍必須努力減少久坐不動的行為。在《臨床腫瘤學期刊》發表的一項研究報告，強調運動的積極益處和久坐不動的負面影響。首先，好消息是：確診非轉移性結腸癌，且每週快走約二點五小時的成年人，在十五年內的死亡率降低百分之四十以上。[63] 壞消息是：一天坐超過六小時的結腸癌患者，在同樣時間內的死亡率增加約百分之三十，**即使在管理身體活動之後**。換句話說，即使他們有身體活動，長時間坐著不動仍然有害。柯內亞說：「所有這一切的教訓是，癌症患者不要一直躺臥。相較於活動量最小，活動量最大的好處是復發率和死亡率可降低百分之三十至四十，這影響很大。」[64]

尋找下一個策略

對格倫．沙賓而言——我們在第五章〈預防的表觀遺傳學〉中分享過他的故事——「活動」是他的治療處方的基本元素。二十多年前他被診斷出無法治癒的癌症時，很少人知道運動與癌症之間的關係。和其他人一樣，他也常被告知不要勞動，但格倫本能地知道，運動對他控制疾病成功與否至關重要。他在二十八歲那年被診斷出慢性淋巴性白血病之前一直斷斷續續有在運動，他定期舉重，但有氧運動不一定。但在確診癌症後，這一切都改變了。格倫在閱讀身體活動對健康有益的資訊後，他承諾每天運動，維持二十年直到今天。他每天至少運動一個半小時，從彼拉提斯、舉重，到瑜伽和游泳，但重點是走路。格倫每個星期走二十多哩，無論是在家、在路上，參加會議，或與客戶見面，他都維持習慣。無論到什麼地方或正在做什麼，格倫都會找時間走路。「我本身沒有什麼運動計畫。」他說，「運動只是成為我一部分的生活型態，讓我感覺良好。」

運動與化療

北卡羅萊納大學的腫瘤學家直接檢測化學治療對生物老化的影響，身兼醫學博士、公共衛生碩士、北卡羅萊納大學助理教授、北卡羅萊納大學萊恩柏格綜合癌症中心（Lineberger Comprehensive Cancer Center）研究員的漢娜・沙諾夫，和同事檢測三十三名五十歲以上罹患可治癒的乳癌並接受過化療的女性血液中的P16（一種導致細胞老化的蛋白質）值。[65] 血液採樣被用以分析患者接受化療前、化療後立即，以及化療完成一年後的分子年齡。結果顯示，根除性化療導致分子年齡增加，相當於十五年時序性老化。

運動與身體活動能有效對抗化療導致的加速老化，這種好處還能一直持續下去。癌症運動研究先驅李・瓊斯博士（Lee Jones）發現，運動可以對抗他們在對照組中發現的化療對心血管與生物學的負面效應。[66-68] 進行這項研究時，瓊斯博士在杜克大學醫學中心的杜克癌症中心工作，而目前在斯隆・凱特林癌症研究中心工作的他發現，只要運動，癌症倖存者就能減緩並恢復生理時鐘，中和化療的老化效應。

運動如何影響你的生物學？

柯內亞的研究和其他人的研究顯示，在我們的生活中挪出時間多做一些身體活動，像格倫那樣，應該是癌症患者及倖存者的標準治療之一（以及每個人日常生活的一部分）。但運動為什麼對我們有這麼多好處？它會改變我們的身體，影響我們的細胞嗎？

大量的研究顯示是的。事實上，運動會影響**所有**癌症特徵，尤其是**持續傳遞癌細胞增生信**

號、新陳代謝、免疫功能，及發炎反應。[67,69-76] 二〇一四年瑞典研究人員發布一份精采的研究報告，研究人員基本上讓每個受試者——分為介入組與對照組（或更準確地說對照「腿」）——只運動一條腿，另一條腿不運動。[77] 經過三個月後，研究人員發現有運動的那條腿的基因表現改變了，新陳代謝、胰島素反應，以及炎症都受到影響。在運動的那條腿的基因中發現五千多個良性變化，而沒有運動的那條腿的基因仍維持不變。

在多項針對運動對攝護腺癌男性患者及乳癌女性患者的影響所做的研究中，也發現相同的基因影響。身體活動會下調（或關閉）促進腫瘤生長的基因；並上調（或開啟）有助於預防腫瘤生長的基因。[67,76,78] 同時，越來越多證據顯示，運動能在腫瘤微環境中發揮作用，改變關鍵性的調控路徑。[79-81] 腫瘤在低氧環境中茁壯成長，運動則把氧氣輸入組織中，降低腫瘤生長。[79] 最新的研究顯示，不同的腫瘤對運動的反應也不相同，這或許意味著，在不久的將來，我們將針對特定類型的癌症與癌症階段設計不同的運動，並推薦給患者。[81]

雖然我們仍需要更多研究來找出運動與腫瘤發展之間的直接因果關係，但初步研究顯示運動能幫助癌症倖存者延長生命，享受更好的生活，並避免復發。值得注意的是，研究中沒有在有運動的癌症倖存者中發現不良反應，因此雖然運動有多少好處仍有爭議，但每天運動幾乎沒有壞處，或者根本沒有壞處，尤其是如果你是癌症倖存者的話。

就癌症而言，哪種運動最好？

凱倫．穆斯提安博士（Karen Mustian, PhD）——紐約州羅徹斯特大學威爾莫特癌症研究所

（Wilmot Cancer Institute）運動腫瘤學領域領導人——明白讓癌症患者運動十分困難。她不久前說道：「大約十五年前，我開始從事這個工作時，許多人認為運動對大部分癌症病人是不安全的。」參與她的研究的病人中有百分之八十久坐不動，她發現癌症與癌症治療的壓倒性特質，使患者很難聽到並接受有關運動的好處的資訊。[82] 因此，穆斯提安（如同柯內亞和其他人）對於如何向患者展示她的發現十分謹慎。她希望他們知道：

- 運動不一定要花錢。沒有必要買豪華裝備或加入健身房。
- 就減少炎症和預防認知方面的副作用——如化療腦（化療後認知受損）與記憶喪失——而言，走路和其他任何形式的運動一樣有效。[83]
- 運動比藥物更能有效減少癌因性疲憊，這是癌症治療最常見的副作用。[57]
- 瑜伽和太極是溫和而有效的身體活動形式，能降低壓力、疲憊、焦慮、失眠、疼痛，及認知症狀。[84-89]
- 患者在僅僅為期四週的定期步行，或在家使用阻力繩（resistance-band）做力量訓練後，就能見到整體生活品質獲得改善。[90]

對你有效的運動就是最好的運動

從這些激勵人心的研究中我們了解到一個重點，亦即對癌症患者來說，沒有什麼一體適用全部的運動計畫，或只針對個別癌症患者的計畫。和所有「六合一」生活型態因素一樣，你必須聆聽你的身體來決定在任何時間點做對它最有利的事。手術之後，以前經常打網球的患者可能需要減少運動量，專注於恢復柔軟度和力量，找回可獲得充分休息的睡眠能力，之後才回到球場上。在這個治療階段，練習瑜伽也許是適當的選擇。稍後，等完成治療、感覺身體更強健時，她也許會發現，雖然網球中斷了六個月，但她從練習瑜伽獲得的減壓效果，使她的網球技術更進步了（尤其是發球）。專家將癌症治療中這種以運動作為治療目的的方法稱為「精準醫學」（precision medicine），因為身體活動必須根據每位患者獨特的個人需求進行調整。[91,92]

許多被我們——尤其是受癌症影響最大的老年族群——忽略的事情也是身體活動之一，園藝就是一種很好的活動，因為它使身體和四肢保持活絡，同時提供曬太陽與呼吸新鮮空氣的機會。遛狗也是一個站起來走出戶外的好辦法，甚至做家事也是一種身體活動。研究甚至證明站著而不要坐著都有益處，因此，你站起來接電話，或開會，或看電視，對你都是有益的。

以舞蹈克服恐懼

醫學博士黛柏拉．科恩（Deborah Cohan）是加州大學舊金山醫學院的產科醫生、婦科醫生及教授，她同時也是兩個幼兒的母親。她最了解運動對康復有多麼重要。

二〇一三年九月，四十四歲那年，她被診斷出乳癌第二期（II B）。她是在送女兒上學後接到這個噩耗，於是她打電話跟上級請假。那天晚上，她去上「靈魂運動」（Soul Motion）課——這是一種有意識的舞蹈形式，她稱之為「每週一次的神聖儀式」。那天晚上她走進教室時內心充滿恐懼：她的孩子會失去母親嗎？她會變成醜八怪嗎？她會變得不可愛嗎？她會一個人孤單地死去嗎？但她沒有把自己從這些恐懼中抽離出來，相反的，她讓她的身體透過這種深刻轉化的肢體運動，讓她深入了解這些恐懼，最終走過這些恐懼。

科恩讓她的身體去感受診斷帶來的所有情緒，然後藉由舞蹈來表達那些情緒。雖然一開始她感到麻木，無法與身體產生連結，但課程即將結束時，她終於達到一種新境界，一種異常的愉悅感。「實際上，我的身體在教導我的心，告訴我我可以有愉悅的感覺，」科恩解釋道，「即使我在短短數小時前被診斷出癌症。」

科恩把這次宣洩經驗視為舞蹈將成為她的一種醫療的吉兆。她的癌症成為一種覺醒的召喚，使她把照顧自己、關注她的身體、情緒、心理及精神健康列為優先。她開始每天跳舞，藉此幫助她解決癌症診斷後她無法以言語表達的複雜情緒。她的朋友幫她照顧孩子，開車送她去就醫，不斷問她：「我還能為妳做什麼？」科恩明白她最想要的是被喜悅和愛包圍，於是她要求她的朋友為她而舞、和她一起跳舞。她發現碧昂絲有一首鼓舞人心的歌曲叫〈貼身共舞〉（Get Me Bodied），於是她請她的所有朋友錄下他們自己用這首歌曲跳舞的畫面，這樣她就可以在手術恢復期間觀賞他們的舞蹈。她建立一個社群網頁，邀請她的所有朋友加入她的虛擬舞會。然後她又更進一步，問她的麻醉師她能不能在手術室內跳〈貼身共舞〉。麻醉師答應她。於是在手術前一天，科恩租了一間舞蹈教室，找一個親密的朋友一起跳碧昂絲這首曲子，直到「我體驗到的喜悅銘記在我身上」。

第二天，她在完全沒有服藥的情況下平靜地走進手術室。當〈貼身共舞〉的音樂響起時，她全身充滿記憶中的喜悅，和整個手術室團隊一起翩翩起舞，手術室內充滿喜悅與自由感。麻醉師錄下手術室內的快閃舞會，科恩的一個朋友在她進行手術期間將影帶上傳YouTube。「等我醒來後，它已瘋傳了。」科恩說。到目前為止，科恩在手術前和整個手術團隊一起跳「貼身共舞」的視頻已被點閱八百多萬次。

科恩立即聲名大噪。她利用這個新發現的平台討論療癒的多面向特質，以及透過運動找到平和與喜悅實際上可以成為強大的醫藥。她在手術之後接受四次化療期間仍持續跳舞。二〇一四年，她創立「體現醫學基金會」（Foundation for Embodied Medicine），一個隸屬於「公益」（邁可·勒納創立的公益癌症協助計畫）的非營利計畫，為患者、照護者和醫療專業人員提供舞蹈與運動練習，讓他們體驗身體的天生智慧與治療指導。[93]

負面的比較

二〇一七年在《健康心理學》期刊（Health Psychology）發表的一項研究報告中，史丹佛大學商學院博士候選人歐泰維雅·札特（Octavia Zahrt）與心理學家艾麗亞·克拉穆（Alia Crum）對國民健康訪問調查（National Health Interview Survey）與全國健康與營養調查（National Health and Nutrition Examination Survey）的研究資料進行分析，發現「認為自己比其他同齡者運動較少的人死亡機率較高，無論他們是什麼健康狀態、身體質量指數等等。」克拉穆表示。[94] 她們發現，當人們拿自己與他人比較時，會產生一種負面的安慰劑效應——即使他們各有各的看法。你認為你的運動量有多少，和你實際的身體活動量，兩者對你的長期健康有不同的影響，但它能產生可衡量的負面後果這個事實卻值得注意。「把人嚇到」的部分原因是，如果有人告訴他們需要運動，他們就會覺得有壓力。如果我們有壓力，甚至感到被欺負，它會讓我們感覺很糟糕，並破壞我們為改變生活型態所做的努力。最重要的是，你參與的活動可以帶給你快樂和感覺良好，這些都強烈顯示你正在給你的身體所需要的東西，無論是輕鬆地散步、騎一百哩腳踏車，還是做一小時令人振奮的高強度間歇訓練（HIIT）。

在「藍色寶地」地區——那裡的居民有許多是百歲人瑞——作者丹．布特納指出，當地居民沒有生活與活動的差別，生活就是活動，活動就是生活。[95] 在這些健康的小社區中，遊戲名稱是自由與自然地走動。

多少運動量才夠？

美國癌症協會建議癌症患者每週從事一百五十分鐘（或二點五小時）身體活動。[96] 以七天來算，平均每天活動大約二十二分鐘。如果你這樣算，這就是一個可輕鬆達到的目標。假如能不一口氣做完這二十二分鐘活動則更好。事實上，研究顯示短時間運動可能比長時間的耐力鍛鍊更有益健康。[97] 馬丁．吉巴拉（Martin Gibala）和他在麥馬士達大學（McMaster University）的同事在二〇一六年所做的一項研究中發現，過去久坐不動的人，每週做三次短暫但高強度的運動（總共十分鐘，每次做三回合二十秒的間歇高強度運動）持續十二週，和每週運動四十五分鐘、持續十二週的人相較之下，在健康的生理與生物學測量上都獲得同樣的改善。[98] 之前的研究發現，對於臨界性高血壓患者，三次十分鐘的步行和一次三十分鐘的步行效果一樣。[99] 短暫步行對血壓的影響相同，但不同於步行三十分鐘的是，前者還可以減少血壓升高，因此對整體健康有更大意義。我們同時知道，少坐、多活動是理想的方法，因為研究顯示：多走路、少坐會比你運動一小時後再久坐十四小時更健康；以輕度活動取代三十分鐘久坐時間將降低死亡風險；而短時間的活動將導致炎症降低。[63,100-104]

艾莉森和我相信，最好的教練是我們自己的身體，所以傾聽你的身體，回應它的要求和需要。如果你感覺強壯、平衡、靈活和自信，你可能走在正軌上。定期做有氧運動（提高你的心率）十分重要，增強肌肉的力量也很重要。

雖然有關運動對癌症影響的大量研究都集中在乳癌患者身上，但賈布．卡納萊斯——我們在第三章〈到底是什麼導致癌症？〉中分享過他的故事——正在積極做這方面的改變。九月是攝護腺癌關注月（Prostate Cancer Awareness Month），透過他創立的非營利組織「藍色治療」，賈布和他的團隊正在建構計畫與活動，不僅要提高人們對攝護腺癌的自覺——攝護腺癌是美國第三大死亡原因，七個人中就有一人在他們生命中的某個時候被診斷出這種癌症——同時要教導人們如何藉由改變生活型態來預防攝護腺癌。[105]

賈布．卡納萊斯的腳踏車

不久前，賈布——他現年四十二歲，身上的攝護腺特異抗原（PSA）水平比他三十五歲時還低，而且他的癌症一直保持不活躍——告訴我，在知道患有癌症的情況下，每天要管理這種壓力是他最大的挑戰。這也激發他努力融入男性青少年與成人聚集的地方，以獨特與高效能的方式和他們接觸——意思是將預防與抗癌生活型態的訊息帶到全國各地的運動場、田徑場，及體育館。「藍色治療」的理事會中有職業運動員，該組織主辦夜跑活動與籃球營，並與職業足球隊和業餘運動聯盟（AAU）合作，宣導健康生活型態習慣有助於預防攝護腺發病和改善結果的訊息。

當賈布展開這項工作時，他徹底翻轉他的生活：他賣掉他在休士頓郊區的大房子，在市區買了一間小套房，這樣他可以離「藍色治療」辦公室更近一些。該組織最初那幾年非常精簡（在創立非營利組織初期階段，他放棄自己經營的公關公司總裁高薪，完全不領薪水）。

他還記得他要買一輛新的雪佛蘭休旅車，並即將簽約的關鍵時刻。當他手上拿著筆，準備在合約上簽名時，他開始想到他在開車時的所有壓力，不是忙著發簡訊就是講電話，永遠在趕下一場會議。當他想到這些事情時，他可以感覺到他的壓力在增加，他的脈搏在跳動，他的呼吸急促。想到這些往事，賈布在那一刻明白他必須想辦法讓自己更穩定並減輕壓力，而買一輛雪佛蘭新車不是邁向那個方向的正確做法。他放下筆，站起來。「你知道嗎？我不要了。」仲介抬頭望著賈布，說：「你要做什麼？」賈布回答：「我要去買一輛腳踏車。」

三年後，賈布一天平均騎十五哩腳踏車。迄今為止，這個轉變不但改變了他的心態和改善了他的健康，同時對他的非營利組織帶來正面的公關影響，顯示在抗癌生活方面，賈布不是口頭上說說而已。「如果我的腋下夾著腳踏車安全帽，身上穿著休閒服走進會議室，人們自然會明白。」他說，「我在倡導抗癌生活型態，我認為這有助於人們真正看到我是真的在過這種生活。」

誠如賈布的實例所顯示，沒有什麼比檢驗我們的體能讓我們感到更安心。我深信，當我們嘗試任何類型的新行為——尤其是要求我們活動——時，我們就是在以積極影響「六合一」抗癌生活型態的方式啟動我們的感官。這一切都是為了達到平衡健康和沒有疾病的長壽狀態。

抗癌生活指南——運動

作為抗癌生活型態的一部分，運動就是將活動帶回到你的日常生活——增加站立和活動的時間，減少久坐和無所事事的時間。雖然這聽起來很簡單，但活動不僅要求你要動，同時要改變你的習慣。

監測你的日常活動

首先，誠實地評估你的身體活動。我們喜歡這個步驟是因為你必須知道你去了什麼地方，必須知道你想去什麼地方。你只要登錄你每天平均走多少步，和坐了多少小時：

- 監測你的步數。大多數手機都有計步應用程式，或考慮買一個計步器。這是實際了解你一天走多少步的最佳方法。
- 登錄步數的同時，也登錄你一週坐著的時間。

監測你的活動一週之後，請回答以下問題：

- 你可以做什麼來增加每天的活動量？
- 如果你已經有運動習慣，你可以在其餘時間做什麼更多的活動？
- 增加活動，你就可以增加每天的步數。沒有必須走多少步的神奇數字，只要比你以前走的步數更多就行了。有些人把每天的目標訂在一萬步——五哩——但這種方式旨在提高你個人的活動水平。

打破久坐的時間

根據多項研究，我們鼓勵你至少站起來，打破你久坐的時間：

- 不要偶爾做，要每小時做一次。
- 剛開始也許會覺得站立怪怪的，但要堅持下去。和大多數習慣一樣，當你的身體習慣了站立之後，你會開始喜歡站著做事。
- 燙衣板是家中站立式書桌一個很好（而且便宜）的替代品，而且還可以讓你把工作攤開。
- 當你看電視或看電腦上的節目時，請嘗試站著看。
- 考慮買一張筆記電腦桌（起價大約四十美元），而且可以輕鬆帶著上下班那種。
- 想想你的孩子。學齡兒童需要站立式書桌，因為他們白天大部分時候都坐著，放學回家後晚上大部分時間也是坐著——寫家庭作業、玩電腦遊戲、吃晚餐，或看電視。
- 養成在參加活動或出城時站立的習慣。站在演講廳後面；在演出中場休息時站著；開會時站著；鼓勵他人在會議之後多站一會兒；和你的朋友或同事一起多站立和多走路。

站起來走一走

- 不要偶爾做一次，要每天做，至少每隔一至兩小時站起來走一走，即使只是在屋子裡走，或出去走一小段路，或圍繞辦公室走一圈。
- 上班、看電影、在機場、看門診時走樓梯，任何時候必須上下樓時都走樓梯。
- 開會時以步行取代會議室。你可以帶著紙夾板寫下討論事項，如果有人想討論公事，不妨提議到外面邊走邊討論。
- 盡量把車停遠一點，多走幾步路。
- 可以的話，走路上班，或者騎腳踏車。
- 飯後和你關心的人一起散步，它讓你們有多一點時間交流。飯後（尤其是吃了大餐之後）散步能幫助消化，還可以使老年人避免得糖尿病。
- 你可以邊走邊聽有聲書。

養成健身習慣

- 當你準備做有氧訓練與健身時，我們建議你找一位朋友陪你。對艾莉森而言，有個運動夥伴是改善她的健康的重要因素。它能幫助她保持動力，使她對自己以外的其他人負責。

- 從簡單、適合你的時間表與性格的地方下手。艾莉森羨慕每天早晚慢跑經過我們家門前的跑者，但她不想成為其中之一。誠實面對你想做的事和你可以持之以恆的事。你不一定要跑馬拉松，你只要想辦法多增加一點適合你的活動。你可以找一個朋友，透過網路或DVD建立一個簡短的運動習慣。
- 鍛鍊你的柔軟度和活動範圍。我們的關節要經常使用與潤滑才能保持健康，做可以使關節完全伸展、活動的運動，如游泳或瑜伽。
- 增強你的力量和耐力。阻力運動對於增加肌肉質量和保護骨骼健康很有幫助，你的身體就是最好的阻力來源。一個近乎完美的阻力運動是簡單的棒式（又稱平台支撐）。它可以訓練你的核心肌群，增強手臂的力量。你可以加入自由重量或阻力繩（或稱彈力帶）增強肌肉張力。

一天分幾次做簡短的訓練

- 一天分幾次做簡短的訓練，不要在健身房做長時間的耐力訓練。一天三次輕快的十分鐘步行對你一整天坐著會有幫助。
- 如果你喜歡跑步，連續做幾次短跑衝刺會比一次長途慢跑燃燒更多的卡路里。
- 考慮做一種你可以反覆做，並持之以恆的七至十分鐘的強度運動。這不僅幫助鍛鍊你的肌肉，同時有助於你的心臟。最普遍的方式是只要一張椅子，以及持續進行的練習，每次練習中間休息三十秒。

建立積極的生活模式

- 將運動納入你的家庭計畫中。
- 當你從日常工作中休息或慶祝個人成就時，加入身體活動，無論是去公園郊遊或去海灘度假。
- 盡情享受。和你的孩子跑來跑去，或者和一群老友在週末一起踢足球。活動就是社交的同義詞，兩者合起來會提高你的抗癌生活商數。

出門在外不忘運動

對我們許多人來說，到處奔波的生活是工作的一部分。在正常生活習慣中斷時要設法保持運動可能有困難，但如果採取一些小步驟，你就能確保在你離家時也不會錯過你的健康習慣。

攜帶裝備上路

- 攜帶運動服、網球鞋或跑步鞋。我知道這聽起來稀鬆平常，但我不得不說有好幾次我到了一個地方，發現那裡有很棒的健行地點，或住進一家飯店，裡面有一間很棒的健身房，但我卻沒有帶合適的裝備。不要讓你的服裝或不適合的鞋子阻礙你在外地旅行時保持運動的能力。

- 長途飛行時，隔一段時間就要站起來。即使我不是真的想上廁所，我也會站起來跟著排隊，因為這是在飛行途中唯一不會對乘客安全構成威脅的站立方式。
- 把習慣帶著走。不久前有位訪客來我們休士頓家中小住，他隨身帶著一張「七分鐘運動」指南。他拿了一張椅子放在客廳，然後不到十分鐘，他就做完他的例行運動了。他不但鍛鍊了身上的每個肌群，同時也增強了他的心率。
- 阻力繩收納容易，任何地方都可以使用。
- 帶著瑜伽墊旅行，維持你的晨間運動習慣。

你不一定要成為耐力運動員也能看出運動的好處。事實上，多活動——少坐一點，坐的時候定時站起來——比強迫自己跑更遠或更快還要重要。一步、一步慢慢來，就從今天開始。研究顯示，持續久坐的習慣是慢性自殺。養成一種對你有益、並且能讓你在未來也站立的習慣。

摘要：抗癌生活指南——運動

1. 一週內每天登錄你的身體活動。
2. 一天當中數次在你通常坐著的時候想辦法站起來走一走。
3. 每小時站起來一下，打斷你久坐的時間。一天當中做幾次短暫的運動。
4. 養成健身的習慣。
5. 將身體活動融入你的家庭生活、與朋友相處的時間，以及旅行。
6. 在外旅行時，擬訂運動計畫，並設法保持身體活動。

第十一章——以食物為醫藥

為什麼我們在特定的地方與特定的時間用我們特定的方式吃喝？我們餵食自己的方式和我們的健康有什麼關係？食物是為人體提供動力的燃料，這是基本的生物學基礎，但在這個關鍵點上，從文化傳統到便利這諸多複雜的因素，影響著我們的日常選擇，其中有許多遠遠超乎我們的覺知意識，並在食品與廣告業者的教唆與助長下成為自動的習慣。但我們的身體——以及現今的科學研究——告訴我們，現在是我們深入了解我們吃什麼和我們為什麼而吃的時候了。無論你是美食家、園藝家，或速食愛好者，現在是轉向越來越多的研究、思考食物與治療的關係、共同改變我們餵食自己的方式的時候了。

認識食物的治癒能力

桃樂絲Ｐ（我們在第七章〈以愛與社會支持為基礎〉中分享過她的故事）在一九九八年被診斷出惡性乳癌後，她接受了為期一年的密集治療，包括服用在化療期間用來防止噁心嘔吐的皮質類固醇。皮質類固醇一個常見的副作用是體重增加，桃樂絲在治療期間體重增加了二十二磅。當她做完治療準備減輕體重時，她意識到她不能再像以前那樣了。她不能以餓肚子的方式或只吃沙拉來減重，這不是為了穿婚紗或穿比基尼會更好看而減肥的問題，它還有更深刻的意義。她需要食物來幫助她康復，而且是健康的食物。她說：「我不得不開始考慮把食物當作我的朋友。」這個想法從根本上改變了她與飲食的關係。

每天晚餐時，她的孩子——一個十一歲、一個九歲——便開始數他們一餐可以吃進多少種水果和蔬菜。這成為一種挑戰。桃樂絲自己則學會看食物包裝上的標示，她拒買含氫化油（hydrogenated oils）、糖、化學製品，及許多種類的加工食品，改買有機水果與蔬菜。一段時間之後，它帶來深刻而持久的改變，她不再**節食**，而是為了活下去而吃。

新的飲食模式產生副作用，桃樂絲的體重減輕了。不是快速減重，而是以確診後幾年下來緩慢減少的方式減重。更重要的是，她的健康改善了，並且給了她的身體保持健康與強壯所需的營養。另一個值得注意的副作用是：桃樂絲將健康的飲食習慣傳遞給她的孩子，他們如今都已長大，有了自己的家庭。她住在德州的九十歲父親大半輩子都吃肉和馬鈴薯，如今也受了她的影響。她的改變透過她的家庭引發連鎖效應。

癌症是一記警鐘

和生活型態的其他任何方面一樣，癌症以一種清除文化糟粕的方式，讓我們清楚看到我們每天所做的決定如何影響我們的健康。但是我們所有人，無論有沒有癌症，都必須和食物的真正目的重新建立關係，亦即：食物是用來滋養我們、治療我們，以及維持我們健康的東西。根據美國衛生及公共服務部和美國農業部最近聯合發布的〈飲食指南〉（Dietary Guidelines），大約有一半美國成年人有飲食不良或缺乏運動的相關慢性疾病，並且有超過三分之二的美國人體重過重或肥胖。[1] 只有四分之一的美國人每天吃一種水果，而且只有十分之一的美國人達到建議的蔬菜攝取量。[1] 事實上，美國人吃這麼少量富含抗氧化劑的食物，以致啤酒代表美國標準飲食中的第五大抗氧化劑來源。[2,3] 相較之下，美國人每週吃的羽衣甘藍平均數量是半茶匙，即使這種蔬菜在某些圈子中已成為新的流行。

我們的「綜合生活型態研究」參與者在ＭＤ安德森癌症中心及其他醫院餐廳也面臨吃不健康食物的誘惑，那裡的自助餐廳供應炸雞、炸薯條和連鎖餐廳的切片披薩。少數創新的醫院已提出新的創意，例如現場種植的有機蔬菜園，為整個社區帶來許多益處。[4]

在我們的「綜合生活型態研究」為期六週的密集課程期間，參與者每週與合格的有照飲食營養師見面，接受如何購買健康食物及如何烹煮這些食物、大幅度提高它們的營養價值，並且使它們吃起來更美味的相關課程。當他們回家時——大部分都住在德州或路易斯安納州的密集小鎮——參與者往往發現家裡的冰箱和冷凍庫塞滿了我們告訴他們不要吃的食物。他們在癌症中心努力維持飲食上的改變（對許多人來說，這是計畫中最困難的部分），回到家後卻發現大量的奶油砂鍋菜、焗烤千層麵和各種派點——「慰藉食物」——都是關心他們、同情他們的朋友送來的。為此，我們也嘗試解決這個問題。朋友與家人都是真心想幫忙，如果提供一些簡單的指南，在冰箱中等待他們的就可以是健康、持久，同時又美味與慰藉的食物。

對我們有害的食物會讓我們感覺更好是個奇怪的想法，但它卻深入我們的文化。而我們不但互相傳播西方的飲食，同時也把我們不健康的飲食傳輸到世界各地。癌症與其他慢性疾病已強勢攻占飲食最西化的地方絕非偶然，[5] 事實上，世界上一度是癌症比例最低的國家，如今已有升高的趨勢（在中國和印度是乳癌，在日本是腸癌）。[6] 此外，增加的病例多集中在城市中心，那裡

的人最容易接觸到速食與高度加工食品。[7,8]

二〇一五年的一項研究讓非洲裔美國人與南非鄉村部落交換飲食方式，結果凸顯出美國飲食習慣的危險。[9]匹茲堡大學醫學院教授史蒂芬・歐基夫（Stephen O'Keefe）想了解為什麼南非人的腸道如此健康，罹患結腸癌的風險又這麼低；但美國境內任何種族的非洲裔美國人卻有如此高的結腸癌風險。歐基夫和他的同事在這兩個國家分別找二十個人交換飲食兩週，讓參與這項研究的南非人改吃高脂肪、低纖維、高動物性蛋白質飲食，包括：早餐吃煎餅與香腸，午餐吃漢堡與薯條，晚餐吃肉捲與米飯。同時，參與這項研究的非洲裔美國人改吃低脂肪、高纖維的典型南非飲食，例如：早餐吃 hi-maize 炸玉米餅和鮭魚可樂餅；午餐吃炸魚玉米捲餅、自製薯球、新鮮芒果切片；晚餐吃秋葵、番茄、黑眼豆和鳳梨。改變新飲食僅僅十四天後，研究人員便注意到兩組人都有顯著的變化。參與研究的非洲裔美國人的腸道生物學和微生物群相（腸道中的細菌平衡）快速改變，與結腸癌有關的風險因素——如炎症——降低了。同時，參與研究的南非人的腸道也產生變化，與結腸癌有關的風險增加了。最近的一項研究總結八十多萬名受試者的研究結果，發現那些吃了會觸發炎症的飲食的人，結腸直腸癌的風險都增加了（男性百分之五十一，女性百分之二十五）。這個結論支持了歐基夫的研究結果。[10]

不健康的飲食在我們西方文化中範圍如此之廣，著實令人不安，但它可以是非永久性的。正如這項南非研究中所顯示的，改吃更健康的食物滋養身體，可以產生巨大的影響，而且可以快速生效。誠如歐基夫所說：「在短短兩週內，從西化的飲食改為高纖低脂的傳統非洲飲食，就降低了癌症風險的生物標記，顯示改變結腸癌風險也許永遠不嫌遲。」

管控你的微生物群

南非飲食研究最值得注意的一點是，改變營養（好的和壞的）能如何快速影響（存在我們身體內部的）細菌、真菌與病毒——也就是我們所知的微生物群——的生態系統。就算你每天洗澡、刷牙、洗手，你自己獨有的微生物生態圈——大約一百兆個細菌，其中有好的、有壞的——依舊隨身跟著你。事實上，這些搭順風車的非人類細胞在數量上超過我們的人類細胞十倍以上。與繪製人類基因組圖譜計畫一樣，這也是全球正在努力的方向。[11-13]

現在已經發現，不健康的微生物群和許多疾病與症狀有關，包括：艱難梭狀桿菌感染（clostridium difficile infection）、乾癬、胃食道逆流、肥胖、兒童氣喘、腸胃疾病、精神疾病（如抑鬱與焦慮）、多重抗藥性微生物、心血管疾病，及癌症。研究同時指出腸道細菌與調節食慾的關鍵荷爾蒙飢餓激素（ghrelin）與瘦體素（leptin）之間的關係。[14,15]

研究分析顯示，我們的微生物群差異性越大，健康結果就越好。[16-18] 差異性增大又跟總體脂肪降低、胰島素抗性降低，以及發炎概況減低——癌症特徵之一，並且與癌症風險降低有關——有關。[16-18] 研究顯示，微生物群和許多不同的癌症之間有明確的關係，包括：結腸癌、肝癌、胰臟癌、肺癌、乳癌，以及黑色素瘤中呈現的數據。[19-21]

雖然人類研究還沒有明確顯示微生物群與癌症之間有因果關係，但從動物研究已能找到更直接的關係。許多種機制與微生物和癌症有關，[22,23] 其中之一是炎症過程增加。[22] 免疫系統和微生物群也有密切關係，事實上，科學家們現在都相信，我們的腸道內也有重要的免疫系統和免疫反應，[24,25] 腸道內的微生物在啟動、訓練及調整免疫反應方面扮演重要的角色，[25,26] 微生物群可能透過其他尚待發現的機制影響致癌作用。同時，免疫失調可能為我們的微生物群如何影響癌症發展及癌症治療，提供重要的見解。

這聽起來或許很明顯，但重要的是要注意我們吃的東西會直接影響我們的微生物群，並且有越來越多證據顯示，建立與維持一個健康的微生物群能影響癌症治療的效果。我在MD癌症中心的同事珍妮佛．沃戈（Jennifer Wargo）站在微生物研究的第一線上。在二〇一七年一項對晚期黑色素瘤的研究中，沃戈發現一個人的腸道細菌多樣性和組合會影響他們對免疫療法的反應。[27] 她的發現顯示，某些微生物有助於免疫系統對免疫療法藥物的反應。雖然在人們急著購買益生菌以期改善他們對癌症治療的反應之前，仍需要更多的研究，但這項研究指出，維持一個健康的微生物群有明顯益處。微生物群越多樣化，體內的炎症就越低，免疫系統就越健康。

採用植物性飲食

在不過度使用未經測試的補充劑與藥物的情況下建立健康的微生物群，關鍵是以富含全穀物與複合碳水化合物和以植物為主的高纖飲食來餵養身體內的益菌，把壞菌趕出去。[28,29] 事實上，二〇一三年在《科學》期刊（Science）上發表的一項具有里程碑意義的研究發現，以標準美國飲食餵食小鼠後，再將健康的微生物群移植到小鼠腸道內，結果這些微生物不會繁殖。[30] 它們知道新環境不適合它們生長。

就健康與抗癌而言，如同大衛．賽文－薛瑞柏在《自然就會抗癌》書中所說，最好的飲食是地中海飲食。[31] 身為義大利人與美國人之子——我的父母在一九八〇年代寫了兩本地中海食譜的暢銷書——我的心中有個特殊的一隅，特別鍾愛含許多蔬菜、橄欖油、全穀物和堅果的食物。少年時期的我很幸運，各種好吃的蔬菜湯、主菜及小菜我都可以先嚐為快。長久以來，研究早已顯示地中海飲食可降低心血管疾病與糖尿病風險，最近的研究更指出它對癌症風險有潛在的影響，並且與腦部健康有關。[32-37] 二〇一五年一項對五千多名義大利婦女所做的飲食分析研究，發現嚴格遵循地中海飲食的女性，罹患子宮內膜癌的風險降低了百分之五十七。[38] 她們同時報告劑量－反應效應，嚴格遵循地中海飲食的人癌症風險大幅降低，而比較不嚴格遵循的人癌症風險降低幅度較小。

荷蘭的研究人員在二〇一七年所做的一項研究，發現地中海飲食與停經後乳癌風險有明顯關係。研究人員利用此一〈荷蘭世代研究〉（Netherlands Cohort Study），追蹤六萬兩千多名年齡自五十五歲至六十九歲不等女性的飲食與生活型態習慣，時間長達二十年，發現以雌激素受體陰性乳癌（通常預後較差）而言，遵行地中海飲食的女性比不遵行地中海飲食的女性罹癌風險減少大約百分之四十。此外，以雌激素受體陽性與陰性乳癌二者而言，對地中海飲食遵循度越高，罹患乳癌的風險就越低。

為什麼食物勝過補充劑？

我刻意決定不在「綜合生活型態研究」方案中納入補充劑，因此我現在也建議你在展開你的抗癌飲食時，也不要納入補充劑。食物是專門設計以最有效和可用的方式對身體輸送養分，這並不是說補充劑沒有必要（例如，我鼓勵維生素D不足的病人額外補充維生素D，因為我們知道它和某些癌症發病有關），[40]但我們一般傾向相信藥丸和萬靈丹，不相信食物——亦即我們的日常飲食——經過一段時日之後能給我們所需要的一切。我堅信，當我們選擇各種不同營養密度食物的能力臻於成熟時，大多數人都可以得到我們所需的一切。至於正在接受癌症治療的患者，最好諮詢有合格營養師執照的腫瘤專科醫師（CSO）。

地中海飲食的一個關鍵是飲食中含有許多蔬菜和水果。在攝取蔬菜和水果方面，證據顯示多吃會比較好。一項對九十五項前瞻性追蹤研究所做的整合分析發現，固定一天吃十份水果與蔬菜的人，慢性疾病風險顯著降低，包括心臟疾病與癌症。[41]研究人員發現，每增加攝取兩百公克（兩份）水果與蔬菜，癌症風險降低百分之三。他們的結論是，如果人們一天攝取十份水果與蔬菜，就可以防止七百八十萬人因罹患癌症、心臟病、中風，及所有原因造成的疾病而提早死亡。二〇一七年一項更令人吃驚的研究顯示，從青少年與青年的飲食質量可以預測她們日後的乳癌風險。[42]由加州大學洛杉磯分校研究人員凱倫・米歇爾斯（Karin Michels）與她的同事所做的這項研究，追蹤四萬五千多名參與〈護士健康研究II〉的女性長達二十二年。研究人員根據她們的**炎症**程度對飲食進行評分，和採用低炎症飲食的女性相較之下，那些在青少年時期採用高炎症飲食的女性罹患乳癌的風險高出百分之三十五。同樣的，青年期炎症程度最高的女性，比起報告在年輕時吃更多抗發炎食物的女性，前者罹患乳癌的風險提高百分之四十一。

這些都是觀察性研究。但二〇一三年發布一項在西班牙所做的大型隨機對照研究，將額外補充特級初榨橄欖油的地中海飲食與額外補充堅果的地中海飲食，與適度減少脂肪攝取互相比較，看那些有心臟疾病風險的男性與女性是否能降低重大心血管疾病發病率。這項研究奏效了，他們在《新英格蘭醫學雜誌》發布的報告指出，兩個地中海飲食組在四年的追蹤期間，中風比例都降低了。[43]

在這項臨床研究中，作者報告地中海飲食能使體重減輕、糖尿病發病率降低、代謝症狀逆轉、氧化壓力下降、C－反應蛋白（全身炎症的一般測量指標）水平降低。[44-47] 對我們這些癌症界的人來說，最重要的是被隨機分配到額外補充特級初榨橄欖油的地中海飲食組的婦女，與適度減少脂肪攝取的對照組相較之下，前者在五年時間內乳癌風險降低百分之七十以上。[48] 因此，對心臟有益的東西可能也有利於預防癌症。[49]

越來越多證據顯示，對許多被確診癌症的患者來說，採用以植物為主的飲食十分重要。二〇一五年的一項研究發現，確診攝護腺癌的男性如果遵循「謹慎飲食」——富含水果、蔬菜、全穀物、低脂肪、低糖、低膽固醇與鈉——死於此一疾病的可能性降低百分之五十以上。[50] 反之，這項涉及兩萬兩千多名男性醫師的同一研究發現，那些堅持典型西方飲食的人死於攝護腺癌的可能性高出二點五倍。

在在研究顯示地中海飲食——與謹慎飲食非常相似——與良好的健康關係密切的原因之一，可能是受試者的重要癌症特徵改變了，包括血管生成減少、免疫功能改善，以及整體炎症下降。深綠色葉菜（如十字花科蔬菜）、全穀物和其他高纖食物，是微量營養素與植物化學成分（植化素）的很好來源，並且與降低多種炎症標誌物有關。[51-54] 蔬菜和水果不僅含有豐富的維生素與礦物質，還含有抗氧化劑，在癌症早期階段有很好的預防作用。[55-57] 重要的是，十字花科蔬菜尤其含有大量的吲哚化合物（如蘿蔔硫素）、植物營養素，透過減少細胞增生、炎症及表觀遺傳生物標誌物，可以有效對抗癌症的生長與形成。[58-60] 多蔬果飲食的其他優點是低熱量與低碳水化合物含量，以及低升糖指數，這些都與降低炎症有關。事實上，飲食因素會影響所有癌症特徵，好的一面是吃得健康就能降低腫瘤生成過程；壞的一面是吃得不健康就會促進腫瘤生成過程。[55,60-77]

地中海飲食也反映出人類與他們所處的直接環境之間更自然、更輕鬆的相互作用。從歷史上看，地中海文化吃的是人們容易取得的在地食物，意思是他們吃季節性生長的東西、從海中捕撈到的東西、可以在一小塊地方養殖或飼養的東西（包括養雞），或者可以從附近收穫到的東西。當然，隨著工業化農業擴展到地球上更偏遠的角落，這種情況已經改變了，但幸運的是，對我們所有人來說，地中海飲食（與文化）的重要原則依然不變。

全球各地最健康的飲食——地中海飲食、亞洲飲食，或南非鄉村飲食——也是一樣的情況。所有這些主要以植物為基礎的飲食都有相似之處：它們包括蔬菜、水果、堅果、種子、全穀類、其他富含纖維的食物，以及極少量的動物性蛋白質、加工食品和添加糖。以這種方式進食有助於使我們體內的微生物群獲得適當的營養，雖然名稱與細節或許有異，但這些飲食基本上都大致相同。

不同名稱的健康飲食

我們從「藍色寶地」可以清楚看到這種健康飲食的總體模式。[78] 這些社區散布在世界各地，當地居民往往活到一百歲以上，幾乎沒有人生病。從表面上看，「藍色寶地」居民的飲食各不相同：在美國加州洛馬林達社區，當地居民大部分是基督復臨安息日會教友，他們奉行純素飲食。

在義大利薩丁尼亞島，當地的標準飲食是大量的油脂，但那是從堅果與橄欖取得的健康油脂。住在尼科亞半島的哥斯大黎加人喜愛含肉類的飲食，但他們吃很多蔬菜，特別是當地盛產的塊莖類蔬菜。在日本沖繩島，居民主要吃新鮮的魚和蔬菜，及澱粉類（如稻米），脂肪攝取很少。在希臘伊卡利亞島，當地飲食最接近典型的地中海飲食。雖然從表面看，這五種「藍色寶地」飲食似乎差異很大，但他們共同的地方是著重本土、新鮮、全食物，以及幾乎完全不吃加工食品。換句話說，他們有相同的地中海飲食原則，但根據各自的地方文化、氣候和環境，選擇最容易取得的食物。雖然我們不能斬釘截鐵說這些飲食模式能使人減少罹癌風險，或改善癌症患者的預後結果，但迄今為止蒐集到的壓倒性證據，確實指向這個方向。

我最近與醫學博士大衛．卡茨（David Katz）談到不同的健康飲食之間的相似處時，他分享他不久前參加「傳統飲食共同立場會議」（Oldways Common Groun）時觀察到的一個共同現象。各種不同的飲食各有分組會議，各自宣揚特定飲食的具體利益。原始人飲食（又稱舊石器時代飲食）倡議動物性蛋白質；全素飲食討論乳製品引發的相關炎症；地中海飲食會議上聽到的是健康的油脂。當所有專家休息午餐時，卡茨注意到他們盤子裡的食物都幾乎雷同，每個人都裝了很多蔬菜和沙拉，少量的蛋白質，一些脂肪和一些穀物。「最後，我們都殊途同歸，這個重要的關鍵讓我感到震撼。」卡茨說，「營養飲食領域內有這麼多不同的雜音，但其實沒有必要這樣。我意識到我們製造了許多混亂，然而事實上我們的目標是一致的：我們必須吃**以理性組合的健康食物**。」

這種以植物為主的更健康的飲食模式，無論你如何標記它，都與文化提倡的恰恰相反，而且在飲食方面，這通常是最簡單的選擇。在我生命中的大部分時間，我參與了一種會令人上癮的飲食文化，這種飲食助長我們對糖、鹽和脂肪的慾望。我曾經在一次癌症會議上被質疑這種飲食方式，當時我回答：「那是針對癌症患者的飲食規定。我們沒有癌症。」但我後來明白，如果我們希望降低我們的癌症風險，並改善我們在確診癌症後的存活機會，我們就必須採取更健康的飲食模式。大衛．賽文－薛瑞柏的真言仍然是真實的——我們身上都有癌細胞，但不是每一個人都會得到癌症。我們可以透過每天所做的生活型態選擇來降低那些癌細胞活化與增生的可能性，關鍵就是我們的營養選擇。

驅逐炸甜甜圈機

那是二〇一五年的夏天，一位同事利用電子郵件寄給我一張炸甜甜圈機器的圖片，主旨是：「生意興隆」。當我發現這玩意兒就設在ＭＤ安德森癌症中心的土地上時，我立刻親自去看個究竟。我還沒有見到那台色彩鮮豔的機器之前，就先聞到一陣陣甜甜圈的香味。機身上寫著「現炸甜甜圈」，四周圍著一群穿工作服的醫院員工、病人和興高采烈的孩童。這台炸甜甜圈車就停在停車場外面通往醫院主建築與員工／職員辦公大樓的天橋上，旁邊是一家高級飯店——病人與家屬在治療期間住宿的地方。

這對我來說是超乎現實的一刻。我們在ＭＤ安德森癌症中心面對如此多法則與規定，如果你想在院內提供新鮮蔬菜湯，我都無法告訴你必須尋求多少委員會通過，或有多少細節必須解決（事實上，我們嘗試過，但最後被食物未經消毒滅菌的疑慮擊敗）。但如果有人想把一台炸甜甜圈機器推進醫院教職員、工作人員、病人及其家屬路過的通道，以及他們的汽車行經的路線，顯然他們只要插上插頭，啟動機器，就可以堂而皇之做起生意來了。

操作機器的人——隔壁那家飯店的行政主廚——臉上掛著得意的笑容。當我問他這是否是醫院的永久設施時，他說：「這是一台非常昂貴的機器，我們得賣很多很多甜甜圈才能維持下去。」無疑的，他以為我會衝回辦公室召開緊急會議，呼籲：「喂，大夥兒，這很重要，我們必須多吃幾個甜甜圈才行！」從事情的表面來看，這是他在開張第一天的反應。而我不得不承認，我有被擊敗的感覺。現場每個人似乎都很開心，行政主廚笑盈盈地遞出他盡快炸出來的用粉紅紙袋包裝、上面灑上糖粉的甜甜圈；還有睜大眼睛、在一旁等待的醫院員工和病人。這一切都足以說明人們每天攝取的油脂、碳水化合物和糖的巨大成就。

拍了幾張照片後，我確實回到辦公室，但我不是催大家趕緊去吃甜甜圈，而是發了一封電子郵件給當時的ＭＤ安德森癌症中心院長隆恩・迪平霍博士（Dr. Ron DePinho）。在此鄭重聲明，我並不習慣向醫院院長發送電子郵件，但這件事我不能袖手旁觀，因為我知道飲食與疾病的關係密切。我們現在知道肥胖和十三種癌症有關，而且占全球癌症的五分之一。[79,80]當你在不健康的飲食之上又加上久坐不動時，癌症風險會增加三成以上。[81]這表示如果人們吃健康的飲食並保持活動，有三分之一的癌症幾乎都可以預防。事實上，國家癌症研究所估計，如果美國每一個成年人都能減少身體質量指數（ＢＭＩ）一個百分點（每個人只要減輕兩磅以上），就能避免十萬宗新的癌症病例發生（預測到二〇三〇年以前，美國將有五十萬宗新的癌症病例）。[6,82-85]

儘管有這麼多統計數字顯示人們多吃蔬菜、少吃甜甜圈就能避免癌症，但一般的趨勢是將癌症歸咎於我們無法立即掌控的因素：基因、基因改造食品、注射荷爾蒙的肉類、空氣污染等等。美國癌症研究學院所做的最新「癌症風險意識調查」（Cancer Risk Awareness Survey）顯示，不到一半的美國人知道缺乏蔬果的飲食會增加癌症風險；只有一半的人知道肥胖與癌症之間的關係[86]；只有三分之一的人知道多吃紅肉或加工肉品與大腸癌有關。

因此，雖然有關飲食與癌症關係的證據不斷增加，但對大眾傳遞的訊息卻是模糊與片段的。醫院員工很可能在甜甜圈攤位旁一邊排隊，一邊討論病人或談每日的工作，卻絲毫沒有意識到其中的矛盾或諷刺。病人也許感嘆即將進行下一回的化療，卻未能意識到即將入口的東西可能抵銷旨在縮小他們的腫瘤以便進行手術的化療效果。

這麼多開心的笑容浮現在我眼前，儘管我寫了電子郵件，但對於我的訴求是否能被聽見，我不敢抱太大希望。

令我驚訝的是，當我銷假返回工作崗位時，那台炸甜甜圈機不見了。院長寫信感謝我「善盡監督之責」，但我猜有更多人會認為我是好管閒事或掃興的人。老實說，我不想成為這兩種人，但在當今的風氣之下，我發現我常扮演這種角色。當你挺身而出，對抗意圖讓我們沉迷於有致命之虞的產品與勢力龐大的產業時，驅逐甜甜圈機的意義對我來說遠超過象徵性的勝利。

不要吃那麼甜：糖的危險性

加州大學舊金山分校的研究人員在二〇一六年，針對美國一九六〇年代至一九七〇年代國內的糖業檔案進行分析，這個事例明確顯示我們對抗的是一個強大的勢力。這些檔案透露一場宣揚虛假信息的運動，與菸草業者淡化吸菸的危險性極其相似。五十年前，製糖業贊助一項研究計畫，對糖會影響心臟疾病風險的說法提出質疑，並大力宣揚脂肪才是罪魁禍首。[87]糖與癌症相關的研究當時也尚未見到曙光，[88]而這場運動結果大獲全勝，引發一連串以脂肪與膽固醇對心臟疾病的影響為依據的建議，卻淡化蔗糖所扮演的角色。

然而，雖然脂肪的消費量下降，但心臟疾病和包括癌症在內的其他慢性疾病的流行仍持續增長，[89-92]同時我們也消耗了大量被添加在食品中用以取代脂肪的糖類。美國人現在平均每天消耗大約二十三茶匙的糖，比世界衛生組織建議的每天攝取量高出兩倍，比美國心臟協會對女性建議的攝取量高出三倍。[93]

雖然「糖助長癌症」的觀點仍被許多腫瘤學家斥為過度單純化，但過去十年來的研究顯示高血糖水平和某幾類癌症之間有顯著關係。[94-100]在二〇一一年的一項研究中，紐約市阿爾伯特·愛因斯坦醫學院（Albert Einstein College of Medicine）的研究人員分析四千五百名停經後婦女在十二年期間的健康資料，發現血糖值最高的婦女罹患結腸癌的可能性是其他婦女的兩倍。[101]瑞典研究人員在二〇一二年發布一項研究顯示，每天喝一杯十二盎司（大約三百五十毫升）汽水的男性，罹患攝護腺癌的風險增加了百分之四十。[102]為了這項研究，科學家追蹤八千多名年齡四十三歲至七十五歲的男性長達十五年。他們同時發現，風險增加與攝護腺癌的快速成長形式有關，並可能更容易造成死亡。

雖然要證明癌症與糖之間有直接關係仍需要更多的研究，但糖的攝取量與全世界第二型糖尿病例激增的關係不容質疑。第二型糖尿病影響超過四億兩千萬人，幾乎占全世界成年人的十分之一，[103,104]而有糖尿病的人被診斷出胰臟癌與結腸癌的可能性幾乎是兩倍。[105]因此，即使你仍不相信糖隱藏的危險性，也很難忽視或淡化從糖尿病得到癌症是個真實而危險的趨勢。[106]

酒精的困境

酒精被美國國家毒理學計畫列為已知的人類致癌物。[107] 一個人酒喝得越多，罹患某些類型癌症的風險就越高，包括頭頸癌、食道癌、肝癌、胃癌、乳癌以及大腸直腸癌。[108-112] 二〇〇九年，估計美國境內百分之三點五癌症死亡率和酒精有關。[113] 最新的研究顯示，即使適度飲酒也會增加癌症風險和癌症死亡風險。[107,113,114] 二〇一三年發布的一項研究發現，每天喝三杯酒或更多的人，在與酒精有關的癌症死亡中占大多數。[113] 但這項由美國、加拿大及法國研究人員共同合作的研究也在結論中指出，一天喝一點五杯酒或更少的人，在與酒精相關的癌症死亡人數中占三分之一以上。因此，在癌症方面，酒喝得越少越好，最好謹慎些，完全去除這個風險因素。

如果你的癌症確定與酒精無關，那就要考慮酒精即是糖，糖會引發炎症，而我們都知道癌症是一種發炎性的疾病。如果你有喝酒，美國癌症研究學院建議女性一天不要超過一杯，男性一天不要超過兩杯。為了降低血糖峰值，切記不要空腹喝酒。如果你要喝酒，最好像歐洲人那樣，用來佐餐。

減少你的血糖負荷

糖不是血糖突然飆升背後的唯一罪魁禍首。高度加工與精製的食物，如白麵包、白米飯、早餐麥片及餅乾，都有所謂的高升糖指數。[115] 意思是身體能消化這些食物，並在食用之後短時間內迅速將它們轉化為糖。所以，就像吃糖果或喝汽水一樣，升糖指數高的食物吃了之後會使血糖驟然升高，導致胰島素分泌和 β-連環蛋白（β-catenin，一種蛋白質，已知為某些癌症形成的主要因子）增加。[116,117] 我在 MD 安德森癌症中心的同事吳息鳳博士（Xifeng Wu, MD, PhD）在二〇一六年領導的一項研究中發現，吃高升糖指數食物的患者，與吃低升糖指數食物的患者相較之下，前者罹患肺癌的機率高出近百分之五十。[118] 對於從不吸菸且血糖指數極高的人，罹患肺癌的風險增加百分之八十以上。[118] 糖、血糖負荷，與攝護腺癌、乳癌、卵巢癌、結腸癌及子宮內膜癌之間的關係也有相似的數據。[94-96,122,123]

糖的替代品

艾莉森和我每次談到吃太多糖的壞處時，總會有人問：「那麼沒有熱量、沒有血糖負荷的糖類呢？」這些沒有熱量的甜味劑分為兩大類：（一）天然代糖，如：甜葉菊、木糖醇、一些其他糖醇。還有以加工形式出現的，如：赤蘚糖醇。（二）人工代糖，如：糖精（saccharin）、安賽蜜（acesulfame）、阿斯巴甜（aspartame）、紐甜（neotame）、蔗糖素（sucralose）。人工代糖與癌症風險增加的相關研究仍不一致，迄今仍然沒有天然萃取的甜味劑與癌症的相關研究。遺憾的是，使用代糖，無論是人工的或天然的，在減重方面可能不如我們希望的那麼有效（畢竟，這是為什麼大多數人會轉向甜味劑的原因，既可以獲得甜味，又不會增加卡路里或體重）。事實上，這些糖的替代品可能使大腦的獎勵反應變得遲鈍，導致吃更多食物。[119-121] 這意味著用不含熱量的甜味劑欺騙大腦可能適得其反。有些糖的替代品已經和體重增加、葡萄糖耐受不良，甚至和糖尿病有關。[119-121] 理想的方法是重新培養你對甜食的嗜好，並馴服你的糖癮。

既然有越來越多的研究，人們也越來越了解高度加工的碳水化合物和糖在癌症風險與結果中所扮演的角色，那麼，為什麼我們似乎常在醫生辦公室看到免費的糖果，甚至為此感到安慰？或者在午餐休息室看到甜甜圈？為什麼有關糖與精製碳水化合物的訊息不能普及大眾，甚至無法滲透到我們頂尖的癌症中心辦公室？

紅肉與加工肉品的危險

雖然每天有關我們的飲食以及什麼是健康與不健康的資訊，似乎一直在變動中，但這一點上很明顯的，紅肉與加工肉品確實與癌症有關。事實上，食用過多的紅肉已被認為與十多種癌症有關，包括乳癌、攝護腺癌、結腸癌，及肝癌。[124,125] 基本上，如果你每天早上吃培根，每天晚上吃漢堡，到了週末又吃牛排，你可能會為你自己營造一個慢性發炎的環境，而我們知道發炎會助長癌症生長。

二〇一五年，國際癌症研究署（Agency for Research on Cancer）和世界衛生組織將加工肉品歸類為致癌物，紅肉列為可能致癌物。[124,126] 劍橋大學研究人員下結論指出，人們如果將食用加工肉品的量減少一半，將使結腸癌罹病率減少百分之十二。[124,126,127] 其他研究也已將食用紅肉與攝護腺癌、大腸直腸癌及乳癌風險增加連結在一起。[127,128]

紅肉使癌症風險增加的原因之一，是在烹煮過程中會釋放致癌物。以高溫烹煮肉類或燒焦時會形成這些化合物，[128-132] 而很不幸的是，它們以一般溫度烹煮時也會形成這些有害的化合物，包

括油炸或燒烤。[128-131]

紅肉的壞處增加的另一個原因是，我們為了使動物更肥胖、使農民增加更多利潤，改以飼料餵食牠們而造成的結果。整天在田野裡流連吃草的牛隻到了被宰殺時，牠們的肉會含有均衡的 ω-6 與 ω-3 必需脂肪酸，大約是四比一或二比一的比例。但圈養的牛隻吃的是玉米和／或大豆，因此即使到了牠們生命的最後階段被宰殺時，牠們的肉也沒有 ω-3 脂肪酸[133]。圈養的牛隻基本上是 ω-6 的運輸載體，ω-6 是必需脂肪酸，意思是我們的飲食中需要它，但我們同時也需要 ω-3 脂肪酸來維持均衡。我們的飲食中若含有過量的 ω-6 脂肪酸——這是大多數人吃一般飼養的動物肉類所導致的——會增加與癌症相關的炎症。[134] 有關食用紅肉與癌症的關係還出現一些其他理論，但仍需要更多的研究來證實它們對人類的影響。[135,136] 目前對於如果吃牧草飼養的有機肉類是否能減少危害所知不多，理論上，這種肉應該會有更好的 ω-6 與 ω-3 脂肪酸比例，但迄今為止還沒有人做過這種動物或人類的研究來確認相對的風險。

讓他們自己選擇

儘管已知糖與紅肉及加工肉品有危險，大多數醫院的自助餐廳仍大量供應這些食物——讓他們自己選擇，他們說。餐廳內，病人和他們的家屬可以以一大杯撒滿花花綠綠糖霜的霜淇淋來解決含高脂及高碳水化合物的一餐。那台移動式炸甜甜圈機雖然已不再出現在 MD 安德森癌症中心的通道上，用它油炸甜甜圈與糖粉的香氣引誘癌症倖存者與醫院員工，我們院內的自助餐廳仍然和我們的一般文化一樣，充斥著影響糖尿病、肥胖及碳水化合物的誘惑。

我在MD安德森癌症中心和其他地方一再看到的合理化現象是：只要菜單上有一項健康的選擇（而且往往只有一種選擇），就可以理直氣壯地供應大量不健康的菜色。菜單上如果有沙拉或蔬果泥，你大可以將它標註為健康食物，然後另外提供大量的漢堡、炸薯條和含糖甜點。這種錯誤的抉擇讓我感到震驚（更別提健康與不健康選項之間顯著的不平衡）。我們都知道鈉、糖、脂肪含量高的食物容易使人上癮，[137-139] 就不應該對我們的病人與員工提供任何會折損他們健康的餐飲。或者，如果真要妥協的話，何不只提供一種不健康的選項，而多增加一些健康的選項？說人們想吃這些食物，而且他們只要這些食物，這是似是而非的託辭。康乃狄克州新米爾福醫院（New Milford Hospital）的檔案紀錄指出，每當餐廳提供健康的選擇時，病人和工作人員都會感激他們。主廚凱瑞．戈德說：「病人出院時，通常會問他們能不能留下來吃午餐。」[4] 有多少醫院能說出這種豪氣的話？我們都被錯誤的託辭挾持太久了。

有趣的是，研究結果顯示高度加工食品對大腦的影響，和古柯鹼與海洛英這類藥物的影響相同。二〇一五年由密西根大學的科學家所做的一項研究發現，人們對不健康食品的狂熱傾向，與這些食品的加工程度有直接關係。[140] 披薩與冰淇淋這類高度加工食品能顛覆我們的意志力，戰勝與飢餓有關的生理信號 [141]（換句話說，即使你已經飽了還是會繼續吃下去）。花椰菜和鮭魚這類健康食物不會在大腦引發這種反應，沒有人被球芽甘藍和紅蘿蔔引誘並對它們產生狂熱，這不是因為球芽甘藍和紅蘿蔔不好吃，而是因為那些健康食物沒有從我們的神經化學獎勵中樞促發同樣的反應。我可以告訴你我的自身經驗：當我還在大學時代時，我對「多力多滋」逐漸上癮；最近我又愛上添加人工奶油的電影院爆米花。食物成癮可不是開玩笑的，當你意識到某些食物正在令人上癮，而我們有許多人要麼開始上癮、要麼恢復過去的成癮，醫院自助餐廳供應披薩或醫生辦公室提供免費糖果這件事，就更令人感到不安了。

體重與癌症的關係

由於體重與疾病的相關研究大多屬於觀察性質，醫學界多年來都將這種資料視為缺乏細微特異性（更重要的是，缺乏再現性）而認為不值得宣導。但這些年來我們看到的關係與趨勢的一致性已不容否認，例如透過監測移居西方國家的亞洲人或非洲人的癌症發病率，我們已能追蹤改變飲食如何影響一個人，使他容易生病。數十年來蒐集到的資料已明白顯示，從這些文化移民過來的人有肥胖率上升及與西方飲食（高反式脂肪、高糖、高度加工）相關的疾病激增的現象，包括許多癌症發病率的增加，遠遠高於在他們自己的祖國，並且顯現在（經過一代之後）他們新建立的家庭。[142-144] 換句話說，移居到此地的人以對他們的健康不怎麼有利的方式融入這裡的生活，而便利的西方飲食顯然是不健康的融合之一。如前所述，我們輸出加工食品與速食到其他國家也大獲成功，因為它們的肥胖率正節節上升，西方疾病也在增加。像巴西這樣的開發中國家，在不久的過去由於經濟貧困，當地居民普遍體重不足，人人都為獲取更多的卡路里而努力。但二〇一一年的一項研究顯示，巴西人口現在有百分之四十八體重過重，咸認是速食與加工食品消費量增加的緣故，而這些食品的營養都很低。和全球數百萬人一樣，巴西人有可能體重過重卻又營養不良，因為他們吃的食物品質不良。[83]

就身體質量指數（ＢＭＩ）與疾病的直接關係而言，其背後存在許多變數與因素，[145,146] 但如今研究結果明白顯示體重過重或肥胖會導致：

● 胰島素水平增加，並產生胰島素生長因子」——據信會導致癌症擴散。
● 促進與癌症風險有關的慢性發炎。
● 增加脂肪組織中的雌激素產生（已知雌激素會驅動某些癌症擴散，如乳癌和子宮內膜癌）。
● 脂肪細胞繁殖，這些脂肪細胞似乎會影響控制癌細胞生長的過程。

如果你出生時體重較重，成年後又體重增加，或一再反覆體重增加或減輕，你會面臨更大的代謝紊亂風險。[147-149] 隨著年齡增長，你的代謝失調風險也會增加，這方面要特別注意。

當病人顯現體重過重時他很少感受到獲得良好的支持。但如果我們告訴病人——特別是我們的癌症病人——為什麼脂肪過多會危害他們的健康，我們不僅善盡我們的職責，我們也會看到更好的結果。如果病人被告知減輕體重會（例如）降低他的高血壓，也許他可以免於依賴胰島素（因為他在四十多歲時就得了第二型糖尿病），以及／或者改善他的癌症預後呢？如果他知道這一點，他不但會正襟危坐仔細聆聽，還可能對參與照顧自己這件事產生極大興趣。如果他的醫生更進一步告訴他，他可以簡單地改變他的飲食，並且在他改變飲食之後，他的身體會產生反應，改善他的生活各方面，他也許會受到莫大的鼓舞。我自己知道，當我提供有助於患者採取健康行動的訊息時，好事就會發生。

最近我從我的同事阿尼爾．蘇德那裡聽到一個名叫維娜G的病人徹底翻轉的令人鼓舞的故事。蘇德第一次見到維娜時，她有肥胖症、高血壓、成人發病型糖尿病，以及已經轉移到她身上其他地方的移轉性子宮內膜癌。她的病情非常嚴重，無法立即動手術。「我的第一個反應是：這個人活不到一年了。」蘇德說。維娜接受化療，然後為已擴散到骨盆的癌症做放射治療。蘇德告訴她，她可以從改變生活型態來改善她的生活品質與她的健康。「我不知道我點到了什麼，但是她把我們的建議聽進去了。」蘇德說。維娜減重，她的血壓穩定下來，可以停掉她的血壓藥了。重要的是她沒有再復發。八年後，維娜仍活著，而且身體很好。「她違抗了所有機率，」蘇德說，「我可以說這一切都是因為改變生活型態嗎？我不知道。但可以確定的是，減輕體重，以及從肥胖引起的其他問題中康復，為她帶來非常正面的結果。」

體重越重，癌症風險越大

從人類飲食的大規模流行病學縱向研究中，蒐集資料與分析的重要先驅之一是人稱「營養之父」的醫學博士華特．魏立特（Walter Willett），他是哈佛大學陳氏公共衛生學院的流行病學及營養學教授，以及哈佛醫學院醫學教授。當魏立特的研究顯示體重過重與糖尿病發病有關時，他徹底改變了我們對體重與健康的因果關係的理解。[150] 根據美國疾病管制預防中心在二〇一七年七月公布的一項最新研究，糖尿病現在已影響了一億多美國成年人。[151] 魏立特說：「讓美國人吃正確的飲食可能意味著健康或生病之間會有很大差異。」體重與糖尿病的突破性關係，使魏立特和其他哈佛研究人員致力於研究身體質量指數太高如何影響包括癌症在內的其他疾病。事實上，許多專家現在認為久坐不動加上體重過重，對健康的威脅比吸菸更嚴重。[152-154] 受肥胖症負面影響的疾病包括：心臟病、中風、高血壓、第二型糖尿病、骨骼與關節問題、呼吸與睡眠障礙、代謝症候群、社交與情緒問題，以及許多種癌症。[153,154]

研究人員檢視從世界各地蒐集到的大量資料，做出可靠的推論，對數以百萬計超重或肥胖的人進行評估。在檢視癌症發病方面，令人震驚的是研究結果發現，有十多種癌症和體重過重或肥胖有關。以下列舉一些體重過重如何增加某些癌症風險的例子：[82]

- **乳癌：**在停經後的婦女（最容易得到這種癌症的年齡）中，體重過重的女性罹患乳癌的風險增加百分之二十至四十。
- **大腸直腸癌：**體重過重的人罹患大腸直腸癌的風險，比一般體重的人高出百分之三十。男性的風險略高於女性。
- **子宮內膜癌：**體重過重的女性罹患這種癌症的風險多二至四倍，極度肥胖的女性罹癌風險是七倍。曾經使用過荷爾蒙療法治療更年期症狀的過重女性風險更高。
- **肝癌：**體重過重的人得肝癌的可能性是正常體重者的兩倍。和大腸直腸癌一樣，肥胖的男性比肥胖的女性風險略高。
- **胰臟癌：**如果你體重過重，這種癌症的發病率增加一點五倍。
- **多發性骨髓瘤：**如果你體重過重，形成多發性骨髓瘤的風險增加百分之十至二十。

肥胖和男性最常見的癌症（攝護腺癌、腎臟癌、大腸癌、食道癌、胃癌、胰臟癌、肝癌），及女性最常見的癌症（大腸癌、卵巢癌、乳癌、子宮頸癌、腎臟癌、子宮內膜癌）的死亡風險增加有關。[155-157] 有趣的是，即使是肥胖與癌症風險關係比較不明確的癌症部位也顯現這種關係，包括確診乳癌的停經前女性，死亡率增加百分之七十五。同時，肥胖的男性比較可能罹患侵略性的攝護腺癌，在確診時也會有更晚期的疾病。

根據最新的研究，體重過重或肥胖的人會有許多機制與途徑被觸發或抑制，為形成癌症製造機會。其中包括：

- **慢性發炎：**肥胖的人比較容易有慢性的低度炎症，久而久之，這種慢性發炎可能損害DNA，促進癌細胞生長。[158]
- **過量的雌激素生成：**脂肪組織會產生雌激素，提高雌激素水平基線，從而影響乳癌、卵巢癌、子宮內膜癌和其他癌症。[159]
- **胰島素抗性：**隨著第二型糖尿病風險增加，肥胖的人更可能有高胰島素水平，這與結腸癌、腎臟癌、攝護腺癌、子宮內膜癌，及其他癌症有關。[159,160]
- **荷爾蒙干擾：**肥胖的人荷爾蒙中斷的風險會增加，它會透過改變細胞生長調節，甚至改變細胞結構而促進癌細胞增生。[159]
- **增生信號與生長抑制劑的推論：**脂肪細胞會釋放脂肪激素——脂肪所分泌的細胞傳導信號蛋白——可刺激或抑制細胞生長。脂肪細胞也可能直接或間接影響腫瘤生長調節基因。[159]
- **抑制免疫反應：**已知肥胖的人會產生更多壓力荷爾蒙，從而削弱我們對疾病的免疫反應。[159]
- **增加氧化壓力：**過多的體脂肪會導致氧化劑和抗氧化劑之間失衡，從而使身體無法中和自由基或高活性氧化副產物的有害影響[161]（氧化壓力已知和許多疾病有關，包括：帕金森氏症、阿茲海默症、心臟病、慢性疲勞症候群，以及癌症）。[162]

幸好，體重過重是一種可逆轉的情況，我們已從我們的患者身上看到這些風險因素顯著減少。他們明白努力達到或保持健康的體重不僅能幫助他們對抗疾病，還能恢復他們的生活品質。事實上，研究顯示減掉這些多餘的體重是值得的。來自婦女健康關懷研究（Women's Health Initiative）的資料顯示，三年內減輕體重與十一年後子宮內膜癌風險降低有關。[163] 體重減輕超過百分之五的女性，罹患子宮內膜癌的風險降低百分之二十五。肥胖女性如果有計畫地減輕體重，罹患子宮內膜癌的風險會降低百分之五十六。不幸的是，反之亦然。在三年內體重增加十磅以上的女性，子宮內膜癌風險會增加。我們知道肥胖也會影響身體活動目標，使我們比較不想運動。

妮拉Ａ是我們的「綜合生活型態研究」的學員之一，她在二〇一七年春天接受放射治療第一天便加入我們的研究。她被診斷出第三期荷爾蒙受體陽性乳癌，已動手術摘除二十四個淋巴結（其中十二個有癌細胞）。她在ＭＤ安德森癌症中心的腫瘤科醫生鼓勵她和我們合作，因為她的癌症屬於緩慢生長型，如果她專注於改變生活型態，包括降低身體質量指數，癌症可能進一步減緩。妮拉剛加入我們的研究時，並不怎麼關心她吃的東西會如何影響健康。「我只關心卡路里，我一輩子都在努力減肥，但沒有成功過。」她說。妮拉擁有教育博士學位，她為所受的高等教育感到自豪，但她很驚訝地發現她對不同的食物對癌症的不同影響知之甚少。如果她喝綠茶，會減少腫瘤生長與擴散所需的新血管的生長；青花菜和捲心菜可以防止癌前細胞發展成腫瘤；莓果和黑巧克力有可能減緩腫瘤生長。突然間，她的飲食變得比較無關卡路里了，更多的是保護她自己，和賦予她的身體治癒和保持無癌症所需的物質。「現在我吃大量蔬菜，一些肉類，但不吃魚、不吃起司、不吃乳製品、不吃糖、不吃鹽、不吃油。」妮拉說，「瘋狂的是：我的飲食範圍擴大了。」在這過程中，妮拉的體重減輕了，但更重要的是，她的新飲食模式以正向的方式與她的身體重新連結。她現在感覺她在用康復所需的燃料餵養身體。「我現在和身體同心協力，不是對抗它，我給身體來自大地，而不是來自工廠的食物，因為它知道如何處理真正的全食物。」她說。她的身體得到飲食的支持後，已經以她沒有預料到的方式蓬勃發展。「我還有一段漫漫長路要走，但現在我的身體大不相同了。以前無論我吃多麼少的卡路里都減不掉的脂肪，但現在我臀部上的脂肪消失了，我已經看到體脂肪比例下降，而肌肉比例上升！彷彿我的身體正隨著更健康的原理在自我重組，真了不起。」

和桃樂絲P、賈布．卡納萊斯，以及其他許多人（包括艾莉森和我）一樣，妮拉不再為方便而吃，而是開始為健康而吃。這是抗癌飲食的基礎。

如果我的身體質量指數正常呢？

不幸的是，就算你吃健康的飲食，並不表示你不會得到癌症。當亞利桑納癌症中心的峽谷牧場預防與健康促進中心（Canyon Ranch Center for Prevention and Health Promotion）領導人辛西亞．湯姆森（Cynthia Thomson），在二〇〇三年、她四十四歲時被診斷出大腸癌，家中每一個人都很震驚。辛西亞．湯姆森是個凡事都做正確選擇的人，運動，吃健康的食物，她怎麼可能得癌症？但研究營養與癌症關係長達十多年的她有不同的看法。她知道她自己的健康生活能帶給她更好的預後和更大的存活機會，而如今她已成功度過十五年。

當她接受手術醒來，發現四周擺滿鮮花時，她意識到另一件事，朋友與家人以為她會死。送她花的人都擔心癌症診斷意味著她必然難逃一死。湯姆森和許多癌症患者合作過，也做了許多研究，她知道她會活下去，而盡快恢復身體活動與健康飲食對她的生存至關重要。

乳癌復發風險與大量攝取十字花科蔬菜及各種不同蔬菜之間的關係

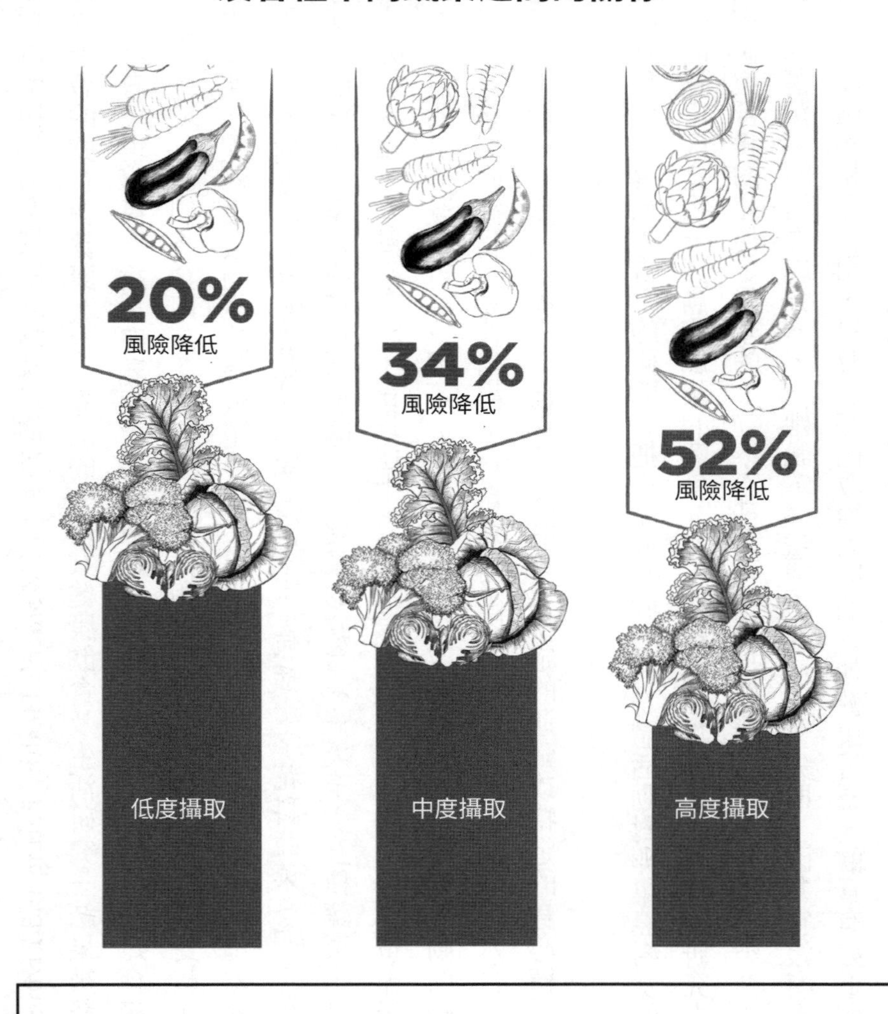

由辛西亞·湯姆森領導的這項研究發現，女性在確診乳癌後攝取越多蔬菜，復發風險就越低，而食用最大量十字花科蔬菜的人風險降低更多。這個圖表顯示，在那些食用上述十字花科蔬菜的婦女中，多食用其他各種不同蔬菜類的人，風險降低更多。

改編自：C. A. Thomson, C. L. Rock, B. J. Caan 等人所著 "Increase in cruciferous vegetable intake in women previously treated for breast cancer participating in a dietary intervention trial," Nutrition and Cancer 57, no. 1 (May 2007): 11–19.
與蘿拉·貝克曼共同改編

湯姆森的研究顯示，正確的飲食能降低癌症復發的風險。二〇一一年她領導一項後續研究，分析曾參與「婦女健康飲食及生活研究」（Women's Healthy Eating and Living Study）的三千多名乳癌患者的飲食與健康。[164,165] 先前的「婦女健康飲食及生活研究」結果被認為令人失望，因為它們沒有顯現出攝取蔬菜與乳癌復發風險之間的明確關係。[165,166] 但湯姆森和她的團隊在後續的分析中發現，他們將食用蔬菜量最少的女性和食用蔬菜量最多的女性比較，發現蔬菜食用量最多的女性，乳癌復發的風險降低了百分之三十一。[167] 甚至正在服用荷爾蒙藥「泰莫西芬」（Tamoxifen）的婦女如果多吃各種不同的蔬菜——包括十字花科蔬菜（如：花椰菜、羽衣甘藍、球芽甘藍）——還可降低更多風險。[167] 健康的飲食（一天至少五種蔬菜水果）加上體能活動（三十分鐘快走，一週六次），在長達十一年的追蹤期間，相對於不吃蔬果與不運動的婦女，前者死於癌症的風險減少百分之五十。[168] 事實上，只改變飲食或只改變運動的婦女，癌症倖存的結果與不改變任何行為的婦女相似，這點強調了同時採取我們提倡的「六合一」生活型態策略才是最有效的，不能只採取某一種特定的飲食或特定的運動或特定的身心練習。同時改變生活型態，各方面的影響最大。

湯姆森目前領導最大規模的研究，把重點放在飲食與身體活動對卵巢癌婦女的影響。[169] 她同時研究「能量密度食物」與癌症風險的關係。[170,171] 在尋找理想的癌症飲食的研究上，她認為一般的簡化方法與營養的運作是對立的。「人人都在尋找靈丹妙藥，無論是維生素 E、β- 胡蘿蔔素，或薑黃素（薑黃中的活性成分），」她說，「這種方法注定會失敗，因為它沒有考慮到我們吃的其他食物的反應和相互作用，以及已知能改變風險的其他健康行為。飲食有如低劑量的兩萬種化合物，多年以來一直在保護我們免受疾病的侵害。」

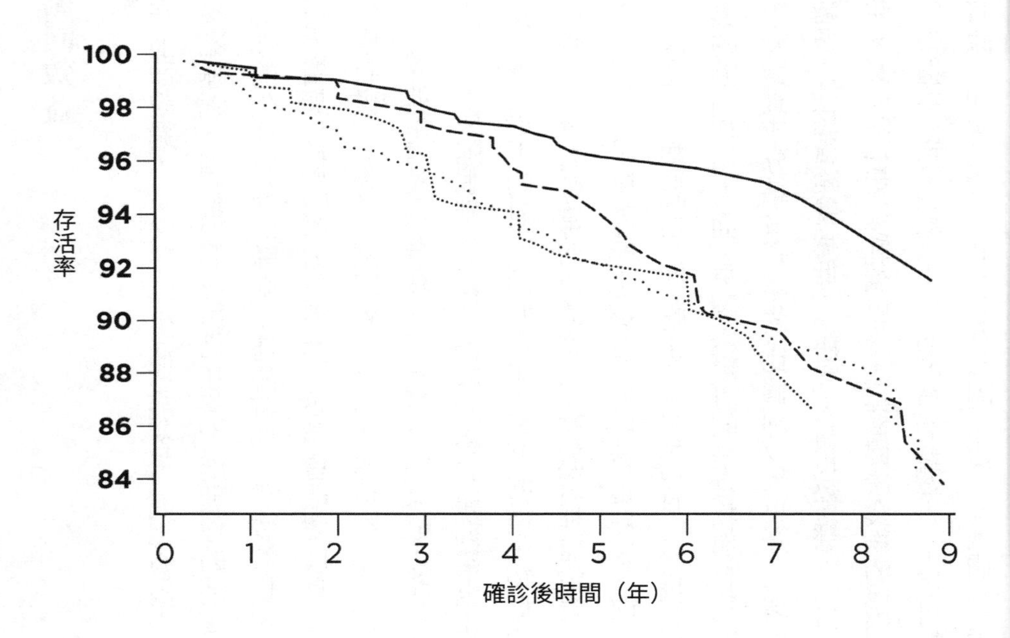

高度攝取蔬果／高度身體活動
低度攝取蔬果／高度身體活動
高度攝取蔬果／低度身體活動
低度攝取蔬果／低度身體活動

此為參與「婦女健康飲食及生活研究」的女性在後續追蹤期間的蔬菜水果攝取量與身體活動程度示意圖。兩種行為中只增加一種的婦女，存活率不會比兩種行為程度都低的婦女更高。但兩種行為程度都增加的婦女，存活率顯然比其他三個群組婦女更長。

Pierce JP 等人所著“Greater survival after breast cancer in physically active women with high vegetable-fruit intake regardless of obesity”——《臨床腫瘤醫學期刊》 25, no.17 (2007) : 2345-51.
與蘿拉．貝克曼共同改編

營養的協同效益

我們在前面說過，「六合一」生活型態各方面都會影響飲食，反之亦然。在接近就寢時間時吃太多食物會擾亂睡眠，因為你的身體仍在努力處理你的消夜。最新的證據同時顯示，太接近就寢時間進食會擾亂你的生理時鐘的睡眠—清醒週期，導致體重增加。[172] 喝含咖啡因的飲料會使我們晚上保持清醒，白天增加我們的壓力。睡眠不足還會改變胰島素、飢餓激素，及瘦體素的調節，擾亂身體告訴我們什麼時候該吃及什麼時候吃飽的傳導信號。[173,174] 另一方面，健康的飲食有助於減緩壓力，幫助睡眠。[175-177] 像菠菜這類綠葉蔬菜含有豐富的葉酸，能幫助身體製造血清素、多巴胺等讓我們放鬆的荷爾蒙。同時，與睡眠剝奪一樣，過度的壓力與抑鬱也和飢餓激素及瘦體素傳導信號失調有關，導致暴飲暴食。[178,179] 最近的研究同時指出，我們的微生物群的健康和我們的心理健康與壓力水平也有關係，因為腸道中含有豐富的血清素，而釋放這種血清素取決於我們的腸道健康——腦腸軸（brain-gut axis）。[180] 這也許是壓力能干擾我們的腸胃道健康、改變我們如何處理食物——無論健康或不健康——的原因之一。在運動方面，吃正確的食物有助於我們保持一天的能量，並透過身體活動來維持。

在飲食的協同作用方面，更讓人驚訝的是食物與食物間會相互作用，促進疾病預防和健康。研究顯示食物中的營養成分結合在一起會比個別效果更好。一項對一千多名中國婦女所做的研究發現，她們吃的蘑菇越多，乳癌風險就越低。[181] 研究人員也從綠茶的研究中發現相似效果。但是喝綠茶又吃蘑菇，兩種結合起來又能降低更多乳癌風險。這種健康食物的協同作用也可見於各種不同的蔬菜。理想的方式是讓你的餐盤中出現彩虹——不同顏色的蔬菜——盡可能做到最健康的一餐。蔬菜多樣化也和乳癌風險降低有關，即使是帶有 BRCA 基因突變，使她們在基因上容易罹患乳癌的女性也一樣。[41,182-184]

食物是一件不可等閒視之的事。它能滋養我們、提供我們能量，或者消耗我們的能量使我們感到疲憊。重要的是，我們每天都不要輕忽決定吃什麼。不要想你晚餐想吃什麼，要想你的身體需要什麼。當談到吃飯時或兩餐之間要喝什麼飲料時，一定要先預設水。要超越你的直接慾望（和可能的成癮），考慮什麼飲食選擇能使你的身體保持健康，抵抗或克服疾病。

我們吃的每一口食物，都能從正面或負面影響我們的健康。我發現關注科學研究是提醒我優先事項，並使我走上正軌的最好方式，但我這種方式有點怪異。對你來說，最好的方式也許是一個你想共同生活的人，或者你希望有一天能做到（或看到）你有必要去維持或改善健康的事。如同妮拉所說，她不想給癌症任何好處，因此她每天吃東西時都會牢記這一點。

飲食評估

與「六合一」生活型態其他方面一樣，首先評估你目前的飲食。當我們開始設計「綜合生活型態研究」時，我們與富盈公司（Full Yield, Inc.）創辦人兼執行長柔伊・芬奇・托頓（Zoe Finch Totten）合作，這是一家專門為保健醫療與食品公司擔任橋梁的創新公司。[1] 我們的重點是將你一天當中所有吃喝的食物想像成百分之一百，然後問這些食物和飲料在維持健康方面占多少比例，以及在損耗健康方面占多少比例？理想的情況是維持健康的食物占百分之九十，損耗健康的食物占百分之十（百分之百健康當然更好，但九十比十是良好的比例目標——更寬容，更容易實現）。

維持健康與損耗健康的食物

維持健康的食物	損耗健康的食物
蔬菜 水果	高升糖指數食物（白米飯、白麵包、馬鈴薯等）
植物性蛋白質（豆腐等）	添加糖的食物
豆科植物與扁豆	紅肉與加工肉品
魚–野生捕撈	汽水或含糖飲料
有機／放山雞與火雞	油炸食物

堅果與種子	洋芋片、其他高度加工處理的零嘴及含過量調味料的加工食品
全穀物	糖果
橄欖油	餅乾及其他高糖、高度加工處理的甜點

方法：

- 三天至七天內持續記錄你所吃、喝的每一樣東西。
- 自我評估結束時，仔細檢視健康與不健康食物的細目。
  標示所有添加糖的食物。
  標示所有白色的食物（白麵包、白麵條等），或大部分是白色的食物。
- 你一天吃多少份蔬菜？——建議每天吃五至六份。
- 你一天吃多少份水果？——建議每天吃兩份。
- 再回頭檢視你臆測的健康與不健康食物的比例。
  你有沒有高估你所吃的水果與蔬菜的量？
  你有沒有低估你每天攝取的不健康食物的量？
  你離每天九十與十的比例有多近？

你的第一步是在你的飲食中增加抗癌食物，而不是限制或取消你所吃的東西，這個正向的行動自然會使你逐漸減少耗損健康的食物。重新培養你的味覺需要時間，但是一旦你看到好處增加，選擇減少上癮的食物和飲料會變得更容易，並且透過健康食物的味覺而增強。那時你將發現，現在只要吃少量以前「上癮」的食物就能讓你感到滿足。或者，一旦你的味覺變得更敏感，當你再去吃以前渴望的這些食物時，你可能會覺得太甜或太鹹。

重新設計你的餐點

當艾莉森和我要改變成以植物為主的飲食時，最困難的一件事是盤子中央沒有肉（或義大利麵）來襯托圍繞在四周的蔬菜。以前我們在規劃家裡的晚餐時，總是先確認盤子中央要放什麼肉或碳水化合物，然後再去想旁邊的配菜。現在不同的是，我們會先想好兩種或三種我們要吃的蔬菜和植物性蛋白質，然後再安排其他的配菜。這是植物性飲食的意涵——餐盤中央是蔬菜，以蔬菜為主食——蔬菜是主秀，不是配角。有關食物方面的飲食細節，請參閱附錄Ｂ〈飲食新模式：吃不同類的食物〉。

一日之計在於晨：如果你的目標是一天吃五至八份水果與蔬菜，蔬菜多於水果（日本人的日常食物金字塔建議五至七份蔬菜和兩份水果，三比一的比例），[2] 你必須從早餐開始：

- 如果你想吃蛋，請加入歐芹和櫛瓜一起吃。青蔥對健康也有益處，而且跟蛋一起炒很好吃。

加入一大把羽衣甘藍或菠菜也很好。

- 如果你想吃刀切燕麥（steel-cut oats，去殼燕麥粒），可以加入一些水果，旁邊再擺一點蔬菜。刀切燕麥比傳統燕麥（rolled oats，去殼碾平的燕麥）少一點加工處理，被歸類為全穀類。哈佛大學一項研究綜合十四項涉及七十八萬六千人的長期研究資料，發現最常吃全穀物（譬如：燕麥、糙米、大麥和黑麥）的人，死於心臟病的機率減少百分之二十，死於癌症的機率減少百分之十。[3]每增加一份十六公克的全穀物，死於心臟病的風險就下降百分之九，死於癌症的風險下降百分之五。
- 如果你想以水果當主菜，請嘗試含堅果與優格（但要確認你的優格沒有額外添加糖）的格蘭諾拉麥片（granola）。藍莓、覆盆子、蘋果和梨都含有豐富的天然化合物類黃酮，有助於降低心臟病、癌症及糖尿病風險。[4]吃全水果比喝果汁要好得多，果汁含有高糖，而且缺少纖維。水果與蛋白質一起吃也很重要，這樣水果中的糖分會釋放得比較慢。[5]

預先準備：重新設計你的三餐關鍵是要預先準備你要吃的蔬菜。重點放在蔬菜上，因為準備需要時間，而且由於時間與精力有限，人們在準備餐食時通常會先切菜：

- 吃過晚餐，廚房整理乾淨後再來煮全穀物（糙米、藜麥等）和豆類。煮好後放在鍋裡，你可以與家人共度輕鬆時光。你也可以整鍋放入冰箱，第二天再吃。
- 早上準備蔬菜。先洗乾淨、切好，等晚上再煮。
- 如果可以的話，安排你的家人在看電視時，一邊處理球芽甘藍或其他蔬菜。

● 帶便當上班，避免吃太多外食。
● 上班前帶一點健康的點心（譬如一小包杏仁），這樣你就不會被總是有人放在休息室內的甜甜圈引誘。

開飯了：對許多家庭來說，晚餐是一個重要的社交聚會所，因此用餐時不滑手機、不看電視十分重要，這樣你才能和你心愛的人溝通、交流。它同時也是一個為家人介紹以蔬菜為主的修訂版抗癌健康餐的好地方。艾莉森和我常上網搜尋我們不常做的蔬菜新食譜。當你開始嘗試以植物為主的飲食時，不妨試著每週更換一種新的蔬菜。

克服蔬菜難關

許多兒童（和成年人）不喜歡吃蔬菜，那是因為他們從未吃過以吸引人的方式烹調的蔬菜，所以他們永遠無法克服這個吃蔬菜的難關。

在我們家，我們實施「吃三口」的規定，至少吃三口，如果仍然不喜歡，沒關係。你依然會在你的盤子上看到它，但不是今天，也不是同樣的烹調方式。我們發現一旦讓孩子們吃上三口，要讓他們把蔬菜吃完就沒那麼困難了。還有，「把你的菜吃光」的心態已不適用於我們對食物的觀點和我們與食物的互動，吃營養的食物對我們的健康至關重要，它不只是獲得甜點的一種手段。你必須先吃「難吃的食物」（蔬菜）才能得到好吃的食物（甜點），這種觀念最終只有弄巧成拙。

〈抗癌飲食指導〉徹底翻轉這種觀念。首先，你盤子裡的一切都是對你有益的。其次，蔬菜是這頓飯的核心。我們很用心烹調蔬菜，從用足夠的香料烹煮到用繽紛的色彩裝飾菜餚，為的就是讓它能夠更吸引人。這完全是準備與擺盤的功夫。蔬菜看起來不必（也不應該）像剛從罐頭倒出來的模樣，即使是蒸的蔬菜也可以用新鮮香草裝飾，滴幾滴橄欖油，再撒上一點現磨的胡椒粉。

我們還有一個「吃十五次以後踢開」的規定。意思是，對一種特定的蔬菜，我們會以不同的形式、風格及食譜供應十五次，然後再決定換新。

蔬菜與日常烹飪

準備一頓飯的例行苦差事可能使人心力交瘁，但烹煮蔬菜時有個好用的策略是準備三種蔬菜：一種蔬菜需要預先準備，其他兩種不需要。目標是晚餐桌上有兩到三種不同的蔬菜。量可以多煮一點，第二天還可以利用，早上炒雞蛋，午餐當沙拉，晚餐用捲餅裹著吃。

讓你的盤子看起來像彩虹般五彩繽紛，確保每天一定要有十字花科蔬菜：

- 球芽甘藍，需事先準備。邊看電視邊處理一點也不費力。
- 甜菜根：水煮或烘烤。早上準備好，晚上煮起來很輕鬆。
- 菠菜：用橄欖油與大蒜在鍋中快炒。
- 蘆筍：快速烹調。淋上橄欖油入鍋蒸或烤。
- 紅蘿蔔：烤或炒，最後再加入菠菜和鷹嘴豆。
- 紅高麗菜：切絲生吃，或切片和洋蔥、大蒜及新鮮香料一起拌炒。

● 花椰菜：快速烹調。蒸或烤。

● 羽衣甘藍：早上先洗乾淨、切掉梗子。拌沙拉（用一小撮鹽揉一揉）或用蒸的，然後配上一塊用大蒜塗抹過並滴上幾滴橄欖油的雜糧麵包一起吃。

尋找你信任的蔬果店

除非你能買到更健康的食物，否則你無法吃得更健康，這似乎是顯而易見的事。但你會驚訝於有多少人承諾改變他們的飲食，卻又回到雜貨店買他們過去經常買的東西——加工食品、即食燕麥片、冷凍披薩等等。上車前先看看你的食譜，把你需要的所有蔬菜列出一張清單，檢查你的香料存貨。一旦買了蔬菜，你就必須吃掉它們，否則菜會壞掉，這是透過經濟考量所做的鼓勵。你花錢買了這些蔬菜，你應該讓你的錢花得很值得，並且把它們吃光。

養成閱讀包裝標示的習慣

下次你去雜貨店，發現你被過去經常購買的加工食品或飲料吸引時，先停一下，閱讀上面標示的成分。我常對雜貨店內每一種可以想像到的食品的含糖量感到驚訝（雖然在這一點上我不應該感到驚訝）（四公克等於一茶匙）。除了閱讀你以前購買的食品上的標籤外，你還要查看你考慮購買的任何新東西的成分和熱量（卡路里）、脂肪及糖的含量。事實上，你要閱讀你買的每一罐／桶／包／瓶上面貼的標籤。

外食

美國人平均每週有四至五次在外面吃飯。[6]我們都知道，當我們在餐館、快餐店、咖啡館買現成食物時，我們很難看到我們吃的是什麼，或知道我們的食物來自哪裡，我們更難去衡量添加在我們的食物和飲料中的糖、鹽和脂肪的含量，然後做健康的選擇。根據美國疾病管制預防中心所屬的國家衛生統計中心的數據，每一天都有百分之三十的兒童在吃速食。[7]

慶祝不一定要出去大吃大喝，我們建議以辦活動為主的獎勵與慶祝。即使是野餐也比外食更好，因為你知道你正在吃的食物中含有什麼，而且你可以自己控制糖、鹽和油脂的含量。

避免糖

這年頭，避免糖沒有聽起來那麼容易，事實上也的確沒那麼容易。糖有六十多種不同的名稱，包括蔗糖、冰糖、玉米甜味劑、玉米糖漿、玉米糖漿固形物、右旋晶糖、濃縮甘蔗汁、果糖甜味劑、濃縮果汁、高果糖玉米糖漿、大麥麥芽、右旋糖、麥芽糖、米糖漿，以及其他許多、許多名稱。

你還要盡量避免所有人造成分。如果你需要的東西有健康的選項，請選擇它；如果沒有健康的選項，試著找一種替代品，但關鍵是永遠要主動考慮到你的健康和你家人的健康。

對於正在接受癌症治療的人

當你的身體系統因化療、放療或手術而感到精疲力盡時，維持你的體力比什麼都重要。對於正在接受癌症治療的人，應該盡量保持每天的蛋白質攝取量大約相當於每公斤體重一點二公克；[8]不做治療時，減少為每天每公斤攝取零點八公克蛋白質。[9]因此，一個體重一百三十磅（五十九公斤）、正在接受癌症治療的女性，一天必須攝取七十公克蛋白質（一杯杏仁＝三十公克蛋白質；一杯煮熟的黃豆＝三十公克蛋白質；一杯雞胸肉＝三十公克蛋白質）。非治療期間，同樣一百三十磅重的女性，一天需要攝取四十七公克蛋白質。正在接受積極治療的患者應該與領有合格飲食營養執照的腫瘤科醫師合作，確保他們能達到飲食需求。

糖的替代品

我們詳細討論過糖的危險性，和許多糖的替代品不為人知的地方。如果你無法克服對糖的嗜好，我們建議使用少量的天然甜味劑，如蜂蜜或楓糖。蜂蜜具有抗發炎與抗菌特性，已被證明能改善免疫功能。過去五年的研究，顯示蜂蜜在動物實驗及細胞培養中有抗癌特性。[10]同時其他研究也顯示，楓糖中所含的酚類化合物能減緩血糖升高，並可能有抗癌作用。[11]

儘管大衛·賽文—薛瑞柏將龍舌蘭花蜜（agave nectar）視為低升糖指數的健康代糖，但最近的研究已對龍舌蘭提出質疑。雖然聽起來天然，但龍舌蘭花蜜是經過高度加工，並含有極高量的果糖。它進入血液的速度比蔗糖更慢，並且在血液中停留更久。高果糖與胰島素阻抗、高血壓及心臟病有關。[12]

乳製品

乳製品會引起炎症。[13]癌症是一種發炎性的疾病，廣泛的流行病學研究指出食用乳製品與攝護腺癌發病率增加有關。[14]當你食用乳製品時，請考慮多花一點錢購買有機的草飼動物產品，這樣可以減少為了大量生產而餵食動物吃玉米、大豆及穀物而導致ω-3／ω-6必需脂肪酸不均衡。不妨考慮以非乳製品，如大豆、杏仁、核桃、腰果等取代。

大豆與癌症

大豆已被證實能降低癌症風險與復發風險。多年來，癌症倖存者——特別是罹患乳癌的女性——被警告避免吃大豆，這種反應主要是從動物實驗中發現高劑量的大豆萃取物，導致小鼠的乳房腫瘤生長。[15]但許多大型的流行病學研究已發現，女性食用大豆能降低乳癌風險並改善結果，即使她們有基因突變使她們的乳癌風險增加。[16]二〇一二年的一項研究，對九千五百多名美國與中國的乳癌倖存者進行分析，發現一天攝取至少十毫克大豆異黃酮的女性（相當於三分之一杯豆漿，或四分之一杯大豆），復發的可能性降低百分之二十五。[16]另一項中國婦女研究發現，食用最多大豆的女性比較可能在肺癌診斷中存活。[17]

由於大豆是一種植物雌激素，意思是它是植物性的雌激素，許多醫療保健專家與癌症倖存者都認為任何大豆製品，或任何植物雌激素，會刺激對荷爾蒙敏感的癌症的形成與生長。但重要的是我們要知道，身體內有α和β兩種雌激素受體，[18]體內天然產生的雌激素——從卵巢分泌，甚至從多餘的脂肪釋放——優先與雌激素受體α結合，而乳房組織中的雌激素受體α刺激會增加癌細胞增生，是乳癌的風險因子。[19]但雌激素受體β活性卻具有相反作用，並且被認為可對抗雌激素受體α刺激的增生效應。[20]重要的是要知道，大豆的植物雌激素作用是通過與雌激素受體β結合而產生，[21]這表示大豆的植物雌激素作用或許實際上在對抗內源性雌激素對乳房組織的負面影響，導致細胞增生——癌症特徵之一——減少。

有關這個話題的最新研究，二〇一七年發表的一項多中心研究，有六千兩百三十五名罹患乳癌的女性登記加入美國與加拿大的「乳癌家族資料庫」（Family Registry in the United States and Canada）發現，服用最大量（每天一點五毫克，等於一天只吃一點毛豆）大豆異黃酮的女性，與食用最少量大豆的女性相較之下，前者在十年研究期間總死亡率減少百分之二十一。[22]此結果僅限於荷爾蒙受體陰性的乳癌患者，以及未接受荷爾蒙療法的乳癌患者。由此顯示，大豆異黃酮對於沒有接受任何荷爾蒙療法的乳癌患者特別有幫助，但是對於雌激素受體陽性的乳癌患者至少無害。美國癌症協會建議將大豆視為健康飲食中的一種全食物，而不是補充品。[23]大豆是優良的蛋白質與纖維的來源，可以降低癌症風險並改善乳癌患者的預後。雖然評審委員認為非基因改造大豆與基因改造大豆各有優點，但許多人認為堅持購買有機的非基因改造大豆才是明智之舉。

酒精

酒精被美國國家毒理學計畫列為已知的人類致癌物。[24]酒喝得越多，形成某種癌症的風險就越高，包括頭頸癌、食道癌、肝癌、胃癌、乳癌及大腸直腸癌。[25,26]

如果你有喝酒，女性請限制一天不超過一杯，男性一天不超過兩杯。但因酒精是已知的致癌物，去除這個風險因子，最明智的做法就是完全不喝。為了減少飲酒帶來的血糖升高，如果你要喝酒，請不要空腹喝，用餐時才喝一點啤酒、雞尾酒或葡萄酒。

烹調溫度

有些油品在高溫烹煮時會釋放一種叫「醛」的化學物質，這種化學物質與癌症有關。[27] 這方面最危險的油品是玉米油和葵花籽油，尤其是加熱到三百五十度以上持續二十分鐘或更久時。健康的烹飪油是芥花籽油（canola）、橄欖油、椰子油、核桃油（唯核桃油比較昂貴）。但是不要以高溫烹煮橄欖油，因為橄欖油的發煙點（油開始冒煙的溫度）比較低，並且會氧化變得不健康。可以高溫烹調的健康油是芥花籽油和酪梨油。[27]

癌症與補充劑

自行服用補充劑可能不安全並危及健康。你知道你的維生素和礦物質不足嗎？如果你有某一種維生素或礦物質不足，你能用全食物來補足嗎？在某些情況下或許有必要另外補充，例如維生素D。但還要記住，有些維生素和礦物質是脂溶性的，必須和食物一起服用，譬如維生素D；有些則應該空腹吃。補充劑應該被視同藥品，當醫生確認缺乏哪一種維生素與礦物質，或為了某種特殊原因時，有必要再吃。但透過全食物和均衡的飲食來達到你的營養需求和你需要的維生素與礦物質總是比較好的。

癌症與飲料

當你在選擇用餐時或兩餐之間喝什麼飲料時，請先預設水。水是沖走消化道中囤積的毒素的關鍵，[28] 水會產生用來消化食物的唾液；維持適當的保濕膜；促進細胞的生長、存活與再生；沖走廢物（主要靠尿液）；以及潤滑關節。[28] 它還有助於製造大腦內的荷爾蒙和神經傳導物質，透過流汗與呼吸控制體溫，保護大腦與脊髓的結構完整，將食物轉化分解成營養素，以及將氧氣輸送到全身。[28]

鼓勵喝水的方法

- 加一點檸檬汁或橘子汁、一小片檸檬葉、幾片新鮮的薄荷，或一片小黃瓜。
- 買一個不鏽鋼或玻璃製水壺，出門時隨身攜帶。
- 每天早晨起來先喝一杯水。

一般的經驗法則是一天至少喝八杯水（每杯八盎司，一盎司約等於二百三十六點五毫升）。[28] 花點時間想一下，我今天需要在水壺中補充多少次水？醫生還建議一種更好的方法來衡量你需要喝多少水，那就是觀察你的尿液顏色，[29] 這樣就可以密切注意你水喝太多（尿液清澈無色）或喝太少（尿液呈深黃色）。尿液呈淺黃色透明狀，表示你有適度補充水分。

你應該過濾你的自來水嗎？這取決於你取水的地方和水中含有什麼污染物。美國環境工作組織（Environmental Working Group）已匯集數百萬則全國水質測試紀錄，建立全國飲水資料庫（National Drinking Water Database）(www.ewg/tapwater)，上網查看你居住的行政地區的水質會是個很好的開始。如果你居住地的水源不在該資料庫內，可以向所在地的水公司查詢最新的年度水質報告（有時也可以在網路上查到）。

一旦知道你家的水質如何，就可以確定最符合你的需求和預算的濾水器。濾水器大致分成六種：

- 水罐型濾水器
- 水龍頭濾水器
- 水龍頭整合濾水器
- 桌上型濾水器
- 櫥下型濾水器
- 全屋濾水器

這幾種不同類型的濾水器一般又分為兩種主要技術：

- 碳過濾器，可減少鉛等常見的污染物
- 逆滲透系統，雖然成本較高，但可去除碳過濾器無法去除的污染物，例如砷。

關鍵是先確認經由你家的自來水接觸到的污染物，再決定以你可以負擔的價格安裝能過濾這些污染物的濾水系統。

綠茶

茶含有多酚和黃酮類化合物，這兩種都是有效的抗氧化劑。綠茶所含的兒茶素是紅茶的三倍，而兒茶素是類黃酮，研究證實有抗癌潛能。在實驗室研究中，綠茶已被證明能減緩或預防結腸癌、肝癌、乳癌及攝護腺癌的癌細胞生長。[30,31] 追蹤人們飲食多年的研究顯示，經常飲用綠茶與結腸癌、膀胱癌、胃癌、食道癌及胰臟癌風險降低有關。[30] 值得注意的是，如果你買瓶裝綠茶，兒茶素的濃度差異很大。《男士健康》雜誌（Men's Health）在二〇一〇年所做的一項研究發現，每一瓶綠茶的ＥＧＣＧ（Epigallocatechin gallate，兒茶素的一種）含量，可以從最高二百一十五毫克到最低一毫克不等。[32]

咖啡

最新的研究顯示，在癌症風險方面，咖啡利多於弊。[33] 二〇一六年在《刺胳針腫瘤學》期刊（Lancet Oncology）發表的一項報告指出，世界衛生組織的國際癌症研究署得出的結論是，咖啡不太可能導致癌症，而且經常喝咖啡可以預防子宮體癌症和肝癌。[34] 該機構匯聚二十三位國際科學家檢視一千多項研究的結果而做出上述結論，他們發現，喝咖啡可產生強力抗氧化作用。而且在實驗室研究中，咖啡會促進癌細胞死亡。[34]

摘要：抗癌生活指南——營養（請參閱附錄B〈飲食新模式：吃不同類的食物〉）

1. 追蹤你一週內的所有飲食，根據你的發現增加健康食物的攝取量，從而減少不健康的食物。努力朝百分之九十健康飲食邁進。
2. 重新設計你的餐點，每一餐都應該要有不同的蔬菜和少量的水果，蔬菜應該是你的主菜而不是配菜。
3. 讓健康飲食吃得更方便，必須預先把蔬菜準備好；可將食譜上的材料量加倍，這樣可以把多的食物留到下一餐吃。
4. 購買健康食物。預先參考食譜，然後根據你所列的清單購買。記得看包裝標示，注意添加的糖含量（四公克等於一茶匙）。
5. 以舉辦活動而不是用大吃大喝來慶祝。不要把酒和甜點當作獎勵，反之，以步行或以你最愛的運動來獎勵自己。
6. 如果必須使用甜味劑，嘗試以蜂蜜或楓糖來取代砂糖或代糖。
7. 限制乳製品。考量以非乳製品的豆漿或堅果取代。
8. 限制飲酒量。
9. 飲料方面，最好喝過濾水。
10. 找一種你喜歡的有機綠茶，要常喝，至少一天三杯。

第十二章——環境與追求健康

現在你知道，我深信我們每個人對自己身體的治癒能力有極大的影響力，但我同時也是個講求實際的人。人類與癌症有一方面我們才剛剛開始討論，它是抗癌房間裡的大象（**譯註：隱喻明顯卻被集體視而不見、不予討論的風險**）——我們一心追求應用科學只是為了貪圖消費方便，不是為了人類走向更偉大的智慧而遵循它的軌跡。我們建立工業化的基礎設施，但它不但污染了我們的空氣、污染了我們的水，還剝奪了我們的土地資源。我們以更強效的化學物質與毒物競相征服、控制大自然並從大自然攫取利益之際，我們已明顯地毒害了自己。

長期以來，已經有好幾代了，我們的生活一直充斥著化學物質，但我們絲毫沒有意識到這一點，直到災難來襲，就如同二〇一七年九月哈維颶風襲擊我的家園休士頓那樣，開始每天影響我們的健康。[1]然後，隨著毒素被釋放到我們的飲水和我們呼吸的空氣中，化學暴露開始成為頭條新聞。自一九七〇年代迄今，不到五十年，已有超過八萬七千種化學物質被核准用作商業用途。[2]但我們在全世界已開發和放行的成千上萬化學物質中，只有一千多種經過正式檢驗，並對它們的致癌潛力進行評級。[3]根據世界衛生組織發布的分析資料，這一千種化學物質中，已有五百種被發現值得以謹慎的措辭進行評級：其中一百二十種化學物質被確認為「已知」致癌物；另外有八十一種已被認定為「可能」致癌物；另外二百九十九種被評為「也許」致癌。[3]

但是其他的八萬六千六百種隨著風向變化而消長、流動、飄浮、改變，並以難以想像的數量組合被我們吸入、吞嚥，或被皮膚吸收的化學物質呢？我們如何蒐集這些看不見的物質的資料，並確認我們是否有必要把它們加入已知或可能致癌物的總清單中？還有那些也許不是直接致癌物，但仍可能改變我們的生理，並且會導致包括癌症在內的重大疾病發病的化學物質呢？

我們根本無法避免接觸人工化學產品，但我們可以採取許多措施來減輕風險。在大多數情況下，我們應該多去關注我們從我們呼吸的空氣、飲用的水、家中的家具、身上穿的衣服，以及每天塗抹在身上的產品所接觸到的化學物質。雖然只接觸一次化學物質通常被認為是「安全的」，但這些產品中有許多我們每天都會使用到，而長期接觸——尤其是與其他化學物質結合時——的影響，大部分都沒有被研究，甚至是未知的。我們生活在這個充滿化學物質的世界中，首先必須謹慎。有些人也許認為這不是一種理想狀況，而選擇在地方上或全國積極展開行動。當然，影響成千上萬人的著名災害可能導致我們與這些化學物質共處的方式產生真正的變化。我們很難在這方面看到一線希望，但我們也許會發現這正是我們的處境。

我們的家到處充斥化學製品

各種家用清潔劑都含有許多化工原料，幾乎不可能一一列舉。就相對毒性來講，每一瓶裝滿濃縮清潔劑的噴霧罐都含有已知是有問題的化學物質。[4,5] 看著這些「清潔泡沫」在努力工作也許會使你無法抗拒它們，但這些清潔劑值得你對它們所提供的便利性提出質疑。

有毒化學品不只是出現在我們的水槽底下，它們也存在洗髮精、沐浴乳、乳液、洗手乳、香水、古龍水、男性鬍後水、化妝品，甚至我們的牙膏和漱口水中。[6] 我們根本離不開它們，除非我們有意識地不斷努力辨識它們，並尋找替代品。即使這樣，這也是個挑戰，因為化學品製造商抓住我們想「綠化」的心願，已擅長將有毒產品喬裝成危害性比實際狀況低。例如，你有沒有想過「香味」是什麼成分？事實上，它是一種化工原料的混合體，製造廠商沒有必要披露它的內容，但它通常含有內分泌干擾素，使用一段時間後會影響我們的荷爾蒙分泌。[7] 你有沒有買過標籤上寫著「僅用於裝飾」的廚房器具？這表示它的烤漆或面漆中可能含鉛或其他有毒物質，因此這個碗盤不該用來存放食物或展示食物。[8,9] 甚至你塞進口袋的收銀機打出來的收據也不乾淨，它有含雙酚A（BPA，又稱酚甲烷），旨在使印出來的數字能附著在紙上，是已知的內分泌干擾素。研究結果顯示，如果你在處理收據之後立即摸臉或吃東西，你的內分泌系統中就會出現雙酚A升高。[10,11]

由此可知，抗癌生活很大一部分是成為一個深思熟慮的消費者，選擇用你辛苦賺來的錢購買能讓你和你的家人每天減少接觸毒素的商品、製品和其他購買的物品。和「六合一」生活型態中的其他五個方面一樣，你必須逐步減少你所接觸的有毒物質。在許多情況下，有些替代品不但製作簡單而且實惠。

癌症是一種工業疾病嗎？

英國曼徹斯特大學的一個研究團隊對跨越千年的癌症發病率展開研究，發現工業化與癌症急遽增加的緊密因果關係，是導致死亡的主因。羅莎莉・大衛教授（Rosalie David）與邁可・齊默曼教授（Michael Zimmerman）共同撰寫一篇論文，於二〇一〇年在《自然評論癌症》（Nature Reviews Cancer）期刊上發表。該論文透過檢測生前罹患癌症的埃及木乃伊遺骸和從那以後蒐集到的資料，研究癌症盛行的時間線。[12] 他們發現，「古代遺骸中的惡性腫瘤非常罕見，（由此）或可顯示癌症在古代是罕見疾病，從而對致癌性環境因子對現代社會的影響提出質疑。」換句話說，癌症（或者至少癌症的流行）和我們邁入工業化社會有直接關係。這項研究的意義在於，當我們在思考我們居住的世界時，我和整合腫瘤學領域的其他人都一直站在研究與建議的最前線：我們的環境毒素如何影響我們的身體和我們避免疾病的能力？

我們之所以能夠追蹤癌症和工業化的關係，方法之一是觀察癌症集群，並去了解它們所顯示的：我們的社會行為正在削弱我們治癒癌症或甚至預防癌症疾病發病的最佳能力。

癌症的地理分布

美國疾病管制預防中心對癌症集群的定義是：「在一段有限的時間內，一個地理區域的一群人發生的癌症病例數量超過預期。」[13] 這些癌症通常與工作性質有關，例如十八世紀倫敦許多煙囪清潔工被發現罹患陰囊癌；或者在一群「鐳女郎」（radium girls）中發現罹病率極高的骨肉瘤（骨癌的一種）。二十世紀初期，美國有三家工廠的女工從事將自行發光的鐳射漆塗在錶面上的工作，導致她們罹患骨肉瘤。[14,15] 還有一些疑似人為因素造成癌症的著名法律訴訟案件，例如加州辛克利鎮（Hinkley）的水污染案。當地居民艾琳・布羅克維奇（Erin Brockovich）發現太平洋瓦斯電力公司（PG&E）將超過三百七十加侖的鉻污染廢水倒入沒有做防漏處理的污水池內，[16] 導致一種用來抑制生鏽的化學物質鉻六（chromium 6），滲透到地下水中。布羅克維奇和她工作的法律事務所在一九九三年對該公司提出訴訟，最終贏得當時對公司污染案所做的最大判決。接下來的二十年，這起水污染事件的有限科學資料一直被合法引用，即使還有更多癌症與其他疾病病例與鉻污染相關的文獻。到了二〇一四年，多年累積的鉻六蔓延數百哩，進入其他的水源區時，這個化學物質才終於被正式認定為致癌物。[17] 今天，加州的辛克利實際上已成為一座鬼鎮。

一個比較近且備受矚目的癌症集群是二〇〇一年九月十一日，美國遭到恐怖攻擊後持續增加的癌症集群。截至二〇一六年六月，美國疾病管制預防中心的「世貿中心健康計畫」已登錄五千四百多名癌症患者，這些人罹患的癌症被認為是在恐攻發生後接觸致癌物與污染物造成的。[18] 隨著時間推移，上報的病例也急遽增加：最新的登記數量是二〇一四年登記數量的三倍，當時登記處只計算出一千八百二十二起相關病例。過去三年中，每年有一千五百多人被列入癌症名單，而這個數字還只是計算那些前往登記加入這個聯邦健康計畫的人。[19] 受災最嚴重的群體是第一時間趕往現場的救援人員，目前有四千六百九十二人透過這項計畫接受醫療照護與醫療監測；其餘都是在世貿中心附近居住、工作，或上學的人。在已登記的五千四百四十一人中，幾乎有半數年齡介於五十五歲至六十四歲之間。[18] 向該計畫登記的這些人總共報告六千三百七十八起不同的癌症病例，顯示有些人已被診斷出不止一種癌症。這些人因為接觸到含有各種毒物的有毒塵埃，包括：石棉、鉛、多氯聯苯、多環芳香烴碳氫化合物、玻璃纖維、戴奧辛等，而被診斷出患有多種癌症。[20]

識別這些疾病群的少數用處之一是，它提供機會讓科學家正式調查受損的環境與癌症發病之間可能存在的關係。這也讓我們有機會去辨識已知的致癌物，並開始採取立法與社會行動來限制化學暴露——儘管許多化學製造商利用雄厚的資金採取激進的策略去破壞這些科學調查，避免承認他們以不利於我們預防癌症及其他疾病的手段毒害地球。更令人不安的是，影響整個地球的我們呼吸的空氣中所含的低度致癌物。二〇一七年在《新英格蘭醫學期刊》上發表的一篇論文指出，美國空氣污染濃度即使低於現行國家標準，也與死亡率增加有關。[5]

雖然美國的癌症死亡人數在一九八〇年至二〇一五年間下降逾百分之二十，但研究人員根據國家衛生統計中心的資料，將那些癌症死亡率與此一趨勢不符的地區「繪製成圖」。[21] 例如：紐奧良與路易斯安納州巴頓魯日（Baton Rouge）之間的密西西比河沿岸，有一段長達八十五哩的地帶被稱為「癌症巷」（Cancer Alley）。[22] 這一帶較貧困的教區（郡）有一百五十多家工廠和煉油廠，以及包括癌症在內的一系列因污染而導致的疾病。

沿著德州西部與墨西哥邊境，肝癌發病率急遽上升，但研究人員仍未能找出確切原因。[23]

佛羅里達州是七十七處「超級基金」地點（Superfund sites，環境危險廢棄物地點）的所在地，因此在美國此一類別中排名第六——二〇一六年預估新癌症病例數量將名列全國第二。[24] 最近在《統計與公共政策期刊》（Statistics and Public Policy）上發布的一項研究，調查佛羅里達州自一九八六年至二〇一〇年間的癌症發病率，發現這些有毒廢棄物地點與癌症發病率增加有密切關係。[24]

艱苦的環境保衛戰

像「環境工作組織」（EWG）這樣的團體站在最前線，大力呼籲民眾自覺，持續檢測化學品及其對人類的影響，並對立法者與執法者施壓，責令化學製造商增加承擔公共健康責任。該組織由肯·庫克（Ken Cook）在一九九二年創立，過去二十六年來，庫克和他的工作人員不斷遊說美國政府在公民利益上與該組織一致對抗化學製造公司。[25] 只要看看一九七六年通過的〈有毒物質控制法案〉（Toxic Substances Control Act），就會知道環境改革進度有多麼緩慢。這項法案旨在規範新化學品或現有化學品必須經過評估認定「安全」之後才能進入市場。然而，當這項法案在一九七六年實施時，已有的化學品全部被認為可安全使用，並予以「豁免」，直到二〇一六年這項法案更新。然而當時所做的修訂——即便經過了四十年——仍微乎其微。肯．庫克在二〇一六年發表一篇文章，大聲疾呼修訂後的法令無法「保護美國人民免受化學物質侵害。這些化學物質導致癌症與神經系統失調，生育能力受損、免疫系統功能障礙，以及一系列其他健康問題。」[26]他特別指出，他所謂的「七種致命毒物」至今仍在流通，儘管我們知道（在某些情況下，已經知道了數十年）這些東西對公眾有多麼危險。這些已被確認的毒物是：

石棉（Asbestos）：儘管石棉與肺癌和其他疾病之間的直接關係已被科學證實，並有五十多個國家明令禁止，但在美國境內依然合法並被使用。[27]你仍然可以在屋頂和乙烯基材料、煞車片和其他汽車零件（如離合器）中看到它，最近甚至在蠟筆中檢測到石棉。

甲醛（Formaldehyde）：這種天然存在的物質如果劑量太高，會成為致癌物。它存在於地毯、木地板、直髮產品、指甲油、油漆和亮光漆，以及家用清潔產品中。甲醛能破壞ＤＮＡ，長期接觸——即使是低劑量——也已知會增加癌症風險。[28]

全氟碳化物（PFCs）：是不粘黏、防水、抗油脂的化學物質，通常用於鍋具、防風雨外衣，及食物包裝。雖然美國已不再生產一類名為C8s的這種化學物質（8表示碳原子數），但C6s仍然存在，並仍然被使用。這些都和癌症、甲狀腺疾病及其他健康問題有關。[29]

阻燃劑：氯化阻燃劑（Chlorinated fire retardants）被用來噴塗在軟墊家具和許多兒童用品上，

包括汽車座椅。它們與癌症和荷爾蒙干擾有關。[30]

氯乙烯（Vinyl Chloride）：用於製造ＰＶＣ（聚氯乙烯）塑膠和許多家用品，例如浴簾。與空氣中的ＰＶＣ接觸會影響我們的神經系統，長期接觸會導致肝臟受損。[31]

雙酚Ａ**（**ＢＰＡ**）：**又稱酚甲烷，這種化合物可在食物及飲料容器中找到，也可以在人體中找到，包括子宮內的胎兒。二〇一五年，加州採取行動，將雙酚Ａ列為危害女性生育的毒物。[32]

鄰苯二甲酸酯（Phthalates）：這些化合物能使塑膠更有彈性，被用在ＰＶＣ塑膠、溶劑、乙烯基地板、粘合劑及清潔劑中。它們是內分泌干擾物，與糖尿病、肥胖症、生殖問題和甲狀腺問題有關。[33,34]

不幸的是，在減少每天接觸的大量化學產品方面，我們做得太少。《沒有癌症的世界》（A World Without Cancer: The Making of a New Cure and the Real Promise of Prevention）一書作者瑪格麗特·Ｉ·庫默（Margaret I. Cuomo）博士[35]和我談到我們在這個領域所面臨的挑戰。她承認提高意識是第一步，消息靈通的民眾更有助於要求改變。「我想如果民眾了解這個事實：如果你在加州買面霜或其他個人護理產品，它可能會比在康乃狄克州或紐澤西州購買的類似產品更安全、毒性更低，因為他們通常會要求更安全的產品。」她又說，「他們會憤怒，對公司施加壓力會有所不同，我深信這一點。但第一步是告知民眾。」庫默認為，在個人護理產品與食品的環境法規方面，我們仍保有一九五〇年代的心態。「一般而言，消費者並未意識到個人護理產品中含有許多有害的化學成分，以及這些化學成分對我們的內分泌系統、生育能力，以及從肥胖到行為各方面都有巨大的影響。這不是一件小事，這是非常嚴重的問題。」

環境毒素與內分泌干擾素

就在大約前二十年，一個研究環境毒素如何導致內分泌或荷爾蒙干擾的新領域出現了。內分泌干擾素不像美國國家環境保護局認定的五十四種已知致癌物（例如石棉與肺癌和間皮瘤——肺癌的一種——有直接關係）那樣直接導致一些特定的癌症發病，而是以模仿、或增強、或改變代謝調節的不同方式影響我們的健康。[36] 我們大多數人每天都會少量接觸到環境毒素的混合物，這一類被稱為內分泌干擾物（EDCs）的毒素可以在我們的食物、我們的環境，和我們塗抹在身上的產品中找到。這些化合物會干擾荷爾蒙產生與代謝的方式，尤其是長期下來，可能會形成使我們更容易罹患癌症與其他疾病的生物學條件。[35,37,38]

內分泌干擾素的作用不像傳統的致癌物，相反的，它的作用像我們的內分泌系統（我們天然的荷爾蒙系統），但是以極低的水平在不同的生命時間影響我們的生理，干擾正常發育。致癌物導致細胞受損與突變，而內分泌干擾素會影響整體發育。例如，當男孩或女孩接觸到的環境、食物，或這些孩子使用的消費產品中的某些（但通常是不同的或獨特的組合）內分泌干擾素時，我們會在他們身上看到早發性青春期。美國疾病控制預防中心的一項研究發現，高度接觸一種馬桶除臭劑與使用空氣清香劑等溶劑的女孩，第一次月經來潮比低度接觸的女孩提早七個月。[39,40] 二〇一二年的這項研究是一系列研究中的最高潮，顯示環境毒素，尤其是那些模仿荷爾蒙（mimic hormones），可能是導致人體產生變化的原因。這項特定研究中的化學物質二氯苯（dichlorobenzene），幾乎都能在美國檢驗的每個人身上發現。[41]

同時，由勞倫斯（勞瑞）・久司（Lawrence (Larry) Kushi）科學博士在凱薩醫療領導的研究團隊，也一直在研究接觸環境化學物質是否導致美國三個城市如紐約、辛辛那提、奧克蘭等一千兩百多名青春期前少女提早進入青春期。持續追蹤這些女孩十多年後，久司與團隊發現早期乳房發育與兩種化學物質有關，一種是三氯沙（triclosan），存在牙膏和其他許多產品中；另一種是2,5-二氯酚（2,5-dichorophenol），這是一種用於殺蟲劑和氯化水的化學物質。[42,43] 這兩種化學物質和女孩發育提早四至九個月有關。久司告訴我，雖然他與團隊迄今蒐集到的資料「僅觸及問題表面」，但國家癌症研究所在二〇一六年拒絕為這項研究額外提供研究經費。

二〇一一年與二〇一二年的報告發現，美國男孩比一九七〇年代提早六個月至兩年發育成熟，[44,45] 研究人員不確定其中原因。但在女孩方面，他們歸咎於環境中的雌激素類化學物質，如二氯苯或雙酚A，但暴露於相同化學物質的男孩理應恰恰相反，延遲性成熟，因此男孩青春期提早的可能原因之一或許是肥胖率增加，改變了身體的荷爾蒙水平。不幸的是，乳癌與攝護腺癌風險增加都與青春期早發有關。[46-48]

分離不同的環境致癌物與環境荷爾蒙效應如此具有挑戰性的原因是，它們實質上和我們的生活型態各方面，水乳交融在一起。瓦薩學院的神經學系教授珍妮特．格雷博士過去十五年來一直在研究內分泌干擾素，她說我們的天然荷爾蒙系統有助於維持「體內平衡」，亦即全身性的荷爾蒙平衡。但，久而久之，內分泌干擾素和模仿荷爾蒙的化學物質會導致這個微妙系統失衡。[37]「當這種情況發生在生命後期，我們的器官都發育完成時，我們認為它可能會影響腦部健康，當然也會影響癌症發病，例如乳癌。」格雷博士說，「當內分泌干擾發生在胚胎或子宮內的胎兒時，長期後果可能會更嚴重。此外，我們還會把這種內分泌干擾傳遞給後代，為表觀遺傳學這個新領域又增添一個全新的元素。譬如，我們有很多研究顯示，現在罹患乳癌的婦女和她們的女性親屬在數十年前暴露於DDT環境中有關。」

有關內分泌干擾化合物的研究，顯示出接觸低劑量內分泌干擾素的長期影響（當除去致癌物時，損害相對較輕）。[49] 環境荷爾蒙暴露似乎實際標示未來基因表現會產生變化（它和基因突變相反，基因突變是典型致癌物造成的影響）。例如，二〇一四年，芝加哥的研究人員發現，當男性胎兒暴露於雙酚A（BPA）時，這種化學物質會改變他們正在發育中的攝護腺，使他們在生命後期更容易罹患攝護腺癌。[50]

我們對內分泌干擾素的持續影響的突破性了解，應該使我們在選擇使用什麼化學品時要格外小心，尤其是「在雷達監測下」的化學物質劑量，以及不容易看到的長期效應。

由環境工作組織在二〇一五年所做的一項調查發現，成年人平均一天使用九種個人護理產品，內含一百二十六種獨特的化學成分。[51] 這項研究調查了兩千三百多人，發現五分之一成年人每天接觸到個人護理產品中最常見的**所有**七種致癌雜質，包括被國際癌症研究署與國家毒理學計畫列為已知致癌物的甲醛。[3] 該研究還發現，女性每天接觸一百六十八種化學物質，大約是男性的兩倍。接受調查的男性表示，他們每天平均會使用五至七種個人護理產品，[51] 這可以包括體香劑、牙膏、洗髮精、髮膠、剃鬚膏、鬚後水，及乳液。女性平均一天使用九至十二種產品，未成年少女則平均使用十七種產品。[52]

對於家有十四歲女兒的父母來說，這個消息尤其令人不安。化妝品、保濕霜、護髮產品這些東西通常含有對羥基苯甲酸酯（parabens）或鄰苯二甲酸酯（phthalates），這兩種都是內分泌干擾素，鄰苯二甲酸酯與乳癌、肥胖、不孕、氣喘有關。二〇一四年，美國消費產品安全委員會建議兒童玩具禁止含有多種鄰苯二甲酸酯類，因為研究顯示，大鼠暴露在這種物質中會導致雄性生殖道異常。由於關係極為明確，這種異常遂被稱為「鄰苯二甲酸酯症候群」。[53]

同時，號稱保護我們免受微生物侵害的產品，對我們也許弊多於利——許多抗菌肥皂、乾洗手和清潔產品都含有三氯沙。因此，當你以為你將危險的微生物從你身上或家中清除時，你也許在你的血液和你的環境中又增加了環境雌激素。二〇一三年的一項研究發現，三氯沙和其他幾種我們提到過的化學物質一樣，會模仿雌激素，可能導致某幾種乳癌的生長。[54]

雖然大多數民眾仍未意識到，但我們正在加緊了解，我們的行為也在開始改變。

黑暗話題的光明面

部分由於提高意識和我們檢測污染物的能力進步了，並且找到更多接觸化學物質與疾病的直接關係，我們辨識與避免環境毒素的能力正在改變中。例如，大多數超市（尤其是比較有環保意識的合作社與雜貨店）現在都可以找到不含化學物質的清潔及美容產品。無毒的美甲沙龍正如雨後春筍般出現，取代傳統上一直是高毒性的美容業。隨著民眾對乾洗化學劑危險性的意識不斷提高，現在已有更多「綠色」乾洗店開張，並提供友善環境的替代品。

同時，有機農業也在崛起，從二〇一五年到二〇一六年，有機產品銷售額大幅增加百分之二十三，達七十六億美元。[55]這對我們的環境和我們的下一代都是好消息。有機農業也使美國中西部農田排放高污染地區的水質獲得改善。二〇一五年的一項研究讓加州四十名兒童改吃一週有機飲食，結果發現他們尿液中的農藥含量下降了近百分之五十。[56]

與環境危害有關的調查報告也導致許多市場發生巨大變化，電視節目《六十分鐘》在二〇一五年的一則報導中透露，美國地板商 Lumber Liquidators 公司出售的耐磨地板含有高量的甲醛；[57]二〇一四年，一個名叫瓦妮．哈里（Vani Hari）的美食部落客指出，Subway 快餐店出售的麵包中含有一種出現在瑜伽墊中的化學物質，Subway 用它來做漂白劑和麵糰改良劑，這項報導引起公眾一片譁然，導致 Subway 逐漸停止使用**偶氮二甲醯胺**（azodicarbonamide）。[58]同時，繼許多研究結果顯示製造汽水的棕色色素與癌症風險增加有關後，許多汽水廠商開始停止使用這種含有**4-甲基咪唑**（4-methylimidazole）的人工色素。二〇一一年，加州要求任何食物或飲料中含有超過二十九毫克 4-甲基咪唑者，都必須增加警告標示。[59]

在民眾有權利知道化學成分與危險暴露方面，加州一直站在消費者保護的最前沿。二〇一七年十月，加州州長傑瑞．布朗簽署通過〈加州清潔產品知情權法案〉（California Cleaning Product Right to Know Act），要求消費性與工業性清潔產品在標籤和網路上列出成分，包括聽起來很無辜的「香味」成分。[60]紐約州長安德魯．郭默推動〈家用清潔產品資訊公布計畫〉（Household Cleansing Product Information Disclosure Program），要求清潔產品製造商在網路上公布原料成分。[61]

同時，一些公司不等待州政府的新規定，主動增加它們的透明度。二〇一六年莊臣公司（SC Johnson）推出一款空氣清新劑系列，列出每一種成分，包括那些「香味」；[62]聯合利華（Unilever）公司宣布，今年計畫建立一種可讀智慧標籤，使購買者能透過智慧型手機應用程式取得成分資訊；[63]寶僑公司（Procter & Gamble）也在二〇一七年推出一個網站，公布其產品中的所有防腐劑。[64]在回應來自環境健康組織聯盟的壓力下，金寶湯公司（Campbell Soup Company）宣布已達到在二〇一七年中以前，從它的湯罐產品中消除所有雙酚 A 的目標。[65]金寶湯案仍存留的問題是，他們以什麼物質來取代罐頭裡的雙酚 A。

哈里法克斯專案：了解癌症

〈哈里法克斯專案〉（Halifax Project）是一項全球性的科學聯合調查，研究低劑量化學物質組合對人類健康的影響，其靈感來自加拿大教育家黎洛伊．羅耶（Leroy Lowe）。羅耶呼籲科學家們對這些內分泌干擾素的致癌潛力進行另類思考，要求科學家們研究我們每天接觸到的低劑量「無毒化學品」，如何累積破壞與致癌過程相關的多個系統。[66]

此一專案在二〇一二年至二〇一五年間進行，有三百五十多位來自三十五個國家的癌症研究人員與科學家參與這項計畫。[67] 此一發現為環境與癌症之間的關係提供重要的線索，這項研究報告總結：「我們的分析顯示，作用於不同路徑的個別（非致癌）化學品，以及各種相關的系統、器官、組織及細胞的累積效應，可能產生致癌協同作用。」

這個有關長期接觸低劑量內分泌干擾素可能帶來一般健康風險的資訊，為癌症研究人員確立了一個新的方向，將環境毒物視為導致癌症與其他疾病的因素。由於這項專案，這些書面報告有助於以一種不具威脅性、以行動為導向的方式教育大眾。

減少歇斯底里

任何癌症患者幾乎不可能不懷疑他們的環境中是否有什麼東西造成他們的疾病。大衛．賽文－薛瑞柏就懷疑他是否受到農藥——尤其是除草劑「脫草淨」（atrazine）——的影響。他小時候在法國諾曼地附近玩耍的農地，到處都噴灑這種農藥。他有兩個親戚小時候也在那裡玩耍，並且吃從那些農地長出的食物，結果他們成年後都得了癌症。脫草淨被發現能將雄性青蛙變成雌蛙，[68]它普遍存在供水系統中，與動物研究中青春期延遲、攝護腺癌及乳癌有關。[69,70]研究發現脫草淨和攝護腺癌有關，但仍需要更多研究證明其直接關係。[71]

顧慮到我們生活中的所有農藥、毒藥、環境荷爾蒙及毒素，對任何人來說都不容易。參加梅格・赫希柏格（Meg Hirshberg）的「抗癌生活型態計畫」的學員戲稱它是「神聖的廢話！」課程。[72]雖然了解我們在環境中經常接觸到的化學物質十分重要，但同樣重要的是，不要因為這些知識而使我們癱瘓，無法以少買一些含環境荷爾蒙的化學產品、積極改變我們的生活，以及減少接觸毒素的方式來清理我們自己的環境。「神聖的廢話」雖然有其必要，但赫希柏格也意識到最終目的不是要讓人不知所措。「我們很快就轉向實用與賦能的資訊，使學員能自主決定，成為更明智的消費者。」她說，「我們確實減少了歇斯底里。」

重要的是，我們要了解在環境毒素與抗癌生活方面，我們能改變什麼和不能改變什麼。我們必須全面了解存在我們的空氣、水、食物，和其他消費產品（美容用品、服裝、家庭建築材料，及家用品）中的已知主要毒素。

例如，大多數人都不知道我們的供水中含有什麼，我們都是打開水龍頭就直接喝水了。但因為少數幾樁恐怖事件引起全國媒體關注，我們才開始去注意它。密西根州佛林特市的供水被危險的細菌、工廠排放污水及鉛所污染時，這個水危機事件才引起全國關注。[73]雖然許多人也許會認為這是孤立事件，與全國的供水無關，但環境工作組織在最近一份報告中透露，已在美國的四十五個州內近九千人的飲水中，檢驗出一種工業溶劑，這種工業溶劑被列為可能致癌物，也是化妝品和家用清潔劑中常見的雜質。[74]

取得乾淨的水對我們大多數人來說似乎是天經地義的事，但它沒有你想像中那麼容易。雖然現在有許多塑膠水壺不含雙酚A成分，但大多數水壺仍然含有雙酚A這類不安全的化學物質。[75]廠商也許會除去一種有害物質，但他們可能用同樣有害或甚至更危險的物質取代，譬如許多產品除去雙酚A（BPA）後改用雙酚S（BPS），這是一種會導致與雙酚A相同，甚至傷害更嚴重的化學物質。[76]加爾維斯敦（Galveston）德州大學醫學分部的雪莉・華森（Cheryl Watson）在二〇一三年做了一項研究，發現即使是低濃度的雙酚S也會干擾細胞的正常功能，並可能導致與雙酚A的內分泌干擾效應同樣的相關風險。[77]

當格倫・沙賓被診斷出慢性淋巴性白血症後決定接受一般治療時，他首先進行的重大生活型態改變之一是更換他的家中和辦公室的濾水系統。「我安裝了一套全屋型的軟水系統，過濾大量的氯和其他東西，以及一個逆滲透飲水系統。」格倫認為他非常重視乾淨無毒的水及抗癌飲食、睡眠，過有長遠目的的生活，這些都是他的協同抗癌生活計畫的重要內涵。

謹慎行事

當你意識到我們是在一個充斥著有多少化學物質的環境中生活時，你可能因此變得偏執。我們不希望你完全停頓下來，我們希望你更了解長期接觸各種不同化學物質對你的健康的潛在影響。大多數環境毒素或許永遠不會與癌症聯繫在一起，但那些列表仍在增加，在我們越來越擅長追蹤化學物質，並研究它們對人體健康的長期影響之際，我們沒有理由相信它們不會越來越多。

由於化學品管制與政府監管者的因應措施鬆散，目前只能靠消費者勤於閱讀標示與做健康的選擇來限制接觸化學物質與毒素。在我們家，我們採用預防原則，也就是一種化學品被證明無害之前，我們盡量不使用它。在個人護理產品方面，標示上的「香味」欄只要含有可能是內分泌干擾素的化學物質，我們一律放回架上，另外尋找所含成分是我們認可的，或沒有對煙基苯甲酸酯或鄰苯二甲酸酯這些會模仿我們體內荷爾蒙的產品。對於目前管制鬆懈的環境，這種寧可安全也不要留下遺憾的策略，是減少接觸已知的及可疑的致癌物的唯一方法。這些致癌物無所不在，從你每天晚上輕鬆躺臥的耐火沙發到洗髮精，以及你每天早晨使用的其他個人護理產品中所含的內分泌干擾素都是。

環境的協同作用

環境暴露和「六合一」生活型態其他方面之間的關係不是十分明確，但新出爐的資料指向可能隨著其他研究而變得更明確的關係：

- **肥胖**：二〇一四年的一項研究發現，暴露於用來軟化塑膠的化學物質中的兒童比較可能肥胖，並增加糖尿病風險。[78]紐約大學的研究人員檢測七百五十多名青少年的尿液和血液，在鄰苯二甲酸二（di-2-ethylhexyl phthalate，或DEHP）水平較高的青少年身上發現胰島素抗性增加。[79]同時，雙酚A水平最高的青少年的肥胖率是雙酚A水平最低青少年的兩倍，[80]研究人員推測，雙酚A增加可能使荷爾蒙失衡並干擾新陳代謝，但仍需要更多研究來證明其直接關係。[81,82]

- **睡眠：**二〇一六年一項研究，發現雙酚A與睡眠之間的關係。[83]研究人員檢視二〇〇五年至二〇一〇年間蒐集的資料，作為全國健康與營養調查的一部分。他們發現，在尿液樣本中測量到的雙酚A水平較高，與參與調查者的說法一致。這些受試者表示，他們每晚睡不到六小時，而睡眠不足與肥胖、糖尿病、代謝症候群、心臟病及癌症都有關係。
- **運動：**密蘇里大學在二〇一五年的一項研究中發現，暴露於雙酚A或乙烯雌二醇（ethinyl estradiol）——避孕藥中的雌激素——的雌性小鼠，比較不愛活動。[84]研究人員讓小鼠在母鼠子宮內及斷奶時接觸這些化學物質，發現接觸化學物質的小鼠在夜間減少活動（小鼠一般在夜間活動比較頻繁）。接觸化學物質的小鼠行動比較遲緩，比較少喝水，比較多睡眠。牠們燃燒碳水化合物比燃燒脂肪多，許多研究人員認為，這是導致人類肥胖的原因之一，因為沒有利用到的脂肪逐漸囤積在身體內。

過更乾淨的生活

保護自己可歸納出一個簡單的哲學——控制你能控制的東西，限制你能限制的暴露，當其他環境危險曝光時，積極參與你的社區，一起展開行動。我們面對的許多環境污染物要嘛已經失控，要嘛需要立法與行動去改變。我們認為這是重要的工作，但我們希望你從每天的選擇開始下手。你的洗髮精或你用來清洗浴缸的清潔劑中含有什麼成分？你使用的髮膠或每天晚上睡前刷牙的牙膏中又含有什麼成分？我們建議從小事情開始著手，徹底清理你的身體與住宅。建立一個抗癌環境要從你的家園開始，從你自己自發接觸的東西開始。

抗癌生活指南——去除環境毒素

在一個講求功利優先於預防的時代，身為消費者的你有責任督導、監管、控制（在你能做到的地方）環境中的毒素。雖然避免接觸所有毒素是個挑戰，但在後面這幾頁，我們將略述一個處方，利用預防原則來減輕你的化學負擔。在限制接觸化學物質方面，預防原則意味著你要對你身上使用的東西，和對你的身體保持覺知，採取措施避免不必要的暴露居家與環境中的毒素。如果你不確定某個東西是否有害，就不要冒險。我們檢查從頭頂到腳尖所使用的化學物質，然後逐個房間檢查我們接觸到的一切——從我們用來清潔房屋的清潔產品，到我們坐的椅子和我們睡覺的床。盡可能去除你的身體內外和你家中潛在的危險化學物質，並在可能的情況下保護你的子女和你的社區不要暴露在不斷擴大的有毒範圍內。更別提你應該避免曬太多陽光，不要吸菸或使用電子菸。我們已知陽光和煙霧會導致癌症，因此要避免過度曝曬陽光，避免接觸菸草及電子菸中的化學物質。

建立抗癌環境的五個要點

1. 減少接觸家用化學品。
2. 過濾你的用水。

3. 減少你塗抹在身上的毒素。
4. 減少你吃進去的毒素。
5. 與你的大環境謹慎互動。

開始清理

許多人發現在家中以逐個房間清理的方式最容易，他們走到哪裡就清除那個角落有潛在危險性的產品。另一個方法是把重點放在從你的頭頂到腳尖所使用的產品，接著是在你的四周環境中看到的產品。清理，從你的家園開始。

保持家中沒有化學物質

- 在門口脫鞋。街道和草地上充滿了農藥、除草劑、油脂，和其他有毒化學物質。
- 打開門窗讓家裡通風。尤其是新屋子，因為密封的緣故，毒素更多。
- 家中不要使用農藥。
- 將你的清潔用品汰換成天然無毒的產品，包括洗衣粉和洗碗精。
- 檢查每一個房間，看有沒有任何化學用品。
- 花一點錢投資一台有高效率空氣微粒過濾網（HEPA）的吸塵器，一週吸塵兩次，去除可能攜帶毒素的灰塵與污垢。

- 室內植物也可以充當天然的空氣過濾器，某些植物的過濾效果比其他植物更好。如果你有寵物，請閱讀特定植物對動物可能具有毒性的相關資訊。美國愛護動物協會（ASPCA）有設計一個有毒植物的資訊頁面。
- 香氛蠟燭可能從兩方面帶來風險——香味和蠟。大多數蠟燭中使用的蠟——石蠟——可能散發苯和甲苯之類的化學物質，而這些物質是已知的致癌物。[1,2] 石蠟是一種以石油提煉後的廢棄物製成的產品，而且許多蠟燭都有鉛芯，會把鉛釋放到空氣中。最安全的是用蜂蠟製造的蠟燭。蠟燭使用人工香料也會導致吸入可能的內分泌干擾素。[3]
- 使用低揮發性有機化合物或零揮發性有機化合物的油漆。揮發性有機化合物是溶劑，當油漆乾了之後會釋放到空氣中。它可能引發急性症狀，包括頭痛和暈眩。它對人體的長期影響仍不確定，但根據美國國家環境保護局，有些揮發性有機化合物被懷疑是致癌物。[4]
- 不使用以阻燃或防污化學物質處理的家具，這些化學物質已被列為致癌物。[5]
- 如果需要鋪設地毯，先將它放在屋外幾天後再拿進屋子。許多地毯和地墊都含有揮發性有機化合物（VOCs），以及含有全氟碳化物（PFCs）的防污劑，最好買沒有這些化學物質的地毯。
- 避免使用空氣清香劑，它們通常都含有令人擔心的化學物質，如內分泌干擾素和鄰苯二甲酸酯。
- 下一次購買床墊和枕頭時，考慮選購無毒（不含 VOCs 與阻燃劑）產品。你可能需要先做點研究和參考才能找到有誠信的公司。

過濾你家的自來水

- 由於在美國自來水中發現的大多數化學物質都未經過管制，請採用預防原則過濾你家的自來水。水中含有許多污染物，從氯、氟化物、其他毒性元素，到化學物質（從工廠排放水，到製造業與家庭用來稀釋的處方藥及成藥），因此過濾水是抗癌生活家庭必須做的一件事（請至 ewg.org/tap water 查看你居住地區的水質）。[6]
- 許多濾水器產品價格不一，桌上型濾水器和櫥下型濾水器比較便宜且易於使用。同時不要忘了在浴室蓮蓬頭裝過濾器，減少從淋浴噴霧吸入霧化化學物質進入肺部，並輸送到血液中。EWG.org 有這方面的相關資訊。[7]
- 不要喝塑膠瓶裝水。許多市面上的瓶裝水基本上都是自來水，而且雙酚A這類化學物質會從塑膠滲出而污染水。隨身攜帶不鏽鋼或玻璃水瓶放在包包裡。鋁製的水瓶內部也可能含有雙酚A，你要先研究清楚，或者堅持使用玻璃和不鏽鋼水瓶。

減少身上使用的有毒產品

許多公司都看到了消費者對無毒產品的需求，現在已經可以找到幾乎不含內分泌干擾素與致癌物的產品。下次你去美髮院或美甲店時，問他們使用什麼「綠色」產品，然後回家查看環境工作組織（ewg.org/skindeep）這一類組織對這些產品的評鑑。

以下是男性與女性日常使用的常見產品清單，請利用核取方塊檢查你目前使用的產品是否無毒。要找到完全健康的產品也許很難，但你可以詳細閱讀成分標示，並在可能的地方做改變，減少你對毒物的接觸。

以下所列出的許多項目都可以用自製的方式解決問題，它們不但便宜、無毒，而且有效。

在查看標籤上的成分時，請參考本書附錄C所載的應避免的化學毒素（另外請參考網站 ewg.org/healthy products）。

身體護理產品

□洗髮精 □潤絲精 □定型液 □抗菌洗手乳 □牙膏 □除臭劑 □洗面乳

□化妝水 □面霜 □眼霜 □護手膏 □身體潤膚霜 □香水

化妝品

□卸妝乳液 □眼部卸妝液 □粉底 □隔離霜 □蜜粉 □遮瑕膏 □眼影

□眼線液、眼線筆 □面膜 □腮紅 □古銅色修容餅 □唇線筆 □唇膏或唇蜜

指甲護理

□指甲油 □指甲油去光水 □指甲修護霜

美髮用品

□染髮劑 □護髮造型露 □噴霧式定型液 □髮膠

洗衣產品

□洗衣精　□衣物柔軟精　□衣物柔軟紙　□漂白劑　□羊毛烘衣球

女性衛生產品

□衛生棉　□衛生棉條

防曬品

□使用非噴霧式的防曬品，因為噴霧式防曬液會吸入肺部　□護唇油、護唇膏

防蟲液

□非噴霧式防蟲液

家用產品

□廁所衛生紙　□洗碗精　□紙巾　□空氣清新劑　□多用途清潔劑　□馬桶清潔劑

□地板清潔劑

清潔產品

□只需要用水即可清洗的超細纖維布　□海綿

居家清潔用品

□家用清潔劑　□空氣清新劑　□任何有香味的產品

室內裝潢

□低／零有機化合物油漆　□選擇硬木地板和可清洗的小地毯取代鋪設地毯

□不含防污或阻燃化學物質的家具

減少吃進毒素

吃有機食品

● 對於十二種農藥殘留最高的農產品，吃有機產品格外重要，它們是：蘋果、甜椒、芹菜、櫻桃、葡萄、萵苣、油桃、水蜜桃、梨、馬鈴薯、菠菜、草莓（ewg.org/dirtydozen）。8

食物包裝

● 在可能的情況下買玻璃包裝，而不是罐頭、塑膠內襯紙盒，或塑膠包裝的食物。

食物儲存

● 使用玻璃、陶瓷或食品級不鏽鋼製的食物容器。

● 有必要用塑膠袋儲存食物時，先將食物用防油紙包好，再放進塑膠袋。

烹調用具

● 使用食品級不鏽鋼、陶瓷，及鑄鐵鍋具。
● 用竹子或木頭製的砧板。
● 避免使用塑膠或聚苯乙烯容器微波食物。

與大環境謹慎互動

我們提到過，在環境毒素方面，控制你能做的，不要執著於你無法控制的，這點十分重要。也就是說，我們都可以採取行動，限制我們在更大的環境中接觸到可能的致癌物。

慎用手機：有關無線電頻率輻射暴露與癌症之間的關係，仍有激烈爭論。二〇一一年，國際癌症研究署做出結論，使用手機可能使人致癌，但許多研究結果說法不一。[9] 談到手機，大衛·賽文—薛瑞柏在《自然就會抗癌》中的警告是千真萬確的：「謹慎使用。」隨著與電磁場的接觸增加，我們可能看到某些類型的癌症也在增加，尤其是那些免疫系統或遺傳傾向較弱的人。[10,11] 由於我們的大腦在青春期時仍在持續發展，兒童與青少年更可能受到電磁場的危害。

所以，當我們說「謹慎」時，我們指的是：

● 和你的手機保持距離，無論是在通話時使用有線耳機、擴音器，或你的身體遠離手機——

甚至是手機開著而你沒有在使用的時候。

- 接收信號較弱或你在行進中時限制使用手機。當你的信號微弱時，電磁波發射最強。當你的信號從一個接收器移動到另一個接收器時，它也會增強。

加州曾考慮在二〇一四年發布警告和指南，以確保安全使用手機，但因一些複雜的原因，直到二〇一七年才發布。[12,13]

汽車產品：購買綠色產品清潔你的汽車內部。自行攜帶綠色產品去自助洗車站洗車，並且用你自己的清洗抹布。

乾洗：美國大約百分之八十五的乾洗店都使用四氯乙烯（PERC），美國國家科學院已將它列為「可能的人類致癌物」，並在動物研究中證明可導致癌症。[14,15]

雖然四氯乙烯對人類的毒性仍不清楚，但我們建議在處理乾洗衣物時採取以下預防措施：

- 在你家或公寓外面取下乾洗袋。
- 將乾洗好的衣物掛在外面的衣帽架上至少兩小時。
- 如果你住公寓，在乾洗店除去塑膠袋，然後拎著你的衣物走回家，讓它透透風。
- 不要將你的乾洗衣物連同塑膠袋一起放進衣櫃。
- 不要將乾洗衣物放在你的車上，揮發氣體會積聚在車內。

你也可以尋找「綠色」乾洗店，現在已經開發許多不使用四氯乙烯的衣物清洗方式，包括以下幾種：

- **二氧化碳清洗**：在這種清洗過程中，四氯乙烯被液態二氧化碳取代。氣體形式的二氧化碳在一種特殊機器中被加壓成透明液體。清洗過程結束後，可以將液態二氧化碳抽到儲存罐再使用。二氧化碳清洗已取得美國國家環境保護局的認可。[16,17]
- **矽酮清洗**：這種方法類似傳統的乾洗，但它使用一種取得專利的矽酮溶劑去除衣物上的污漬和異味。美國國家環境保護局仍在評估這種矽氧烷D5（siloxane D5）溶劑對人類健康有無潛在風險。
- **濕洗**：這種另類乾洗是一種無溶劑洗衣法，在高科技機器中使用水和特殊的清潔劑清洗衣物。美國國家環境保護局已認可這種方法，因為它不使用危險的化學物品，不會產生化學廢物，也不會造成空氣污染。[18]
- **System K4**：這個德國科技使用一種乙縮醛（acetal）溶劑。據報導，它可生物分解，對環境安全。

摘要：抗癌生活指南——環境

清除家中的化學產品

- 逐一針對房間消除有潛在危險性的產品。
- 回到家時，在門口脫鞋。
- 以室內植物作為天然空氣濾淨器。
- 選擇硬木地板或可清洗的小地毯取代鋪設地毯。
- 買不含防污或阻燃化學物質的家具。
- 使用不含揮發性有機化合物的油漆。
- 買無毒的枕頭與床墊。
- 過濾你的飲水。
- 使用天然、無毒的清潔用品（理想的是醋和水的混合物）。
- 避免任何有香味的產品。

減少身上使用的毒素

- 檢查身上使用的所有產品成分，如洗髮精、潤絲精、牙膏、體香劑。逐漸改用無毒產品。
- 改用不含有害化學物質的化妝品。

- 減少使用含化學成分的染髮劑與人工產品。
- 購買無毒的洗衣精、洗碗機洗劑和洗碗精。

減少體內的毒素

- 吃有機產品。
- 使用玻璃容器取代塑膠容器儲存食物。
- 使用食品級不鏽鋼或鑄鐵鍋。
- 使用木頭砧板。
- 浴室蓮蓬頭加裝濾網。
- 不用塑膠容器微波食物。

與外界謹慎互動

- 和你的手機保持距離。
- 使用天然、無毒的產品清潔你的車。
- 乾洗衣物取回後先讓它透透風再拿進家裡或放入櫥櫃。
- 尋找使用另類綠色科技的乾洗店。

結語

認識大衛．賽文—薛瑞柏一年之後，我有幸代替他上台發表演說。大衛原訂在一年一度的「安德森網路會議」（Anderson Network Conference）——每年在休士頓安德森癌症中心舉行的病患生存會議——擔任該次會議的主講人。但那年夏天大衛的癌症復發，他從巴黎打電話給會議籌備單位說他無法出席，他的身體太虛弱無法旅行。面對緊迫的開幕日期，籌備單位問我是否可以代替大衛上台簡報。這份簡報我雖然看過兩遍，但由我來主持又是另一回事。

那個星期，大衛和我一直在通信。他分享他的幻燈片，我們用最新的研究做了一些更新，並透過電話討論重點。我們曾經密切合作成立與資助「綜合生活型態研究」，這項研究正在逐步推動，並可望成為衡量同時改變生活型態各方面效果的少數臨床研究之一。大衛對這一點的支持是我們進步的關鍵。在個人方面上，我把大衛視為一個志同道合的朋友，他和我一樣，熱中於將生活型態視為合法的醫學。我一定要尊重他想傳達的訊息。

開幕當天，會議廳擠滿了人，我在傳達這些強而有力、激勵人心，並充滿希望的訊息給一屋子癌症倖存者時的澎湃情緒，至今仍歷歷在目。他們可以為自己的健康展開積極行動，他們的人生還沒有結束。他們可以從那一刻開始改變他們的生活習慣與行為，大幅增進他們生存的機會，同時改善他們的生活品質。那天，感覺上，大衛統合身體的自然防衛能力以影響疾病進程的故事，彷彿成為我的一部分。從那天晚上開始迄今，我發表了數百場癌症與生活型態因素關係的演說，但代替大衛所做的第一場簡報正是轉捩點。

從那以後有了很大的改變。這十年來，我們將我的信念付諸實行，在專注預防與癌症治療這方面終於站穩腳跟，幾乎每天都有新的研究出現，顯示在我們的生理協同作用方面，我們有多少的掌控力。我們在腫瘤學領域的思維現在終於也在進展，這都要大力感謝人類基因圖譜，以及我們對人類行為如何實際影響我們的基因表現這方面的了解。

我們現在知道，我們不是我們祖先的一時衝動、或我們的基因造成的結果，無論有沒有疾病，我們都可以在生命中的任何階段，確切影響我們的健康軌跡，這個了解（加上快速增加的科學證據）正在改變有關癌症的對話。治療癌症的方案必須包括預防計畫與傳統療法，而最重要的是，我們必須努力預防癌症。

嚴峻的事實是，至少在可預見的未來，癌症將成為我們生命的一部分，但超過百分之五十的癌症被認為可以預防也是不爭的事實。[1]事實上，這個數據或許還被低估了，更有可能的是，如果我們按照我們知道應該做的方式過生活，並遵循抗癌生活指導原則，讓我們自己和我們的家人更健康、更平衡，那麼三分之二的癌症和大部分心臟疾病、中風，及糖尿病都可以避免。研究證實了這一點，並給了我希望，相信我們也許可以真正減少癌症發病率。我們也在研發新的方法衡量改變生活型態的效率，過去的方法被認為「太軟」而無法驗證。我們現在正在部署科技和數位影像，用視覺圖像呈現以族群為主的流行病學研究，以及衡量改變生活型態對疾病的特定生物學標誌的影響。當生活型態改變導致基因行為改變時，基因熱圖會閃爍，我們就可以利用簡單的驗血方式，檢測蛋白質攜帶數量的微小變化，來衡量越來越敏感的癌症或其他疾病存在的指標。這些傳統的科學研究方法，現在正與書面或口頭報告聯合使用，以證實我們一直以來的猜測：抗癌生活很重要。誠如有個同事最近簡明扼要地說：「癌症很複雜，但預防癌症不複雜。」

越來越清楚的是，我們不可能擺脫癌症疫情。雖然有數十億美元正投入更精準的癌症治療與早期偵測，作為大力吹捧的「癌症登月計畫」（Cancer Moonshot）——前美國副總統拜登發起的重要提案——的一部分，但透過改變生活型態來預防癌症，仍然是最便宜和最有效的預防和改善結果的方法。抗癌生活與精準醫學真正的夥伴關係是癌症照護的未來，現在該是我們從疾病護理模式，轉向真正的醫療保健模式的時候了。

為健康而生活

促使人們改變的動機十分複雜，但我們經常看到癌症是一個教育契機，並迫使人們採取行動。面對我們死亡的事實，肯定是一記警鐘！我們大多數人在理智上都知道我們在這個世界上生存的時間有限，但我們的心卻偷偷摸摸促使我們和我們總有一天會死亡的事實保持距離。只有當我們年紀大了，或者被診斷出疾病時，我們才知道我們的生理平衡、我們的整體性和健康，不會永遠持續下去。這個認知使我們回歸我們的身體，而這些清明的時刻就是改變心態的切入點。

但我們不必因為害怕才採取有意義的行動。癌症雖然複雜，但是對我們來說已不再是個謎，我們現在有足夠的科學證據和方便取得的資訊去改變生活型態，讓我們有最好的機會去控制老化的疾病，包括癌症。過去十年，而且是在《自然就會抗癌》這本書最早出版後迄今，我們已開始破解癌症生物學密碼，並開始了解啟動有害的協同作用會促發癌症生長與擴散的機制。我們知道得越多，能做的就越多。

從哪裡開始？

我們的生活複雜、忙碌、不斷在變動，我們的抗癌生活型態策略也應該反映這一點，使它盡可能流暢和有彈性。我們認為最重要的起點是社會支持，只有當我們認識一種不同的生活方式，並相信「我也可以做到」時，我們才能擺脫負面的、不健康的生活模式，開始為更多的東西而努力。當我們自己的努力不夠時，只有透過後援社群，我們才能為積極改變與消除疑慮找到增強的力量。一旦建立支持網絡，我們就能真正改變我們對生活和生活目標的心態。參與「綜合生活型態研究」的絕大多數患者，和我們訪問過的長期癌症倖存者，以及這本書從頭到尾所闡述的，都把這種心態上的改變視為他們新生活中最重要的部分，不是飲食也不是運動。對許多人而言，使身體康復成為每一個日常生活型態選擇的唯一重點與目的，但這個重點始於一種重要的心理轉變，這種轉變有助於他們認識每天所做的選擇能實際影響他們的健康與生活品質，而且它是可以衡量的。

我們的身體在適度、平靜，和一致的情況下茁壯，任何不必要的，或重複的，或長期的壓力，都可以比其他任何東西更快速、更顯著地抵銷我們最好的實踐。這就是為什麼一旦建立了我們的支持系統，我們就必須先管理我們的壓力，然後再去嘗試改變飲食、運動及睡眠方面的其他行為。過度的壓力將使我們無法做到希望透過培養其他健康的抗癌生活習慣來創造的協同作用，而且證據明白顯示，紓解我們的壓力能使我們的身體更容易康復，更不適合癌症生長。

把自己放在第一位

到目前為止，所有參加「綜合生活型態研究」的婦女都發現這是這個實驗計畫最難做到的部分之一。她們習慣先照顧其他每一個人——孩子、配偶、上司、年邁的父母——之後才照顧她們自己。布魯絲特Ｍ不久前與其他「綜合生活型態研究」婦女一起參加一次靜修，才得以重新集中精神做健康的選擇。她事後說，她又恢復過去的舊習慣，把別人的需求擺在她自己的需求前面，結果工作太辛苦，睡眠也不夠。但這個抗癌社群幫助她回歸重點，也就是照顧好她自己。「讓我印象最深刻的一件事是：我們彼此互相理解和鼓勵的那種真實感受，」她在結業後的心得中寫道：「我們是否才剛認識並不重要，你知道它來自內心，因為那是我們彼此都想要的——過長壽、健康的生活。」

學習把自己的健康放在第一位，對我們多數人來說並不容易，對女性尤其困難，因為她們一般所受的教養是把他人的需求放在她們之前。一旦我們學會如何好好照顧自己，我們很快就會發現我們更懂得如何支持他人的需求。

從行動到目的

為健康而生活的意思是要過非常刻意、非常務實、非常真實的生活，我見過的癌症患者，幾乎每一個人都說這種病無可否認地使他們有生以來第一次不得不面對現實。過去一度困擾他們的事情似乎都不存在了，最重要的事情成為更清晰的焦點，生命開始具有新的意義，身體開始具有新的意義，健康和專注的人生目的取代名望、成就或其他無形的東西，成為新的目的與目標。

當我們專注於治癒自己時，往往會讓自己走上一條引導我們以意想不到的方式實現我們真正潛能的道路。艾莉森和我一次又一次聽到癌症倖存者及其支持者這樣說。茉莉M被告知只能再活六個月至十八個月，但她卻在有惡性腦癌的情況下存活了十八年又六個月。一開始，她形容自己是一個「身體、情緒和認知都嚴重受損的人」。她半癱瘓，飽受全身癲癇發作之苦，無法聽取或說出一個完整的句子，沒有記憶，並且被極度的情緒波動所困。早在神經可塑性被認可之前，茉莉M就告訴她的醫生們，她要「重設她的大腦」。她想盡辦法堅持她的治療方案，令人驚訝的是，她的腦腫瘤甚至不再出現在磁振造影上。當她沒有在照顧自己的健康時，她大力提倡健康生活與違抗機率，並支持向她尋求鼓勵與安慰的膠質母細胞瘤患者。她承認，她的生活並非她原先所希望的那樣，但它以她想像不到的方式回報她。對梅格・赫希柏格來說，缺乏可降低癌症復發機率的生活型態醫學指導，使她決心創立一個基金會，開辦個人指導與網路課程，為患者和那些對預防有興趣的人提供抗癌生活所需的方法與資訊。蘇珊・拉夫特致力於為那些接受癌症治療的年輕婦女提供情感支持，並為那些罹患移轉性癌症的人成立一個支援團體。當賈布・卡納萊斯意識到改變生活型態具有驚人的潛力，能減緩癌症進展，或者一開始就能預防癌症形成時，他創立了「藍色治療基金會」（Blue Cure Foundation），教育未成年和已成年男性攝護腺癌普及程度的相關訊息，並教導他們如何透過改變生活型態來預防或控制疾病。

我們不是說每一位癌症倖存者都應該奉獻他們的一生去幫助其他面臨同樣診斷的病友，或者必須成立一個基金會去支持癌症預防。但我們知道，你必須從你自己開始改變，然後將這個訊息轉達給其他人。我們在在看到有癌症或沒有癌症的人受到抗癌生活的啟發，無論是以專業的方式或個人方式，傳達給他們的家人和朋友。艾莉森和我常對這個訊息的力量，以及它對人們及社區的影響感到敬畏與謙卑。

話雖如此，重要的是要知道這些倖存者已發現癌症只是他們生命中的一小部分，他們從這個事實建立具有深遠意義與目的的新生活，使他們繼續往前邁進，並且在統計模式預告他們來日不多之後，又持續生存了很長時間。我們在第七章〈以愛與社會支持為基礎〉中分享過喬許M的故事，他被診斷出無法治癒的神經內分泌癌之後違抗機率，繼續活得很精采！當我追蹤喬許M的近況時，我們談到什麼是癌症患者的良好醫療，他提出一個細微的差異：「我發現太多病人專注在延長他們不快樂的生命，但對我來說，『癌症重新設定』讓我有機會重新定義我想要的優質人生，並開始去追求它。我認為這是應該關注的重點：找出那種能夠使生命真正大幅提升的療法，即使你沒有痊癒。」

這種觀點轉變另一個矛盾的地方是：簡化一個人的生活（譬如，離開一個壓力很大的事業，或徹底清理你的飲食或生活環境）會帶給人一種更大的意義感，並對生命中最有意義的事物懷著更多的感恩心，如家人、朋友、音樂、藝術、大自然，甚至對生命本身。

改變對話

你在最後一章見到的瑪格麗特．庫默不久前和我談到，簡單且低成本的生活型態改變，可以對一個人的健康產生深遠的影響，但要提高這種意識依然是個挑戰。如果不能像藥物那樣版權化或貨幣化，很難將這個信息傳遞出去。不過她依然充滿希望，並致力於改變公眾對話。她說：「讓我感到鼓舞的是，人們真的想要為他們自己和後代、為他們的孩子和他們的子孫活得最健康、最有活力、最有成就。我有信心，我們告訴民眾越多資訊，就會有越多人改變，而且他們可以幫助我們向企業施壓，研發不會危害消費者的產品。」

她的危機意識反映出她擔心我們下一代的壽命也許會比我們更短。「多年來，在許多文化中——不只是美國文化，繁榮與進步的象徵是你的子女要比你更健康、長更高、更聰明、更富裕，當然壽命還要比你更長。現在，我們忽然處於我們留給子孫的遺產不是那樣的情況，至少在整體健康與壽命上不是這種情況。我們有一種社會責任，要把這種情況說出來，這便是為什麼我們必須不斷地把抗癌生活的信息傳遞出去的原因。」

循序漸進

抗癌生活不是一種靜態的計畫。事實上，它根本不是計畫，它是一種生活方式。因此，它就像你一樣，需要一段時間去形成和改變，但你每一次漸進的改變，都能增強你的身體控制疾病與促進健康的能力，為你的生活各方面都帶來益處。[2]

你要下決心過好像非這樣不可的生活，因為它實際上的確如此。你會發現，當你開始過這種自我照顧的生活時，你會感覺你與生命的連結更活絡，並且更能得到生命帶給你的許多禮物。如同一位患者告訴我：「這不是工作，羅倫佐，這是人生！」

但它是務實的，而且它有科學根據。你將體驗到的改善健康不是什麼神奇的或自發的事，它們每一個都互有因果關係，包括你的選擇、你的行動、你的良好健康、地球的健康，它們都息息相關。

抗癌生活型態真正令人驚嘆的影響之一是，它可以激勵他人。艾莉森和我看到我們的朋友和我們家三個孩子的朋友之間，這種意識在不斷增長。上個月，繼我在七年前代替大衛在一年一度的安德森網路大會上發表他的重要演說之後，我又上台發表開幕演說。在這次演說中，我選擇分享妮拉A——也是「綜合生活型態研究」的學員，我們在第十一章〈以食物為醫藥〉中分享過她的故事——抗癌生活階段與訊息。妮拉剛加入這項研究時，自認為她在健康與營養方面已有豐富的知識，但她向觀眾坦承她知道的，只是她在「綜合生活型態研究」中所學到的、以及我們在《不罹癌的生活》這本書中所闡述的百分之十。她知道她必須減重，但她不知道如何減重。她試過很多次，但都失敗。她不知道為什麼體重過重是有害的，不知道脂肪會產生雌激素，引發雌激素受體陽性乳癌。她知道吃沙拉比吃漢堡更健康，但她不知道喝綠茶能降低腫瘤生長與擴散所需的新血管生成。她知道蔬菜有益健康，但她不知道花椰菜能防止癌前細胞形成惡性腫瘤。

妮拉最驚人的改變是，她不再像以前那麼恐懼，她不再擔心復發或癌症擴散，因為她積極參與自己的癌症照護。「現在我排在第一位，」她說，「我不覺得它（癌症）整到我，我覺得我有它。」她興奮地形容與身體之間的新關係，「我對我自己、對我的身體培養出更多的感情，我和它有一種正面關係。我告訴它，如果它好好對我，我也會好好對它。我的身體和我，我們一起合作，而且我給它正確的燃料，這樣它才能正確運作。」

看著妮拉談身心練習的重要性，談她現在都會檢查她買的所有個人護理產品的成分標示，談她靠運動來改善她的睡眠品質，她對抗癌生活的徹底覺醒讓我意識到，和我認為七年前代替大衛上台演說這件事，象徵他將火炬傳遞給我一樣，現在也輪到我將這個火炬傳遞給妮拉和其他許多每天都在過抗癌生活的人。如同妮拉那天告訴現場觀眾一樣，這麼多人經歷癌症治療，卻不知道他們的生活型態選擇能顯著影響他們的健康，這是不公平的。同樣的，對於我們這些還沒有罹患癌症的人，如果我們不知道我們的生活型態選擇正影響著我們今天的生活品質，和我們未來的疾病風險，這也是不公平的。

誠如妮拉總結她的演說：「我們勢必要使整合醫療成為治療計畫的一部分，這樣即使是醫生也可以互相學習。但這需要我們所有人共同努力，對吧？它需要我們所有人，我們可以做到嗎？」接著觀眾異口同聲高喊：「可以！」

附錄A——解釋癌症的共同特徵

完成繪製人類基因圖譜之際，有兩位研究人員，一位名叫道格拉斯・哈納翰，另一位名叫羅伯特・溫柏格，他們在二〇〇〇年發表了一篇論文，對癌細胞如何發展與進展提出簡明扼要的理論。[1]在他們的原始論文中，哈納翰與溫柏格提出六種基本的潛在基因過程促成癌症（一種惡名昭彰的複雜的細胞疾病）發生。他們為這篇論文命名為〈癌症的共同特徵〉（Hallmarks of Cancer），並確定驅動癌症的主要細胞過程如下：（一）促進細胞生長的信息持續活化；（二）逃避抑制生長蛋白的作用；（三）抵抗細胞死亡；（四）癌細胞能夠永遠複製；（五）促進血管新生；（六）腫瘤的侵犯和轉移。幾年之後，哈納翰與溫柏格又增加兩個癌症特徵——重整能量代謝及逃離免疫系統追殺；以及兩個癌症的賦能特性——基因組不穩定與突變，以及能促進腫瘤的炎症。[2]

癌症生存的動力

增生信號（Proliferative signaling）聽起來像是一件你可能會拿到一張交通罰單的事，但它實際上是指癌症能持續增生、擴散。這是癌症的基本面——細胞不受控制地生長與分裂。正常細胞由體內的多個系統與信號監測，協助控制細胞的生長與分裂；癌細胞則會解除來自這些不同系統的正常信號，讓這些細胞不受控制地生長。正常細胞會對指示這些細胞成長與分裂或不生長的生長因子做出反應。生長因子與細胞表面結合，生長信號傳遞到細胞中，轉化為一系列生化信號，從而釋放促進細胞生長與分裂的基因；癌細胞則會挾持這些正常的信號通路，使它們一直保持開啟。在此模式下，細胞不再受正常啟動（打開）與抑制（關閉）信號控制，且不受控制地持續生長與分裂。

癌症在黑暗中行動

同時，癌細胞利用身體的資源促進自身的生長，它們還必須逃避抑制細胞增生的系統——**逃避生長抑制因子**（evading growth suppressors）——包括腫瘤抑制因子基因。身體會在生長抑制因子——可以中和強力致癌基因（癌細胞中的突變基因）的基因——及維持健康細胞生長的因子之間保持微妙的平衡。當腫瘤抑制因子基因失去功能與信號時，即意味著細胞不會「聽到」停止生長的信息，導致細胞持續不受控制地生長。現在你的電話線已被切斷，癌症還會切斷你的警報系統的電源。癌症在你的身體處於黑暗之際持續進展。

癌症如同殭屍與吸血鬼

大衛・賽文—薛瑞柏在他腦癌末期時曾說，他越來越擔心吸血鬼會趁他睡著時攻擊他。他擔心那些對死亡免疫的夜行性怪物會向他索命。大衛夢中的吸血鬼雖然是虛構的，卻很適合拿來跟癌症比較。如同吸血鬼和殭屍深夜在城市街道漫遊一樣，癌細胞也會想辦法逃避身體追殺細胞的系統，所以他們會**抵抗細胞死亡**（resist cell death），變成不朽，而且會無限期突變。

細胞自殺：我們的系統控制不當細胞生長與分裂的最有效方法之一，是透過所謂的**細胞凋亡**（apoptosis）——自發的細胞死亡或細胞自殺機制。細胞內的因子和來自外部細胞的信號，可觸發這種誘導死亡的過程。一旦細胞凋亡開始發生，細胞就會逐漸分解，然後被它的鄰居和噬菌（吃細菌）細胞吃掉（如同電動遊戲「小精靈」那樣）。當然，逃避細胞凋亡是腫瘤細胞最大的好處，這樣它們就可以不受控制地生長。它們透過腫瘤抑制基因功能喪失和增加抗凋亡基因表現來達到目的。腫瘤細胞透過調節、或開啟抗凋亡蛋白質，即使細胞內部與外部過程傳遞信號啟動細胞死亡，它們也能避免凋亡。

細胞爆破：控制異常細胞生長的第二種方式是透過壞死。與細胞凋亡不同，壞死細胞會腫脹並爆破。細胞爆破而不是被系統「消化」的結果，細胞死亡會導致某些蛋白質被釋放到周圍的組織環境中，包括本質為促炎性的蛋白質，並招來免疫系統的炎性細胞，前往細胞爆破的位置清除壞死的細胞殘片。雖然這聽起來似乎是健康的過程，但最新的證據顯示，第一時間反應趕往意外現場的**免疫炎性細胞**（immune inflammatory cells），有時可能會促進腫瘤，因為它們能促成血管生成（形成新血管）與細胞增生。事實上，過量的細胞壞死可能形成癌症的風險因素。

癌症追求永生不死

正常健康細胞的成長與分裂週期有限；相反的，癌細胞**能夠永遠複製**（enabling replicative

immortality）。通常在細胞連續複製與分裂後限制細胞生長的因素是**衰老**（senescence）——細胞因老化而喪失分裂能力——或是導致死亡（透過細胞凋亡或其他方式）的細胞危機。細胞如果逃過衰老狀態，通常會進入危機狀態，最後死亡。但癌細胞會逃避這兩種過程，並具有無限複製的能力。這種轉化被稱為細胞永生化或無限增生化。

細胞中有助於確保細胞完整性的一個成分是端粒（telomeres）——我們二十三對染色體中每一條染色體末端的保護結構，通常會隨著人的年齡增長而縮短。加州大學舊金山分校心理學教授伊麗莎．艾波，也是《端粒效應》一書的共同作者，她已發現生活型態選擇與端粒長度有關，端粒長度可作為疾病與壽命的預測因子。細胞每分裂一次，端粒長度就會縮短一點，所以到了某一點，端粒會太短，細胞無法繼續分裂就會衰老（太老而無法複製）。但在這種情況下，癌症的環境已經成熟，「一旦細胞老化並逐漸衰老，它們就會成為炎症的來源，為癌症的發展創造一席之地。」艾波說。她在研究中發現，慢性壓力會導致端粒縮短，當端粒縮短，細胞持續複製時，可能導致染色體不穩定與受損，成為突變的風險因子。因此，經常承受壓力的人可能會有「老年細胞」，在年輕時比較容易罹患疾病。但是我們將會看到，健康的生活型態能減緩端粒縮短，逆轉壓力對端粒的傷害。

端粒酶是細胞核中的一種酶，有助於維持端粒的完整性。雖然在正常細胞中發現的端粒酶水平很低，但癌細胞與不死化細胞中，卻有異常大量的端粒酶，使這些癌細胞在持續複製時，端粒不會縮短。同時，如果端粒酶量低且端粒縮短，則持續的細胞分裂可能導致染色體畸變，這時如果細胞沒有發生危機或凋亡，就可能開始形成腫瘤。透過異常的端粒酶水平和與增生相關的異常，細胞能變得不死化，使細胞避免重要的抗癌防禦，也就是細胞衰老與死亡。這是癌症進入永生的門票。

促進血管生成

正常組織和腫瘤都需要健康的血液供應，協助帶來營養和氧氣，並除去廢物和二氧化碳。在胚胎早期形成和產前發育期間，脈管系統逐漸發育，新的內皮細胞會共同形成導管（**血管新生**），此外也會從現有的血管萌發新的血管（導管）。這種萌發過程被稱為**血管生成**（angiogenesis），一旦形成，血管系統就會一直支持身體。血管生成會在成人體內開啟，成為癒合傷口與女性生殖週期的一部分。但這只會在短時間內發生，然後停止。可是在腫瘤形成與發展期間，「血管生成開關」會一直開啟讓新血管形成，協助維持腫瘤的生長，這是癌症會欺騙我們通常保持平衡的系統的另一個例子。它會使應該有開有關的開關永遠保持開啟狀態，創造持續生長、複製的條件，在這裡就是持續供應血液，使癌細胞一直獲得營養。

癌症會轉移到新家

癌症從它原來的部位擴散到身體其他部位，通常是癌症致死的原因——**啟動侵犯和轉移**（activating invasion and metastasis）。當癌症被早期發現，並只侷限在體內一個部位時，醫療介入最可能成功。雖然一旦癌症轉移，但在控制癌症方面取得進展，這仍然是個極大的挑戰，同時也是導致與癌症有關的死亡的主因。

侵犯和轉移是一連串的過程。首先，癌細胞會侵入鄰近的血管和淋巴管，接著癌細胞會從這些運輸系統進入其他組織，形成癌細胞的微小結節，最後生長成掃描時可以被看到的腫瘤。最後這一步稱為「移殖」（colonization）。

一般情況下，細胞會附著在它們的支架上，即細胞外基質。如果一個細胞分離，它應該會經歷一個叫「**失巢凋亡**」（anoikis）的過程，也就是一種程序性的細胞死亡。但腫瘤細胞會經歷一個使它們避免失巢凋亡的過程，到處遷徙，遊走全身。它們還會開始具有幹細胞特性，使它們在任何地方著陸，並適應周圍的新組織。

一旦癌細胞避開身體自然的細胞死亡過程，轉變成自由循環、適應的細胞時，它們就會找一個新家「移殖」。癌細胞最初也不能適應它們著陸的組織的微環境，這些細胞可能需要數百個確切的移殖程序才能被啟動，讓它們生長與繁殖。在這種狀態下，它們還可以透過進一步在身體內循環，離開轉移部位，到其他地方重新播種形成另外的聚落。

但是採用抗癌生活型態，你就可以盡量使腫瘤微環境不利於腫瘤生長，使這些移殖的癌細胞更難立足和找到一個新家。

癌症汲取你的能量

由於癌細胞複製的比例高於體內其他細胞，因此它們必須有「燃料」維持生長與細胞分裂——**重整能量代謝方式**（reprogramming energy metabolism）。葡萄糖是維持細胞生長的重要能量來源，一九三一年諾貝爾醫學獎得主奧托·沃爾勃（Otto Warburg）記錄了癌細胞的一個獨特特徵：即使在氧氣充足的情況下，癌細胞仍偏好以糖解作用的方式產生能量，這種重置能量產生的方式被稱為「有氧糖解」（aerobic glycolysis）。以糖解作用產生能量是一種效率較低的能量生產方式，為了彌補癌細胞在能量生產中缺乏效率，它們需要增加葡萄糖轉運受體（glucose transporters）。快速生長的腫瘤細胞的糖解率比正常細胞高兩百倍，即使氧氣充足也會發生這種狀況。由於許多腫瘤類型似乎在低氧的微環境中茁壯成長（缺氧條件），透過糖解作用有效轉移能量就可以增加葡萄糖進入細胞。誠如今日的研究人員解釋，我們可以把一個正在生長的腫瘤想像成一處建築工地，沃爾勃效應能打開大門，讓更多卡車運送建築材料進去（以葡萄糖分子的方式），以便為癌症增生提供更多能量。

癌症會秘密行動

過去五年中，一個新出現的癌症特徵受到廣泛注意，那就是癌細胞能**逃避免疫系統的追殺**（avoid immune destruction）。我們知道，如果我們的免疫系統過度活躍的時間太長（發炎），這種狀態可以促進許多標誌性過程。但免疫系統也在遏制癌症方面扮演重要的角色。T細胞是一種白血球細胞，在我們的身體內部巡邏，尋找已轉化成癌細胞的細胞。T細胞存在對癌症患者來說是好的跡象，例如有更多免疫細胞滲透到腫瘤微環境的結腸癌與卵巢癌患者，他們的預後較好；另一方面，免疫系統長期受損的人（如接受器官移植或愛滋病毒／愛滋病患者），形成某些癌症的比例較高。這導致增強免疫系統療法的發展。

但和我們身體的許多監測系統一樣，癌症也找到一種中和這種免疫反應的方法。癌細胞有能力在啟動的T細胞上結合受體，並有效地將它們關閉。癌細胞基本上可以對免疫系統踩煞車，此一發現已啟發一種新的癌症治療——免疫療法，也就是所謂的檢查點抑制劑（checkpoint inhibitors）。這些藥物有助於防止癌細胞關閉免疫系統。檢查點抑制劑已改變癌症治療的前景，並在一些患者當中引起顯著的反應。

癌症生長的綠燈

腫瘤形成（tumorigenesis）的一連串過程（癌細胞存活、增生，並擴散到全身）由以上所列一個或多個標誌性步驟支持，是由兩種賦能特性促成的。其中最重要的是基因組不穩定性，導致突變增加，有助於觸發標誌性能力。第二個賦能特性是惡變前與惡性細胞的炎症狀態。這種炎症狀態能幫助促進腫瘤生長與進展。

基因組不穩定性與突變：癌症如何發生？

突變或其他的基因畸變是參與和啟動癌症特徵必要的第一步。癌症是一種基因與基因表現異常的疾病，是基因改變引發腫瘤發生。這可能由於一種遺傳性基因顯型所致，但我們知道，遺傳性基因異常只占癌症的百分之五至百分之十。更常見的情況是，基因異常是透過你在一生中取得的基因突變（例如從菸草煙霧中的致癌物），或透過受生活型態因素影響的非突變基因的表現改變。

雖然身體常會發生自發的基因突變導致癌症，但基因組維持系統是活躍的，會確保這些突變盡可能保持低比例。基因組維持過程關閉，最終會使突變形成並生長成癌症。癌細胞本身也能觸發突變率增加，並抑制基因組維持系統。

DNA維護機制被稱為基因組的「照顧者」，是一組協助維持DNA的完整性、減低突變持久性的基因。這些基因缺陷將使突變增加，展開腫瘤生成過程。如果這些負責DNA修復、衰老，或凋亡的基因未能在突變時啟動，那麼這些細胞將持續不受控制地增生，並開始形成腫瘤。

基因組維護與修復缺陷現在已被認為是**促成**腫瘤生成過程展開的第一步。絕大多數腫瘤都可以牽涉到基因組不穩定性而成為癌症發展的第一步。如同本書第二篇〈「六合一」生活型態〉中所討論的，不同的生活型態因素都和這些賦能特性有關。保持我們DNA的結構完整性和減少致突變性過程，是使我們的身體不適合癌症形成與生長的第一步。

炎症：癌症的特殊醬汁

炎症過程早已被認定是大多數癌症腫瘤生成的必要步驟，因為幾乎所有癌症都含有免疫細胞。某些類型的免疫細胞存在是件好事，因為這顯示免疫系統正試圖控制腫瘤，但其他免疫細胞則可能透過引起炎症而促進腫瘤。隨著炎症，免疫細胞釋放出可以促進標誌性能力的分子，包括維持增生信號的生長因子、限制細胞死亡的生存因子、促進和增加血管生成、侵犯及轉移的因子，以及容許癌細胞在體內擴散的信號。炎症細胞同時也能釋放致突變性（引起突變）的化學物質，協助加速惡性疾病過程。炎症在腫瘤發生最初階段就已被注意到，它能助長早期惡性細胞轉成充分發展的癌症。

永不癒合的傷口

在上述癌症共同特徵與賦能特性的討論中，每一個領域多少都自成一格，但所有領域彼此之間的交互作用，發生在所謂的**腫瘤微環境**（tumor microenvironment）中。腫瘤微環境由不同類型的細胞和蛋白質組成，可以促進支持癌症生長的環境，或者不適於癌症生長的環境。

腫瘤微環境中有癌症幹細胞，這些細胞被認為是腫瘤的起源，對治療的抵抗力比其他癌細胞更強，並有助於在原發部位以外的遠端器官植根，導致轉移。腫瘤微環境內也是能形成血管的內皮細胞，這些細胞對血管系統的形成至關重要，有助於對生長中的腫瘤提供新的血管和血液供應。

現在很明顯的是，癌症是一把雙刃劍，當炎症變成慢性時，曾經是控制腫瘤的成分會變成促進腫瘤的成分。例如，纖維母細胞在傷口癒合過程中是重要的細胞，而且它們似乎大量存在腫瘤部位；現在被稱為癌症相關的纖維母細胞已知與細胞增生、血管生成、侵入，和轉移有關。

腫瘤微環境中這些細胞，與在體內滲透與循環的細胞之間的複雜溝通，是使癌細胞茁壯存活或挫敗死亡的原因。有趣的是，癌症生長所需的一些重要過程——炎症、增加纖維母細胞、增加血管生成，與傷口癒合所需的過程相同。這使有些人認為，癌症可被視為永不癒合的傷口。短時間內可能健康的東西——以發炎反應來癒合傷口，一旦變成慢性，情況可能就會變得有害。

附錄B——飲食新模式：吃不同類的食物

我們大多數人吃許多蛋白質與碳水化合物，卻很少吃或甚至不吃蔬菜、堅果、種子、豆類、豆科植物及水果。改變你的心態，讓蔬菜成為每一餐飯的主角，第一步是改變你的計畫與購物方式。我們時常尋找使用新鮮香草、蔥屬植物和少量橄欖油的蔬菜食譜。

蔬菜種類

蔥屬植物

大蒜、洋蔥、青蒜、青蔥、紅蔥頭、細香蔥

喜歡這種口味的人，可以以這些辛香料為中心；不喜歡這種口味的人，可以添加一點在其他菜餚內，你甚至吃不出來。如果希望減少大蒜與洋蔥的強烈味道但不減少植化素，可以將切好的蔥屬植物先在水中浸泡二十分鐘再下鍋：

- 青蒜是完美的湯底。
- 烤洋蔥與蔬菜不但好吃，還可以帶出蔬菜的甜味。
- 炒蔬菜、豆類與豆腐、魚和瘦肉都可以加入大蒜一起炒

蔥屬植物在流行病學與實驗室研究中，均已被證明可降低若干種類癌症風險。[1-3] 蔥屬植物中

天然存在的有機硫化物，可能和抑制突變及預防癌症生長有關。在中國的一項研究中，吃大量大蒜與蔥（一天超過十公克）的人，罹患攝護腺癌的可能性，比吃最少量的人（一天少於二點二公克）減少百分之五十。[4]其他研究顯示，它們也能降低食道癌、腸癌、胃癌、胰臟癌、結腸癌及乳癌風險。[3]

十字花科蔬菜

捲心菜、球芽甘藍、白花椰菜、綠花椰菜、芝麻菜、白菜、芥蘭菜、羽衣甘藍、芥菜、小蘿蔔、白蘿蔔、西洋菜（水田芥）

研究顯示，吃十字花科蔬菜可降低癌症風險與疾病進展。[5]研究人員認為，十字花科蔬菜中所含的蘿蔔硫素和預防癌症及減緩癌症生長有關。[2,6,7]

低血糖負荷的根莖類植物

甜薯、白蘿蔔、歐洲防風草（歐洲蘿蔔）、胡蘿蔔、甜菜根

根莖類蔬菜常被忽視，這實在很不應該，因為它們含有豐富的維生素B，有助於保護DNA和降低癌症風險。[8-10]你會發現白蘿蔔既屬於根莖類植物，又被視為十字花科蔬菜，因此它們也含有蘿蔔硫素。此外，根莖類蔬菜不但價格便宜，也比其他蔬菜更耐存放。你可以簡單地用一點橄欖油、迷迭香或百里香進烤箱烤四十分鐘至一小時，此外大蒜當然也不可少（快烤好時再加進去）。

蕈菇類

香菇（椎茸）、舞菇（舞茸）、蠔菇（杏鮑菇、秀珍菇）、鈕釦菇（蘑菇）

蕈菇類在亞洲被用來入藥已有千年歷史，它們有抗發炎和增強免疫的功能。一項涉及一千多名中國東南部婦女的對照病例研究得出結論：食用蕈菇可以使停經前與停經後的女性降低乳癌風險。[11] 研究人員正在研究蕈菇，並廣泛認可它們的抗癌化合物。蕈菇萃取物也被研究，作為可能的抗腫瘤藥物。[12] 其他正在被研究其抗癌特性的蕈菇包括：**雲芝**（Trametes versicolor、Coriolis versicolor、Yunzhi、turkey tail）、**靈芝**（Ganoderma lucidum、lingzhi、reishi）、**白樺茸**（chaga mushroom、Inonotus obliquus，又稱樺樹菇）、**冬蟲夏草**（Cordyceps）、**巴西蘑菇**（Agaricus blazei Murrill）。這些菇類不是一般能在超市買到的全食物，且通常只被當作補充劑使用，但幾年前的一個夏日午後，我划獨木舟去茉莉的小屋，很驚訝地發現她的爐子上正在用白樺茸熬煮茶湯。在此之前我從未見過白樺茸，那深黑的顏色看起來活像一塊木化石或泥土。茉莉剝下幾小塊，在爐子上熬煮了二十分鐘，嚐起來有點泥土味，但味道鮮美。白樺茸在細胞或動物研究中的有效證據都屬於臨床前試驗，顯示它能提高免疫系統，降低炎症，修復受損的ＤＮＡ，並增加細胞凋亡。[13] 至於適當的安全食用量則不得而知。在我們從目前的研究取得更多了解之前，將蕈菇當作營養食物食用，而不是作為補充劑食用會比較理想。最好吃的香菇和舞菇（舞菇不容易在超市買到），它們可能比其他傳統菇類（如蘑菇）具有更強的免疫效果。

莓果

藍莓、黑莓、草莓、覆盆子

根據美國癌症研究學院報告，在癌症預防方面，莓果可能是最有益的水果。[14]它們含有抗氧化劑，有助於預防通常在癌前發生的細胞損傷，而且能阻斷與炎症和癌症生長的相關基因。威斯康辛醫學院的蓋瑞・史東納醫師（Dr. Gary Stoner），二十多年來一直在研究莓果與癌症預防的關係。[15]他發現，一種含冷凍－乾燥黑色覆盆子與草莓的飲食，使大鼠的食道癌罹病率降低百分之三十至六十，結腸癌罹病率降低百分之八十。

研究人員同時顯示，吃大量藍莓與草莓的女性，可降低血壓與心臟病的突發風險。[16]雖然有機莓果比較貴，尤其是新鮮的，但新鮮冷凍莓果仍然有許多營養，價錢也比較合理。它們富含植物營養素，是特別有效的抗氧化劑。

水果

蘋果、梨、芒果、柑橘、葡萄柚、櫻桃、桃子、杏桃

水果乾便宜得多，但是如果你平常不會吃五個新鮮的杏桃（舉例），你也不會吃五個杏桃乾。由於已除去水分，我們很容易吃下過量的水果乾。但請記住，水果乾的糖分含量和新鮮水果一樣多，只是濃縮罷了。

堅果

核桃、胡桃、花生、杏仁、巴西豆

雖然所有堅果都屬於抗癌食物，[17,18]但核桃在癌症預防方面的研究最多。核桃含有大量叫「多酚」的植化素，是一種強力抗氧化劑；[19]核桃同時含有高量的 ω-3 脂肪酸，有助於讓你的ω-3／ω-6平衡。相對來說，這也是你不常在綜合堅果中發現核桃的原因，因為ω-3使它們更容易變質。

堅果和種子是容易取得的主要零食，越容易攜帶、並且不需要存放於冰箱的越好，你也可以考慮將你的堅果和種子混在一起吃。

繼最近在美國出售的大多數杏仁都經過氣態環氧丙烯處理的消息曝光後，由於環氧丙烯是已知的致癌物，因此我們建議只買有機的杏仁和杏仁產品。[20] 這種「安全措施」始於十年前，當時有多起沙門氏菌爆發事件，最後追查到加州杏仁，[21] 但有機杏仁通常以非致癌方法處理，包括將核仁加熱到兩百度。

種子——用來作澆頭和點綴，或加入蔬果泥中

亞麻籽、大麻籽、葵花籽、南瓜籽、奇亞籽、芝麻、小茴香籽、石榴

科學家們對於亞麻籽是否有助於預防或協助控制乳癌、攝護腺癌及子宮內膜癌等和荷爾蒙有關的癌症，仍有爭議。[22,23] 亞麻籽中所含的植物雌激素木酚素（Lignans），可以改變雌激素的代謝，在停經後婦女身上，這種減少活性雌激素的作用能降低乳癌風險。動物研究也已顯示，木酚素能減少乳癌生長，即使是雌激素受體陽性乳癌亦同。[24] 這些研究結果顯示，亞麻籽是有益的，但只能適量攝取。亞麻籽同時也是很好的ω-3脂肪酸的植物來源，食用現磨的亞麻籽（一天不超過三湯匙）作為均衡飲食的一部分，可增加纖維和健康的微量營養素。

好吃的組合

- 杏仁與無糖杏桃乾
- 椰棗與開心果
- 核桃、枸杞子、一小塊含百分之七十或更多可可的黑巧克力（富含抗氧化劑和抗炎多酚）
- 無糖椰子片與核桃
- 胡桃與果汁調味蔓越莓

全穀類

莧菜籽（嚴格說是種子，但作為穀物烹調）、藜麥（嚴格說是種子，但作為穀物烹調）、法羅小麥（farro，又稱二粒小麥）、高拉山小麥（Khorasan wheat，又稱卡姆小麥）、斯佩爾特小麥、燕麥、苔麩、小米、蕎麥

哈佛公共衛生學院研究人員在二〇一五年的一項研究中發現，每天吃一碗藜麥使癌症死亡率降低百分之十五。研究人員研究美國八個州、三十六萬七千多人的飲食，發現每攝取一千卡路里中至少吃了一點二盎司全穀物的人，能降低因癌症、心臟病、呼吸道疾病，及糖尿病而提早死亡的風險。[25,26] 研究人員認為全穀物具有抗發炎特性。[27]

植物性蛋白質

豆類、扁豆、莢果（莢果是豆科植物中可食用的果實，生長在豆莢中）、豆腐

一份豆類就能提供有效的葉酸與纖維的每日建議攝取量。膳食纖維可降低多方面的癌症風險，包括控制體重。腸道菌也以纖維為食，有助於保護結腸細胞。同時，葉酸有助於維持控制癌細胞生長。[28]豆類也含有植化素，科學家正在研究其抗癌效果。[29]

益菌生食物（益生源）

菊苣根、耶路撒冷朝鮮薊（又稱菊芋、洋薑）、蒲公英綠葉、生薑、生青蒜、生／熟洋蔥、生豆薯

化療會破壞腸道菌相（你的微生物群）平衡，益菌生（prebiotics）食物則可以重建雙歧桿菌（比菲德氏菌）與乳酸桿菌，有助於恢復平衡。[30]它們能改善你的微生物群相，有助於抑制癌細胞形成，[31,32]它們還能降低結腸內的酸鹼值，支持身體產生一種叫丁酸（butyrate）的脂肪酸。這種脂肪酸與細胞凋亡有關。[33]你應該還記得，癌症的特徵之一是它會破壞細胞凋亡過程，使本來應該死亡的細胞繼續存活，並持續突變與生長。

益生菌食物

優格、克菲爾菌（kefir）、德國酸菜或其他發酵蔬菜、黑巧克力、微藻類、味噌、醃菜、天貝、韓式泡菜、康普茶（紅茶菌茶）

和益菌生食物一樣，益生菌（probiotics）有助於補充腸道中的好菌，恢復微生物群相平衡。二〇一三年，中國研究人員發現，晚期結腸直腸腺瘤（結腸癌前兆）患者的腸道菌一直不太健康。[34]益生菌食物含有活性菌，可以補充腸道維持適當的細菌平衡。相對的，你的微生物群也可以更容易消化你的食物，並將營養素與維生素轉化為可供身體吸收與利用的形式。[35]此外，我們知道，維持腸道微生物群多樣化與降低多種疾病風險有關，並有助於免疫系統維持適當的平衡與強度，減少炎症，同時有助於保持荷爾蒙調節平衡。[36]將發酵或醃製的蔬菜當作調味料，少量食用即可，因為食用過多與胃癌有關。關於微生物群，我最喜歡說的一句話是：「把你的腸道當作花園，不要把它當作下水道。」我們常把任何東西彷彿扔掉一樣地扔進嘴裡，我們知道這些東西對我們不好，也許真的應該扔掉，但是如果你思考一下如何在你的胃裡面維持一個微生物花園，它可以幫助你更清楚意識到你吃了什麼，以及它如何影響你的腸道菌平衡。

（吃無菌餐的癌症患者在食用發酵食物之前，應該先問過醫生。）

抗炎藥草與香料

薑黃、薑、肉桂、迷迭香、鼠尾草、奧勒岡（牛至）、卡宴辣椒、羅勒、百里香（麝香草）、芫荽（香菜）、小荳蔻、黑胡椒、丁香

薑黃素（薑黃中的黃色素）因具有抗氧化與抗發炎特性而成為研究焦點。[37]薑黃萃取物已被證明能幫助接受繞道手術的人預防心臟病突發，並且正被研究作為治療阿茲海默症的藥物。[38]在癌症方面，廣泛的動物研究已顯示薑黃素能控制癌症生長。加州大學洛杉磯分校的強森綜合癌症中心（Jonsson Comprehensive Cancer Center）研究人員在二〇一一年進行一項研究，發現薑黃能抑制促進頭頸癌生長的細胞信號傳導路徑。研究人員還發現，透過阻斷這個信號，薑黃素還能降低受試者唾液中的促炎性細胞激素的數量。[39]對這些香料所做的廣泛研究，已發現它們是有效的抗炎劑。[40,41]同樣的，除非在醫療保健提供者的指導下，否則最好將這些香料當作營養食物食用，避免作為補充劑。

附錄C——榜上有名的環境毒素

這些化學物質中有許多通常被用來製造日常生活產品，購買時請閱讀產品標示，並學會辨識有害成分。當你在網路上或在商店購物時，請將這份表單帶在身上以便查閱。

內分泌干擾素

脫草淨（Atrazine）——這種被廣為使用的除草劑已發現能將雄性青蛙變成雌性青蛙。[1] 它遍布於供水系統中，在動物研究中已被發現與青春期延遲、攝護腺癌及乳癌有關。[2] 研究已發現脫草淨與攝護腺癌有關，但仍需更多研究以確認它們之間有直接關係。[3,4]

雙酚A（BPA）——又稱酚甲烷（Bisphenol A），是一種用來製造塑膠製品的化學物質。它存在於水瓶、食物儲存容器、玩具、吸管杯、醫療設備及光碟中，它還被用來製造城環氧樹脂，包覆在瓶蓋、食品罐頭及給水管上。雙酚A被發明作為醫療用雌激素，因此接觸它可能會影響人體內的荷爾蒙平衡。研究顯示，接觸雙酚A會導致血壓升高，並可能導致肥胖症，[5] 此外它又與發育中的胎兒和兒童癌症風險增加、腦部受損、荷爾蒙問題，及攝護腺問題有關。[5]「無雙酚A」可能無法解決問題。研究顯示，用來取代雙酚A的雙酚S（BPS），對內分泌系統也有相同作用。[6]

DDT——DDT學名二氯二苯基三氯乙烷（Di-chloro-diphenyl-trichloroethane），是一九四〇年代開發的一種合成殺蟲劑，廣泛用於對抗民間與軍方流行的瘧疾疾疫和其他昆蟲傳播的疾病。雖然自一九七〇年代迄今，美國已限制使用DDT，但瘧疾風險較高的國家至今仍在繼續使用。DDT被懷疑會引發人類生育問題，並且在動物研究中已被證明能引發肝臟腫瘤。[7,8]

戴奧辛（Dioxin）——戴奧辛是工業過程的一個副產物，如紙漿氯漂白、鎔鑄，及某些除草劑的製造。它們被列為持久性有機污染物，一旦進入人體——主要經由肉類、乳製品、魚類和甲殼類——可能導致生育及發育問題，破壞免疫系統、干擾荷爾蒙，以及癌症。[9]

乙烯雌二醇（Ethinyl Estradiol）——這種合成雌激素被用在大多數口服避孕藥中。〈護士健康研究〉發現，使用雌激素替代療法的女性罹患乳癌的風險增加。[10] 其他的研究有些沒有發現乙烯雌二醇和乳癌有關係，有些則尚無定論。[11]

香氛／香水——數千種被列為香氛的化學品中，大多數都沒有經過毒性測試。[12,13] 從化妝品、體香劑到洗衣粉、衣物柔軟精，及清潔用品，都含有香氛。

有機磷（Organophosphates）——由磷酸與酒精反應產生的有機磷，最早被用作殺蟲劑，但第二次世界大戰期間被德國軍隊改造成神經毒素。從那以後，它們被各個品牌用來作為草坪與花園噴霧劑成分。雖然有待更多研究，但這些化學物質對幼兒仍有潛在毒性。[15] 科學家們仍在持續研究接觸低劑量有機磷對人類健康的長期影響。

對烴基苯甲酸酯（Parabens）——這是一種常用的防腐劑，有助於防止化妝品、食品及藥品滋生細菌。它們被添加在牙膏、洗髮精、體香劑和其他產品中。二〇一四年的一項研究發現，對烴基苯甲酸酯會增加某些類型乳癌的細胞生長，即使是低劑量接觸也一樣。[16]

過氯酸鹽（Perchlorate）——這種存在於火箭燃料中的化合物，已被發現是牛奶與農產品中的污染物，當它進入人體後，會與營養素碘競爭而干擾甲狀腺功能。[17] 攝取太多過氯酸鹽能改變甲狀腺中負責調節代謝的荷爾蒙平衡，對嬰兒與幼兒的器官與腦部發育至關重要。[17]

全氟碳化物（Perfluorinated Chemicals，PFCs）——全氟碳化物用於製造不沾鍋、防水衣、防污沙發及地毯。使用有 PFCs 塗層的鍋具烹煮食物時，這些化學物質會釋出進入食物中，並囤積在人體內。有關 PFCs 對人體健康影響的研究正在進行中，但動物及人類試驗已顯示會影響發育中的胎兒與幼兒，並造成生育能力下降、膽固醇增加、影響免疫系統，以及增加癌症風險。[18,19]

鄰苯二甲酸酯（Phthalates）——鄰苯二甲酸酯是一種使塑膠既耐用又柔軟的化學品，廣泛存在塑膠地板、汽車、雨衣等產品中。鄰苯二甲酸酯也用於個人護理產品，如指甲油、洗髮精、肥皂及頭髮定型液。密西根大學公共衛生學院的研究人員在二〇一四年的一項研究中發現，接觸個人護理產品中的鄰苯二甲酸酯可能降低睪酮水平，但仍需要更多研究以確認對人體健康的影響。[20]

多溴化二苯醚（Polybrominated diethyl ethers，PBEDs）——多溴化二苯醚（又稱多溴聯苯醚）被用來作為阻燃劑，使用範圍甚廣，從建築材料、電子產品，到塑膠、磁磚、泡棉等。它們與各種健康問題有關，包括甲狀腺功能受損、學習障礙、青春期延遲，及胎兒畸形。[21,22] 在動物研究中，接觸低劑量多溴化二苯醚對胎兒與幼兒的影響大於成人。[23,24]

三氯沙（Triclosan）——許多市售抗菌產品都含有這種成分，包括洗手乳、體香劑和牙膏。二〇一四年一項動物研究發現，三氯沙會干擾一種有助於將化學物質排出人體的蛋白質，長期接觸可能導致肝癌。[25]

其他應避免的毒素

砷（Arsenic）——砷被國際癌症研究署及美國國家毒理學計畫列入已知的人類致癌物，是世上毒性最高的元素之一。雖然我們希望你不會在任何成分列表中看到它，但它一直被用於木材處理與殺蟲劑中，並且是燃煤發電廠、鎔鑄、採礦業的副產物。在深鑽井中也發現高濃度的砷。[26]

煤焦油（Coal Tar）——煤焦油是焦煤（碳和煤氣組合而成的固態燃料）的副產物。煤焦油被用來製造雜酚油（又稱木餾油或木焦油），可用作防腐劑或殺菌劑。根據美國疾病管制預防中心，煤焦雜酚油是美國使用最廣的木材防腐劑。煤焦油產品也被用來治療皮膚病，如乾癬，並被用在動物驅蟲劑，以及殺蟲劑、農藥、殺菌劑及動物藥浴（一種旨在防止綿羊或狗的毛皮或皮膚滋生寄生蟲的化學藥浴）中。職業接觸煤焦油已被證明會增加皮膚、肺、膀胱、腎臟及消化道癌症風險。[26]

乙二醇胺／乙氧基化物／乙醇胺（DEA／TEA／MEA）——乙醇胺化合物（Ethanolamine compounds）存在各種個人護理產品中，包括：洗髮精、肥皂、染髮劑、乳液、刮鬍膏、髮蠟、眼線液、睫毛膏、腮紅、粉底霜及潤髮乳。[27]歐洲委員會已禁止化妝品中使用乙二醇胺，乙醇胺化合物已被認為與肝癌有關。[28]

乙氧基化界面活性劑（Ethoxylated surfactants）及1,4-二噁烷（1,4-Dioxane）——這是為了降低其他化學品的刺激性而使用環氧乙烷（ethylene oxide，已知為致癌物）而衍生的副產物。[29]

甲醛（Formaldehyde）——被列入已知的人類致癌物，用來製造溶劑、黏著劑及膠合劑。它存在於層壓木板（如：三合板、刨花板）和絕緣泡沫膠中。長期接觸甲醛已發現會增加白血病與腦癌風險。[26]

對苯二酚（Hydroquinone）——它存在於皮膚美白與增亮的化合物中，並且是潛在的致癌物。[30] 對苯二酚是一種苯的衍生物。

鉛（Lead）——鉛暴露已知和腎臟腫瘤、腦腫瘤及肺腫瘤有關，[26] 它可能存在舊漆中，因此舊漆打磨或刮除之前應該先加以測試。鉛可以長年累月囤積在體內，除了食物、空氣、水與油之外，人們一般會透過油漆、汽油、焊料及消費產品接觸到鉛。

汞（Mercury）——這是一種會損害大腦發育的神經毒素，和自閉症、阿茲海默症、肌萎縮側索硬化症，及多發性硬化症有關。[31] 雖然汞與癌症沒有直接關係，但已發現高劑量接觸會傷害多重器官，包括免疫系統。[31,32] 有某些種類的眼藥水和睫毛膏中也發現含汞。

礦物油（Mineral Oil）——這種石油副產物存在於造型凝膠、保濕劑、嬰兒油中，是高度精煉的產品。職業接觸低提煉度的礦物油，與皮膚癌有關。[33] 雖然化妝品中使用的精製液體未顯示與癌症有關，但它們會在皮膚上形成一層膜，阻礙皮膚釋放毒素。

二苯甲酮（Oxybenzone）——這種有機化合物屬於二苯基酮科（benzophenone），存在許多類型的防曬乳、保濕霜、護唇膏、抗老化面霜，護髮素及口紅中，與過敏、細胞損傷，及荷爾蒙干擾有關。[34]

對苯二胺（Paraphenylenediamine，PPD）——這種化學物質被廣泛用在染髮劑上。對苯二胺與癌症雖然沒有直接關係，但過去四十年來許多研究已顯示長期使用染髮劑和乳癌有關。[35]

多氯聯苯（polychlorinated biphenyls，PCBs）——多氯聯苯是許多含氯數不同的聯苯含氯化合物的統稱，被廣泛用在電器設備、阻燃劑、油漆等各種物品。雖然在七〇年代和八〇年代已限制和禁止使用多氯聯苯，但這些化學物質至今仍存在空氣、水和土壤中。多氯聯苯已被列為可能的人類致癌物。[26]

聚乙二醇（Polyethylene Glycol，PEG）——這些用在潤絲精、護髮素、清潔劑、乳化劑及界面活性劑的化學聚合物通常含有雜質，如：環氧乙烷和 1,4- 二噁烷，它們都被認為是人類致癌物。[36-38]

矽氧烷潤滑劑（Silicone-Derived Emollients）——這些化學物質，包括：矽氧聚合體（dimethicone copolyol）、環聚二甲基矽氧烷（cyclomethicone）及矽靈（dimethicone），會覆蓋皮膚，阻止皮膚呼吸與釋放毒素。有些潤滑劑與腫瘤生長有關，並已發現會囤積在肝臟和淋巴結中。[39]

月桂基硫酸鈉（Sodium Lauryl Sulfate，SLS）或十二烷基聚氧乙醚硫酸鈉（Sodium Lauryl Ether Sulfate，SLES）——這種化學物質用在洗髮精、牙膏、潤絲精、肥皂、化妝品，及家用清潔劑中，使其產生泡沫。它與癌症沒有直接關係，但已發現會刺激皮膚和眼睛。[39]

滑石（Talc）——滑石粉是以滑石製成的，廣泛用於嬰兒爽身粉、定妝粉、蜜粉，和其他消費產品。已有多項研究調查女性私處長期使用滑石粉與卵巢癌的關係，但結論不一。[41]

甲苯（Toluene）——這種透明無色的溶劑天然地存在原油中，被用來製造指甲油、亮漆、粘合劑、橡膠、油漆及油漆稀釋劑，它也被添加在汽油中增加辛烷值。甲苯會影響神經系統，但未發現會導致癌症。[42]

附錄D——克服障礙，改變行為

了解你究竟想改變什麼，以及為什麼你認為你需要改變，是轉向新的、更健康的生活型態並獲致成功的重要第一步。我最喜歡的一句話是：「有意圖就有能量。」只有當我們有一個我們想要改變什麼，以及我們為什麼要改變的明確意圖時，我們才能集中我們的能量，並引導它來協助我們達成目標。

如果這很容易，你早已做到了。但這並不表示改變生活型態難如上青天，它只是意味著你需要思考和準備，從你不健康的車轍中爬出來，踏上新的道路勇往直前。你需要解構與分析你目前的所作所為，弄清楚你想去哪裡，然後開始採取行動去你想去的地方。建立一個成功而持久的改變生活型態策略，第一步要先認識和了解你在改變時所面對的障礙。

重新建構你的想法

這裡的意圖是指從負面轉向正面。大量的研究顯示，積極樂觀不僅僅是一種心態。正向思考的益處除了能減少抑鬱與焦慮的心理之外，還會產生下游效應，影響我們的健康及我們避免疾病和克服疾病的潛在能力。二〇一六年，耶魯公共衛生學院的研究人員發現，五十歲以上、對老化抱持正面想法的人，C-反應蛋白（一種與慢性疾病有關的炎症指標）水平較低，包括癌症。這項涉及四千多人的研究同時發現，有積極展望的人壽命比較長。

從「不能」轉向「能」

把焦點轉移到你能完成的任務上，不要專注在你不能完成的事情上。切記：改變生活型態不是兩極化的事，如果你不能大幅度改變，就從小處著手。例如：「我今天不能運動三十分鐘，所以我不運動了。」應該改為：「我今天可以運動二十分鐘，下週再逐漸增加到三十分鐘。」或者，試著挑戰你的負面想法或結論來考驗它們的有效度。你真的沒有三十分鐘可以運動嗎？如果你把運動和當天表單上必須做的另一件事結合起來一起做呢？也許事實上是你根本不想運動？如果你出去散步，或者花點時間和你的孩子與家人一起活動呢？你怎樣做才能使運動更具有吸引力？當你開始更密切觀察負面想法時，你會發現大部分的時候，它們都禁不起質疑。你要用更積極的想法取代它們，協助你往前邁進，改變你的生活型態。

練習：重新建構你的想法

找出「六合一生活型態」——社會支持、壓力管理、睡眠品質、身體活動、健康飲食、避免環境毒素等其中一個領域的障礙：

障礙：______

你如何透過重新建構的方式來改變你對這個障礙的想法？

專注在益處上

為「六合一生活型態」每一個領域列出三種益處。

增加社會支持：

管理壓力：

改善睡眠：

增加身體活動：

吃健康的食物：

避免環境毒素：

經常提醒自己為什麼要做這些改變？這將有助於維持現在與將來的健康選擇。

高風險事件與觸發因素

在邁向更健康的生活時，毫無疑問，一路上你將會遇到挫折、失誤與故態復萌。不要對這些失誤感到內疚、慚愧或懊悔十分重要，因為負面情緒最後會成為你故態復萌的正當理由。**看吧，我就知道我做不到。**或者，**我吃了一口冰淇淋，乾脆把整盒冰淇淋都吃掉算了。**不要因為你犯了一點錯誤就覺得你應該放棄那一天和你前進的目標。

為了幫助你管理挫折感，以及將挫折感減到最小，要避開你被誘惑從事不健康行為的情況，例如暴飲暴食、偷懶不做身心練習，或睡眠不足。

任何擾亂標準作息的事情，也會擾亂你的抗癌生活型態。度假、聚會、接待客人、生病，這些都是潛在的陷阱。甚至你的工作時間表更動或有新的活動，例如每天早上或下午開車送孩子來回，都能讓你拋開你的健康習慣，尤其是剛剛開始改變時。

你的生活中有哪些高風險事件？

你能採取什麼措施將這些擾亂生活的事件減到最低？如果無法避免這些擾亂，你如何將這些影響減到最低？

觸發因素

高風險事件能導致你故態復萌，觸發因素則是指會讓你想藉著不健康行為來發洩或反應的情況、人物或遭遇。觸發因素無所不在，我們有時無法避開它們，景物、聲音、氣味或任何刺激，都能引發意想不到的深層心理與情緒反應，使你走上自我毀滅之路。我們從經驗和我們與「綜合生活型態研究」學員的接觸中發現，家人團聚和朋友聚會可能是觸發因素（以及高風險事件）。你要認清這些時刻，並為自己做好準備去處理它們，或者接受你即將失敗或遭受挫折的事實，但這並非世界末日。觸發因素通常會帶來沮喪、憤怒、寂寞、焦慮、恐懼，或懊悔的感覺，但慶祝活動與成就也可能觸發不良飲食、飲酒過度，和忽視你的健康習慣。

你有哪些觸發因素？

試著預期即將到來的障礙或觸發因素，你如何做好準備來管理預料未來幾天或幾週將會面臨的觸發因素？

如果你專注於你可以做的事並提出計畫，你會比較容易處理觸發因素和高風險事件，不會像俗話說的跳下懸崖。

當你面對障礙、高風險事件，或觸發因素時，請做以下幾點：

- 重新建構你的想法：試著不要有負面想法。
- 解決問題：在風險事件或觸發因素發生之前或發生期間，你能做什麼來阻止你接受誘惑去吃不健康的食物，或偷懶不運動，或不做身心練習？
- 參與你的支持系統，包括你的朋友與家人。
- 思考益處：當你被誘惑偏離你的健康生活計畫時，思考你會從健康選擇得到的益處，這能幫助你增強做更好的選擇的動機。
- 設定目標，並尊重自己。

度假或接待客人

在維持抗癌生活型態方面，出外旅行和在家接待客人是兩個極具挑戰的行為。旅行，無論是出差或度假，都使人難以保持日常生活作習。我們會沒有時間做我們的身心練習，更增加旅行的壓力；運動往往在事後才想起；因為換了新床睡不安穩，以致太晚起床；每一頓飯都在餐廳解決不是我們喜歡的健康方式；我們也難以控制與環境的接觸。為了維持抗癌生活型態，事先擬訂計畫是必要的。在家接待客人也可能成為堅持我們的日常作息的一大挑戰，儘管我們愛我們的家人與朋友，但在家接待他們將不可避免地擾亂我們的作息，我們珍惜的寧靜時刻忽然間充滿了交談與聲音。為了迎合客人的飲食偏好，我們在外面吃飯的次數增加，而且運動的時間減少了。簡而言之，無論是度假或接待客人，想維持健康的習慣需要先審慎地籌劃和準備：

- 尋找走路的機會，譬如去公園走走、登山之類的。
- 一早就先運動和做身心練習，一定要將它融入你更動的時間表。
- 先吃你要吃的蔬菜。
- 補充水分，以免將口渴誤以為飢餓。
- 度假或接待客人前，事先準備健康的點心。
- 做好計畫，將你的「作弊」行為侷限在一天或一餐。
- 晚餐後，邀請客人和你一起出去散步，或陪你一起練習禪修。
- 試著維持對你的健康有利的睡眠時間表。

你在事情發生之前，希望解決的高風險事件或觸發因素是什麼？

事件／觸發因素：＿＿＿＿＿＿

重新建構你的想法：＿＿＿＿＿＿

解決問題：＿＿＿＿＿＿

思考益處：＿＿＿＿＿＿

支持你的人：

設定目標：

失誤與故態復萌

失誤是指你在嘗試改變行為期間的某個時刻發生的過失，無論是太晚睡以致睡眠不足，或者狂吃披薩。失誤是常有的事，不要譴責自己，但要記住為什麼你要改變。一個挫折並不代表你偏離軌道，只能說你是一時疏忽，但要仔細觀察這個失誤在你的身體與情緒方面帶來什麼感覺。記住，負面的代價有助於你未來保持在正軌上。

故態復萌是你退回到過去的習慣，不是只有一次，而是累犯，譬如你又恢復每天晚上九點吃不健康的甜食的習慣。和失誤一樣，故態復萌也可以克服。如同我們前面提到過的，關鍵是要檢查故態復萌背後的原因，然後想辦法回到正軌。花點時間評估你在解決這個故態復萌問題時，是否有足夠與適當的支持，並且在往前邁進時一定要多關注他人對你的支持。試著保持正向、積極的心態，愧疚感是一種自我打擊的情緒，請改以讚美和承諾來鼓勵自己。以對待你喜愛的人的方式對待自己，相信你不會責怪他們重拾舊習，你會拍拍他們的背，鼓勵他們繼續努力。

處理失誤與故態復萌時應注意的要點

● 認知扭曲，譬如想太多或完全不想，失誤變成一犯再犯。因此當你失誤時，檢查你內心的想法十分重要。

- 負面想法與自我批評只會使情況更糟。
- 認清失誤，並擬訂積極的解決方案來處理未來可能發生的類似情況，這樣失誤才不會變成故態復萌。
- 不要為失誤找藉口（**我正在休假，沒關係**）。認清失誤，然後恢復健康的生活。
- 練習鼓勵自己。
- 抗癌生活不是要做到十全十美，我們都有高低起伏的時候。
- 覺察你對失誤與故態復萌的想法。
- 找出挫敗的心理因素，然後恢復正軌。
- 重新對自己承諾選擇一種健康的生活型態。故態復萌後，比對一次失誤，以承諾連續過三十天沒有失誤的健康生活來挑戰自己。這聽起來也許頗有挑戰性，但它可能是使你回到正軌並保持正軌的理想方式。
- 確認故態復萌的原因有助於你提防未來可能發生的情況，並預先擬訂計畫，做好準備。

練習擬訂計畫

每個人都有難以維持健康行為的時候，為高風險事件和失誤／故態復萌擬訂計畫能幫助你回到正軌。

考慮一種你認為將來可能會有風險或失誤或故態復萌的情況。（如：度假時。）

在失誤或故態復萌時，你會有什麼想法？

你還可以用什麼方式去觀察這些想法？

你可以利用哪些策略去避免這個失誤或故態復萌？

附錄E——出外旅行永保健康

在持續改變生活型態方面，旅行是個獨特的挑戰。首先，你的日常作息難免會受到種種干擾：你不是睡在自己的床上，四周有不同的聲音、溫度和燈光問題。你在一個陌生的地方醒來，不同的時間表，沒有你習慣的選項與刺激讓你保持正軌、做你的身心練習。飲食方面，你大部分時候不是在外面吃飯就是在別人家作客。你不能和平常支持你的人一起運動，或者帶你的狗出去散步。而且你遠離你平常去的健身房或跑道。最後，你很難在陌生的環境中檢查你所接觸的產品。無論你是在度假、探訪親友，或因公出差，出門在外總是有許多風險，值得特別注意。

事先計畫

當你知道你即將旅行時，最重要的是預測你的需求，以盡量減少干擾健康習慣的方式做準備。先設想你在旅行期間會遇到的最大挑戰，它可能是在旅行途中，或在酒店開會、在海灘度假、在好友或親友家過夜的那幾天，找到適當的飲食與運動方式。

社會支持

如果你和其他人一起旅行或拜訪家人或朋友，不妨請你的旅伴或主人參與你的健康生活計畫。如果那個人也參與你的健康計畫，不但能幫助你保持正軌，或許未來幾年你還能跟那個人建立更深厚的關係。誰知道呢？說不定在你們返家後，他們會因為更意識到自己的習慣而激勵他們繼續保持更健康的生活型態。這樣一來，你就成為你們群體的改革推動者。

維持強有力的社會支持和你的健康優先事項，最有效的方式之一是在探訪親友時伸出援手。這種簡單且深受讚賞的行為不但能幫助你關心的人，還能讓你保持行動，而且有助於限制飲食過量。志願奉獻你的時間參與利益社會與實現幸福感的行為，已證明對我們的健康有正面的影響。志願烹調可以讓你協助分擔他人的責任，而且你還可以準備健康的食物。一天飯後的清理工作，或要求分擔家人推遲已久的特別計畫，不但能帶給你使命感，還能支援你的親人（同時讓你在度假期間維持身體活動）。

花一點時間和你周遭的人真心交流，這包括在火車上或飛機上遇到的陌生人，或你的好友與家人。敞開心胸接納周遭的世界，以同理心對待那些阻礙你的人，有助於增加你對人生的使命感，使你更能感受到連結與滿足。

身心練習

幾乎任何地方都可以禪修，但如果你在同一個房間或同一個屋子停留一、兩天以上，能找個固定地點禪修也很好。有個固定的禪修地點能鼓勵你堅持你的日常作息，萬一你漏了一天，它也可以提醒你坐下來深呼吸和找回平靜。

另一種很適合在外旅遊的禪修是正念行禪，這也可以在任何地方做，甚至在機場等待轉機的空檔都很適合。有時在長途飛行或航班延誤時免不了會坐很久，行禪就可以打破久坐的時間。當大家都坐著等待航空公司人員宣布登機時，我都會在旁邊做我的正念行禪。

瑜伽也是一種不需要太多空間或準備、裝備的好方法，尤其是如果你是在一個鋪設地毯的房間內。我喜歡在機場等候班機時、或中途短暫停留時，或甚至長途飛行時，在飛機上的廚房小空間做幾個簡短的伸展動作與瑜伽動作（我知道我們不該在機艙走道上停留）。

睡眠

出門在外睡覺很難，尤其是如果你每天晚上換不同的地方就寢。布朗大學的研究人員發現，換新地點睡覺的第一天晚上，你的部分大腦仍然是活躍的，即使你也許感到安全，但你的大腦可不那麼確定——這可能是從我們的舊石器時代祖先那裡遺傳而來的適應特性。因此，一半大腦在休息，另一半大腦仍保持清醒，以防萬一，這就是為什麼在一個新地方的第一個晚上難免會讓你感到昏沉與不安。但是，你可以採取幾個措施讓你的假期或旅途更寧靜。

旅行時攜帶耳塞、口罩、膠帶（不要帶一大捲銀色膠帶，取下一些膠帶纏在一枝筆上即可）。你可以用膠帶把飯店房間內的電視機、空調設備，或鬧鐘上的LED燈遮蓋住，因為這些設備會散發大量光線干擾睡眠。

身體活動

出門在外要保持活動需要一點規劃和強烈的意圖，一旦你意識到你坐了多久的時間，你就會發現很多事情一樣可以站著做。在規劃方面，不要忘了帶一套運動服，或至少帶一雙運動鞋，這樣即使在旅途中也可以走路或健行。

旅行時身體也要活動。一般情況是走樓梯，不要搭電扶梯或自動走道，除非你登機遲到了或急著轉機。在等待時（旅行時一定會等待）站起來走一走，不要一直坐著。在飛機上，我會試著挑選靠走道的位子，然後每隔一小時站起來走一走，或者伸展一下，讓我的血液流通。

一旦抵達目的地，想辦法少坐多動。如果你只和少數幾個人開會，不妨提議在附近的公園或綠地邊走邊談。剛開始別人也許會側眼看你，但我向你保證，這將會是一次成功的會議，人們一定會對它留下深刻的印象。如果不能邊走邊談，開會期間你就站在會議室後方。帶家人、朋友、同事一起散步，特別是在飯後。

為你的筆電找一張站立的書桌。當我在飯店房間時，我通常會把塑膠回收桶擱在桌上，再把電腦放在上面。對我來說，這是個完美的高度。如果是在別人家裡，你可以找一疊書把電腦墊高，或立在廚房餐檯上。

飲食

出門在外飲食是個明顯的挑戰。有時你會面對一桌子你不該吃的食物，或者發現你吃了一盤不符合你的飲食的家常菜。雖然我們建議你保持警惕，並且最好提前規劃，告訴你的朋友你有什麼飲食禁忌，但記住，萬一你有一個晚上或一個下午失誤了，這不是世界末日。如果把得罪人和失誤的感覺拿來比較，最好還是接受人家對你的好意。這並不表示你必須接受第二次或第三次，但出門在外，有時飲食（特別是在社交場合）的確是件棘手的事。

旅行或度假時，可以準備一些健康的零食帶在身上。盡量維持均衡的蛋白質（堅果與種子）、水果乾、個人分量的堅果醬、脫水蔬菜（如羽衣甘藍等），以及低度加工處理的碳水化合物（如爆米花、糙米餅之類）。

在餐廳，你也可以巧妙變換在菜單上看到的食材，不一定要受限於預設的菜餚，你當然也可以自在地點配菜。當我在一家以肉類為主的餐廳用餐時，我會要求搭配牛排的羽衣甘藍、搭配炸雞的豆類，以及廣告上搭配魚的泛著光澤的胡蘿蔔，組合成一盤蔬菜主食。有時服務生必須先問過主廚，但他們通常都能配合我的要求。此外，我的小費給得很大方，希望藉此彌補我為他們帶來的不便。

在機場，你可以查看所有可能的食材，建立以植物為主的一餐。有些連鎖店會比其他店家更容易做到，例如墨西哥食物通常含有豆類和蔬菜，但不太重視米飯，或者也可以問能否選擇糙米。有一次我在機場，肚子很餓，最接近蔬食的是一家披薩連鎖店。我不想吃披薩，但我注意到披薩上面有許多蔬菜，我還看到他們有錫箔紙，於是我問他們是否能簡單地把一些蔬菜放在錫箔紙上，淋一點橄欖油在上面，然後放進披薩烤爐裡烤幾分鐘？結果我意外吃了一頓美味又營養的蔬食餐。雖然員工不知道如何為這些從未分開賣的食材計價，但他們都對我的要求感到有趣，紛紛對著錫箔紙上的披薩蔬菜哈哈大笑。由於我旅行時總是攜帶堅果，這樣可以迎合我對蛋白質的需求。機場內幾乎都可以買到堅果，但是要仔細查看標示，因為有的會添加糖和有害的油，譬如大豆。

我經常把旅行作為禁食的日子。禁食是許多文化和社會的一部分，已有數千年的歷史，並且對健康有益。你可以規劃禁食二十四小時，但確保你喝足夠的水分至關重要。無論你是否禁食，出門在外都要帶一個食品級的不鏽鋼容器，並且多喝水。

環境

當你在一個不熟悉的地方停留，特別是飯店時，你很難控制你會接觸到的化學物質。有時我走進飯店房間會立刻聞到一股很濃的清潔劑氣味，真是難受，因此我會嘗試找一間能打開窗戶的房間。我常打開風扇、窗戶，並且在外面待幾個小時。即使回到冰冷（或悶熱）的房間，讓房間通風通常也有助於減輕一些化學囤積。你可以控制環境的一點是你在你的身上、頭髮上，以及你的腋下所用的東西。旅行時要帶著自己的盥洗用品：肥皂、洗髮精等等，出門時使用無毒的洗手乳，並且要常常洗手。如果你從自助早餐吧拿水果，一定要徹底洗淨，因為它可能不是有機的。還有，隨時都要閱讀產品標示，即使是出門旅行也一樣。你也許短暫離開工作或離開家休息一下，但你的身體仍然在吸收與處理你所吃和用的東西。讓它也休息一下吧！

致謝

抗癌生活始於社會支持，編寫這本書也不例外。我們花了兩年時間，和我們的「抗癌生活團隊」共同打造一個進程，邊做邊學，錯了就改，將這個計畫一直往前推展，同時又要保持專注最終目標與協調我們的核心訊息。你現在拿在手上的這本書之所以能問世，是因為這個不可思議的團隊成員慨然出借他們的專業知識，協助我們形塑與傳遞《不羅癌的生活》。

首先，我們要感謝大衛・賽文—薛瑞柏首開其先，在生活型態與癌症這個創新的領域所做的貢獻。我們感謝他與眾人分享他的故事與專業知識，在那段充滿挑戰的日子，他的熱情、奉獻精神與堅持不懈，力圖有所作為。他一直在激勵著我們。

我們的編輯，維京出版社的卡蘿・德桑迪，從一開始就是我們的擁護者。在許多方面，一個圓的結束就是另一個圓的開始。卡蘿最早開始從事出版工作時就曾經和羅倫佐的父母合作過；她也和大衛合作出版《自然就會抗癌》；現在，我們何其幸運，有她和我們共同合作並擔任指導。卡蘿以她深思熟慮的專業知識協助我們，將我們拉到叢林之上，使我們能發出真實的聲音，傳達清晰的訊息。此外，我們要向維京出版社的所有同仁表達衷心的感謝，謝謝他們相信我們的書，並在每一階段辛勤工作。我們尤其感謝克里斯多福・羅塞爾、艾蜜莉・紐柏格、艾美・尚、露易絲・布拉夫曼、林賽・普利維特、朱莉安（朱莉）・巴勃托、安德莉雅・舒茲，以及布萊安・塔特。

文字不足以真正表達我們的出版經紀人Idea Architects創辦人道格拉斯・亞伯拉姆斯為我們

所做的一切。道格在曲折的過程中一直鼓勵我們、指導我們，他是這一行的大師，而且是傳奇人物。我們還要衷心感謝他傑出的團隊拉拉．勞夫與凱西．謝洛納斯，以及他的 Idea Architects「智囊團」創意作家及解決問題的專家。我們衷心感謝海外版權代理商為《不罹癌的生活》所做的一切。感謝 Chandler Crawford Agency 的錢德勒．克勞佛與喬．格羅斯曼，以及 Marsh Agency 的蘇西．尼克林、卡蜜拉．費立爾，和潔瑪．麥杜納。

感謝合作的兩位作家付出寶貴的時間與才華，我們想傳達的訊息才得以更清晰、更鮮明、更引人注目。我們從才華橫溢的作家史蒂芬．豪威身上找到真正的合夥人與朋友。史蒂芬以熟練的技巧協助我們進行這個複雜且龐大的主題，並使其容易理解與迷人。他技巧地匯集我們所有的想法，也讓我們想傳達的訊息不失本意。他的幽默、耐性和積極的態度支持我們所做的一切努力。我們還要感謝史蒂芬的妻子瑪麗亞．麥克勞德在漫長的過程中為我們加油打氣，並支持史蒂芬。除了史蒂芬，我們還有一位合作的傑出作家艾蜜莉．赫克曼。身為寫作團隊的一員，艾蜜莉為我們的書帶來美好的平衡和引人入勝的聲音。她孜孜不倦地確保我們的訊息集中與生動。我們永遠感謝史蒂芬與艾蜜莉的靈活性和對《不罹癌的生活》的完全承諾。

我們衷心感謝那些付出寶貴時間，協助我們了解各自領域的細微差異，並確保我們的科學正確無誤的科學家。他們慷慨地撥出時間接受採訪、回覆電子郵件、後續的電子郵件，以及閱讀與校對本書的各個篇章。按出現順序如下：史蒂夫．柯爾、伊麗莎．艾波、迪恩．歐尼希、芭芭拉．安德森、大衛．卡茨、蘇珊．魯根朵夫、大衛．史匹格、邁可．勒納、史考特．墨里斯、瑪蒂卡．霍爾、麥可．歐文、桑妮雅．安科利─以色列、阿尼爾．蘇德、邁可．安東尼、凱瑞．柯內亞、李．瓊斯、華特．魏立特、辛西亞．湯姆森、肯．庫克、珍妮特．格雷、勞倫斯（勞瑞）．久司，以及瑪格麗特・庫默。另外特別感謝約翰・皮爾斯、艾莉・米勒，及羅莉・席爾佛。

我們還要感謝那些相信我們的計畫，從一開始就給予高度讚譽來支持這本書的人。按字母排序如下：尼爾・巴納德、狄帕克・喬布拉、瑪格麗特・庫默、派翠西亞・岡茨、蓋瑞・赫希柏格、梅格・赫希柏格、大衛・卡茨、蘇珊・拉夫、朱恩・毛、約翰・曼德森、迪恩・歐尼希、肯特・歐斯朋、彼得・皮斯特、大衛・羅森泰、富蘭克林・賽文—薛瑞柏，及安德魯・威爾。這個群組中還包括幾位給予我們高度評價的享譽國際的同事：艾倫・班—阿利耶、克里斯欽・波卡拉姆、古斯塔夫・多博斯、法比歐・法蘭佐里、R. K.葛洛佛、小毛・郭、瓊・杭特、蜜雪兒・科恩、辛奇・尼塔、H. R.納根達拉、瑜伽大師斯瓦米・蘭德福、巴沙・薩德、弗洛里安・史考特、保羅・德・塔索・里西耶利・德・利馬，以及克勞蒂亞・魏特。

我們很幸運能與兩位極具天分的藝術家共事。拉拉・克羅彈性運用時間，在等待女兒誕生之際仍慷慨地提出她的概念和想法。我們也很幸運找到蘿拉・貝克曼和我們合作，她在很短的時間內迅速而熟練地為我們完成一些圖。

隸屬於ＭＤ安德森癌症中心，由大衛・賽文—薛瑞柏與我共同構思，目前由我負責執行的「綜合生活型態研究」，網羅了許多頂尖醫生、科學家、開業醫師和工作人員。他們包括：巴努・阿倫、泰勒・奧斯汀、吉爾帝・巴比爾拉、凱倫・貝森—安奎斯特、辛蒂・卡麥克、亞歷杭德羅・查爾、麗莎・康奈利、羅賓・哈達德、卡蘿・哈里森、伊宣・黎、史蜜莎・馬拉亞、拉尤拉姆・納加拉斯納、派翠西亞・帕克、喬治・帕金斯、詹姆斯・盧本、媞娜・施、艾美・史培爾曼、阿尼爾・蘇德、佩因・楊，及塞金・嚴。

我們實際受到「綜合生活型態研究」團隊成員的啟發，他們直接和參與研究的患者合作，並且改變了他們的生命。他們是：羅賓・哈達德、泰勒・奧斯汀、麗莎・康奈利、史蜜莎・馬拉亞、蘇・湯普遜（以及前營養師艾莉・米勒、迪瑪・史邁，及約瑟夫・岡薩雷斯），以及科特尼・衛斯特。

誰能想到我們竟能完成所有複雜的筆記，以及背後所需要的巨大努力。因為有理查・華格納和羅麗莎・岡恩這樣的超級巨星，我們才能完成這些科學參考註釋。感謝所有完成這項任務的人：瑪莉・艾倫、艾咪・安德森、泰勒・奧斯汀、寇帝斯・查普曼、米雪兒・陳、大衛・法瑞斯、馬蒂卡・哈爾、尤塞夫・李、茱爾・奧喬亞，及阿妮娜・塞勒。

由衷感謝「綜合生活型態研究」中接受我們訪問，慨然無畏地分享故事的癌症患者：妮拉・布蘭達・安德森、珍・齊森、哈希瑪・埃芬迪、米雪倫・荷姆斯、賈娜・李、布蘭達・麥卡爾布、布魯絲特・摩傑、安娜・羅德里格茲、道恩・霍華德，及凱倫・瑞德斯—卡克羅。

我們訪問過的癌症倖存者中，有一些人出現在本書中。你們卓越的知識、決心和榜樣有助於塑造我們所有人的未來。謝謝你們分享卓越的故事：茉莉・穆洛伊、黛安娜・林賽、喬許・梅爾門、格倫・沙賓、梅格・赫希柏格、蘇珊・拉夫特、桃樂絲・派特森、賈布・卡納萊斯、黛博拉・科恩、依蓮・華特斯、盧德・赫南德茲、吉姆・羅斯伯勒、梅格・惠特摩爾、唐娜・奎特、史蒂芬・莫歇爾、珍・勃茲基、香儂・曼恩、雪莉・亞特拉斯、卡羅斯・賈西亞、凱瑟琳・鮑爾斯—詹姆斯，及已故的比爾・包恩。這些了不起的人的真實故事是本書的核心與靈魂。

我們為這本書訪問了許多人，他們都在積極努力改善生活型態，每一個人都有助於塑造和砥礪我們的訊息：齊亞拉・科恩、凱西・克拉斯、黛博拉・格雷米倫、愛瑪・曼恩、娜奧米・羅斯伯勒、安東尼・斯特姆、艾伯塔・托茨，及安娜・特雷維諾—戈弗雷。

我們還要感謝「綜合生活型態研究」方案的大力支持，運作有部分來自私人捐款，例如珍與丹・鄧肯支持的鄧肯家族癌症預防學院、巴薩奇家族基金會、索恩伯格基金會、辛蒂與羅伯・席特隆、萊斯特家族基金會、陶德家族慈善基金會、梅格與蓋瑞・赫希伯格、S3 Partners 有限公司、麗茲與羅伯特・史隆、里卡多・莫拉先生、瑪麗哈・卡恩太太、安德魯與莉莉安・A.波西基金會、奧羅拉投資管理有限公司、CF全球貿易有限公司、琳達・亞歷蒙德與她的家族透過募款網站「Not Just Another Cancer Fundraiser」所做的捐贈、班・萊瑟姆太太、Rising Tide 基金會。還有數百人從開放的慈善募款網站捐款十至五千美元不等，該網站仍持續向公眾宣導這項研究。休士頓社區的成員也合力籌募基金，包括透過Casa Argentina主辦的一場音樂會。

我們要感謝伊麗莎・艾波將我們介紹給經紀人道格拉斯・亞伯拉姆斯。這是關鍵時刻。她一直是我們計畫的擁護者，並在整個過程中提出絕佳的建議。我們還要感謝艾略特・史瑞弗在計畫初始就給我們《Book Publishing 101》這本書，並感謝他與艾瑞克・薩勒的支持。特別感謝我們的朋友兼同事亞歷杭德羅・查爾協助指導我們有關身心的練習，以及他長久的友誼。我們的朋友兼同事瑪蒂卡・霍爾用她對生命的熱情與承諾激勵我們，我們感謝她無條件的愛、支持及友誼。同時感謝富蘭克林・賽文—薛瑞柏、帕斯卡莉娜・賽文—薛瑞柏及其家人，在寫作及出版過程慷慨地支持我們的計畫。

感謝那些為我們的想法與初稿撥冗給予珍貴回饋的人：肯・庫克、莎拉・柯特茲、珍妮佛・麥奎德、瑪蒂卡・霍爾、梅格・赫希伯格、莎拉・劉易斯、約翰・孟德頌、凱倫・穆斯提安、阿尼爾・蘇德、史蒂夫・柯爾、蘇珊・魯根朵夫、理查・華格納、蘇珊・傑弗瑞、K. 喬伊・歐登、莫拉・歐道、凱西・克瑞・克瑞斯、米斯帝・馬丁，以及朱莉亞・范恩。

感謝老友羅伯．霍華德與麗莎．霍華德設計這張美麗的書封和宣傳照。你們讓我們顯得出奇好看。

由於我們的友誼，使我們的想法和抗癌生活實踐不斷在進步。我們感謝香儂、傑米、伊恩、愛瑪．曼恩，以及凱西、蘭迪、傑克、安娜，及凱西．克瑞斯激勵我們改變、保持承諾，並將我們的訊息傳達給他人。此外，我們要感謝莫拉．歐道、菲利普．希爾德、安娜．特雷維諾—戈弗雷，及強納森．戈弗雷。我們尤其感激所有與我們進行激勵對話的朋友與同事，其中大部分啟發了《不罹癌的生活》，包括我們的休士頓社區，以及多倫多、卡加立、蒙特婁，和喬治亞灣的加拿大代表團。

特別感謝加布利爾．羅培茲和家人允許我們使用他們的海濱別墅避靜寫作，並感謝克里夫．克勞斯和寶拉．開羅精采的對話與友誼，以及在那段時間讓我們闖入他們的海灘度假村游泳。

感謝家人對這個計畫的無條件支持：寶拉與喬恩．科恩、蘇珊與羅伯特．傑弗瑞、雷秋．傑弗瑞、馬克．瓊斯、茱莉．瓊斯、凱特．瓊斯、大衛．科恩、荷芮．札克斯，以及魯賓納茲．科恩。我們同時感謝我們遠親的鼓勵與支持：瑪麗安與約翰．哈米林、洛克．鄧普西，及帕西格利家族，以及史卡維利與帕西格利家族的所有義大利親屬。感謝我們的子女——亞歷山卓、路卡和齊亞拉——的愛與支持，並好心地加入我們的抗癌之旅，跟我們一起「實驗」。最後，我們要感謝凡達．史卡拉維利（羅倫佐的外婆）啟發我們過抗癌生活。

國家圖書館出版品預行編目資料

不罹癌的生活：抗癌權威教你無癌過一生 / 羅倫佐・科恩 博士&艾莉森・潔弗利絲 Lorenzo Cohen & Alison Jefferies 著；林靜華 譯 .
-- 初版. -- 臺北市：平安文化, 2019.6
面； 公分. --（平安叢書；第631種）(真健康；65)
譯自：Anticancer Living: Transform Your Life and Health with the Mix of Six

ISBN 978-957-9314-28-2(平裝)

1.癌症 2.預防醫學

417.8 108007261

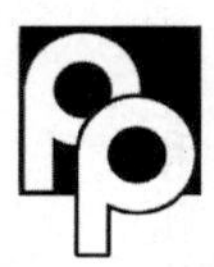

平安叢書第0631種
真健康 65

不罹癌的生活

抗癌權威教你無癌過一生

Anticancer Living: Transform Your Life and Health with the Mix of Six

作　　者—羅倫佐・科恩 博士&艾莉森・潔弗利絲
譯　　者—林靜華
發 行 人—平雲
出版發行—平安文化有限公司
台北市敦化北路120巷50號
電話◎02-27168888
郵撥帳號◎18420815號
皇冠出版社(香港)有限公司
香港上環文咸東街50號寶恒商業中心
23樓2301-3室
電話◎2529-1778　傳真◎2527-0904
總 編 輯—龔橞甄
責任編輯—張懿祥
美術設計—王瓊瑤
著作完成日期—2018年
初版一刷日期—2019年6月

法律顧問—王惠光律師

讀者服務傳真專線◎02-27150507
電腦編號◎524065
ISBN◎978-957-9314-28-2
Printed in Taiwan
本書定價◎新台幣480元/港幣160元